糖尿病
大血管病变
中医防治理论创新与实践

主　编　谢春光

副主编　高　泓　谢红艳　刘　梒　富晓旭　冷玉琳

编　委　（按姓氏笔画排序）

万　斌　王　慧　王雪茹　邓钟鸿　田　野　印家成　朱泳江

苏　怡　李相龙　李琪琪　杨　燕　何璐琪　张　赛　张泽华

张嘉鸿　张耀文　欧　书　罗　越　罗　婷　胡　婧　姚乃荣

姚淇元　敖连君　黄秦川　梁清芝　谢　菊　谢子妍　熊　秦

人民卫生出版社

·北　京·

图书在版编目（CIP）数据

糖尿病大血管病变中医防治理论创新与实践 / 谢春光主编 . -- 北京 ： 人民卫生出版社，2025. 1. -- ISBN 978-7-117-36358-7

Ⅰ. R259.871

中国国家版本馆 CIP 数据核字第 2025WS2357 号

人卫智网	www.ipmph.com	医学教育、学术、考试、健康，购书智慧智能综合服务平台
人卫官网	www.pmph.com	人卫官方资讯发布平台

糖尿病大血管病变中医防治理论创新与实践
Tangniaobing Daxueguan Bingbian Zhongyi Fangzhi
Lilun Chuangxin yu Shijian

主　　编：谢春光
出版发行：人民卫生出版社（中继线 010-59780011）
地　　址：北京市朝阳区潘家园南里 19 号
邮　　编：100021
E - mail：pmph @ pmph.com
购书热线：010-59787592　010-59787584　010-65264830
印　　刷：北京华联印刷有限公司
经　　销：新华书店
开　　本：787×1092　1/16　印张：14　插页：2
字　　数：341 千字
版　　次：2025 年 1 月第 1 版
印　　次：2025 年 2 月第 1 次印刷
标准书号：ISBN 978-7-117-36358-7
定　　价：128.00 元

打击盗版举报电话：010-59787491　E-mail：WQ @ pmph.com
质量问题联系电话：010-59787234　E-mail：zhiliang @ pmph.com
数字融合服务电话：4001118166　E-mail：zengzhi @ pmph.com

主编简介

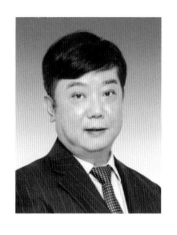

谢春光，二级专家，岐黄学者，教授、主任医师，博士研究生导师、博士后合作导师，享受国务院政府特殊津贴，国家中医药防治糖尿病大血管病变传承创新团队带头人，国家中医临床研究（糖尿病）基地负责人，国家临床重点专科及国家中医药管理局中医内分泌重点专科带头人，国家中医药管理局中医内分泌重点学科带头人，国家中医药管理局高水平中医药重点学科（中医内分泌病学）带头人，四川省学术技术带头人，四川省卫生计生首席专家，四川省名中医，"天府万人计划"天府名医，四川省中医药院士后备人才，四川省中医内分泌代谢性疾病临床医学研究中心负责人，代谢性疾病中医药调控四川省重点实验室主任，四川省高校糖尿病创新团队负责人；兼任中华中医药学会理事会理事、糖尿病分会副主任委员，世界中医药学会联合会内科及糖尿病专业委员会副会长，中国中医药临床案例成果库专家委员会副主任委员，中国医院协会中医医院分会副会长，国家中药管理战略决策专家咨询委员会委员，四川省糖尿病防治协会理事会会长，四川省临床医学研究中心专家咨询委员会委员等。

主要从事中医药防治内分泌代谢性疾病的基础与临床研究，先后主持和承担包括科技部"十一五""十二五"支撑计划、财政部行业专项、国家中医药临床研究基地专项、国家自然科学基金、教育部博士点基金课题在内的国家级及部省级课题40余项；发表学术论文400余篇，其中SCI论文60余篇；获得各级科技进步奖10余项，其中"糖尿病微血管病变中医证效基础与临床循证研究"获2013年四川省科学技术进步奖特等奖，"糖尿病慢性并发症中医药防治创新技术体系与示范性实践"获2020年四川省科学技术进步奖一等奖；获新药证书2项、授权专利3项；出版学术专著及教材30余部，其中作为副主编参编的《中医内科学》（新世纪第四版）获2021年全国教材建设奖"全国优秀教材"特等奖，获中华中医药学会全国中医药优秀学术著作一等奖。曾任中医内科学教研室主任，授课总学时逾6 000，积极参与中医内科教研室的各项教学改革，牵头开设"中医内科学"获国家精品课程荣誉，荣获"巴蜀青年科教英才""四川省十佳青年教师"等称号；培养硕士生100余名、博士生60余名，指导博士后8人，2012年获"第三届全国中医药博士生优秀论文评选活动"优秀论文指导老师奖。

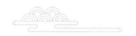

王琦序

　　近年来,糖尿病已成为世界各国公共卫生领域的重要难题,其高发率与现代生活方式的改变、饮食结构的不平衡以及遗传等因素密切相关。与此同时,糖尿病患者伴随的大血管病变问题也日益凸显,给患者的生活质量和健康带来了严重的影响。在这种背景下,《糖尿病大血管病变中医防治理论创新与实践》的问世,无疑将对探索中医药在糖尿病大血管病变防治中的作用,起到积极有力的推动和指导作用。

　　习近平总书记指出,中医药的发展需要"守正创新",创新是中医药的生命力,几千年来,创新这一内核驱动着中医药的不断发展,但是创新不是无本之木、无源之水,只有守住"正"才能创出"新"。本书围绕糖尿病大血管病变这一复杂疾病的研究,以中医药的理论为基础,结合作者本人及团队多年的临床实践经验,对糖尿病大血管病变的预防、治疗进行了深入系统的探讨,不仅包含了现代医学对于糖尿病大血管病变的诊疗体系,还系统梳理和总结了中医药在治疗糖尿病大血管病变中的临床经验和理论研究成果,科学简明、实用性强。

　　值得一提的是,本书围绕糖尿病大血管病变的防治,结合中医药的独特优势和特点,提出了虚痰瘀和伏邪理论,引入了多种有效的治疗手段,为临床医生提供了治疗策略和应用药物的依据。

　　本书的问世,表明中医药在糖尿病大血管病变防治中取得了一定的成果,对该领域的研究具有重要的意义,乐观其成,欣然为序。

中国工程院院士　国医大师

王琦

2024 年 7 月 9 日

目　录

第一篇　现代医学对糖尿病大血管病变的认识

第二篇　中医学对糖尿病大血管病变的认识

第五篇　糖尿病大血管病变中医药防治的研究展望

第一篇

现代医学对糖尿病大血管病变的认识

糖尿病大血管病变是糖尿病患者的常见并发症,也是糖尿病患者致死、致残的最主要原因。本章基于最新研究从糖尿病大血管病变的定义、分类、诊断、国内外流行病学研究进展、危险因素、发病机制、药物治疗概况、健康宣教、预防与自我管理等角度对糖尿病大血管病变进行细致论述,旨在全面、简明扼要地为读者介绍糖尿病大血管病变领域的基础知识及研究概况。

第一章
糖尿病大血管病变概述

第一节 糖尿病及其并发症的概述

糖尿病是累及多个年龄层人群的慢性代谢性疾病,往往造成多器官并发症,严重损害人体健康。在糖尿病诸多并发症中,以糖尿病心血管疾病、糖尿病脑血管疾病、糖尿病下肢动脉病变、糖尿病足为代表的糖尿病大血管病是糖尿病患者致死、致残的主要原因,在糖尿病的防控中占据主要地位。

糖尿病(diabetes mellitus,DM)是一种常见的由胰岛素分泌减少和/或功能缺陷引起的内分泌代谢类疾病,其主要特征表现为血糖升高。1999 年,世界卫生组织(WHO)建议按糖尿病病因学将其分为 1 型糖尿病(type 1 diabetes mellitus,T1DM)、2 型糖尿病(type 2 diabetes mellitus,T2DM)、其他特殊类型糖尿病及妊娠糖尿病(gestational diabetes mellitus,GDM)4 种[1]。2019 年世界卫生组织(WHO)对糖尿病的分类进行更新,本次分类不再细分1 型糖尿病和 2 型糖尿病的具体亚型,而是在原有的混合型糖尿病和特殊类型糖尿病的基础上,加入妊娠期首次发现的高血糖和未分类糖尿病[2]。其中,2 型糖尿病是最常见的糖尿病类型,占糖尿病患者的 90% 以上。男性和女性糖尿病的好发阶段也大不相同,男性在中年时期的糖尿病发病风险较高,而女性则在绝经后糖尿病发病风险急剧增高。长期血糖控制不佳的糖尿病患者,还可伴发各种器官,尤其是心、脑、血管、眼、肾等器官的损害、功能不全及衰竭。尽管针对糖尿病的降糖治疗方案已经较为成熟,但以动脉粥样硬化为特征性表现的糖尿病大血管病变仍然是导致糖尿病患者致死、致残的重要原因。目前为止,全球糖尿病大血管病变的管控成效并不显著,仍缺乏有效的治疗手段。

糖尿病(主要是 2 型糖尿病)引起的持续性血糖升高和胰岛素抵抗是全身血管疾病发展的主要危险因素,糖尿病大血管病变(diabetic macrovascular disease)为糖尿病长期慢性并发症之一,包括糖尿病心血管疾病、糖尿病脑血管疾病、糖尿病外周动脉病变、糖尿病下肢动脉病变以及糖尿病足等。与非糖尿病人群相比,糖尿病人群中大血管病变的患病率较高,且发病年龄较轻,病程较快,病情较重,病死率高。临床数据表明,有 70%~80% 糖尿病患者死于糖尿病的大血管并发症,其中糖尿病合并冠心病、心肌梗死、脑卒中、急性脑梗死是糖尿病患者死亡的主要原因。大血管并发症给患者家庭及社会都带来巨大的经济负担,因此并发症的早期筛防非常重要,尤其是大血管并发症的管理。通过定期对糖尿病患者进行相关并发症的筛查,了解患者有无发生及病情进展情况,对无并发症者,尽早较好的预防能延缓并发

---

1 Organization W H. Definition,diagnosis and classification of diabetes mellitus and its complications:Part 1:diagnosis and classification of diabetes mellitus [J]. Report of A WHO Consultation,1999.

2 World Health Organization. Classfication of diabetes mellitus 2019 [S/OL]. [2019-06-11]. https://www.who.int/health-topics/diabetes.

症发生(未病先防),有并发症者,通过尽早积极的治疗,可以控制并发症的进展(既病防变),从而提高患者的生活质量。

第二节 糖尿病大血管病变的现状及危害

一、糖尿病心血管疾病

糖尿病心血管病变是指由糖尿病所引起的心血管系统病变,主要包括糖尿病合并冠状动脉粥样硬化性心脏病(atheriosclerotic cardiovascular disease,ASCVD,以下简称糖尿病合并冠心病)或糖尿病合并慢性心力衰竭,是 2 型糖尿病患者常见的一种大血管病变。

糖尿病合并冠心病是指糖尿病伴发冠状动脉病变所引起的心脏病。糖尿病合并慢性心力衰竭是指糖尿病伴发心功能衰竭所引起的终末期心脏病。流调显示,冠心病和高血压是慢性心力衰竭的最主要病因。而 BEST 试验指出:2 型糖尿病是心脏泵衰竭死亡的独立危险因素;在 SOLVD- 预防试验中,与无 2 型糖尿病患者相比,2 型糖尿病患者更容易出现心衰的临床症状。可见,冠心病、高血压和 2 型糖尿病是糖尿病合并慢性心力衰竭的极重要因素。研究发现,2 型糖尿病患者的心衰流行率为 12%,年龄多在 70 岁以上,且 2 型糖尿病合并心衰患者的住院和死亡风险显著增加[1]。

20 世纪 80 年代,由于科学技术的不断进步,人们对心血管疾病的病因与发病机制的认识水平以及诊断与治疗的能力都大幅提高,普通人群中的心血管疾病发病率及病死率均呈明显下降趋势。糖尿病人群则不然,近年来由糖尿病引发的心血管疾病的患病率及死亡率还在不断增加。至今为止,心血管疾病仍是糖尿病患者致残、致死的主要原因。越来越多的临床证据表明糖尿病患者患心肌病变和心血管疾病的风险较年龄及性别相同的非糖尿病人群增加了 2~3 倍[2]。英国前瞻性研究证实,糖化血红蛋白每下降 1%,糖尿病相关的死亡率降低 21%、心肌梗死发病风险下降 14%、脑卒中发生率下降 12%、心力衰竭发生率下降 16%、周围血管疾病导致的截肢或死亡率下降 43%[3]。糖尿病之所以与大血管病变的发病情况如此密切,主要是因为糖尿病患者常伴有高血压、血脂紊乱等可以诱发心血管疾病的危险因素。

糖尿病引发心血管病变的机制是长期持续的血糖升高、胰岛素抵抗以及随后的血脂异常和血小板功能异常导致动脉血管壁变厚变硬、血管弹性减弱、病理产物堆积,发生动脉粥样硬化,加上血小板功能亢进,血小板大量聚集促进血栓形成,引起心肌病变和血管损伤等多种病理改变最终导致心力衰竭[4]。美国国家胆固醇教育计划成人治疗组第 3 次报告(NCEP-

1 SEFEROVIĆ P M,PETRIE M C,FILIPPATOS G S,et al. Type 2 diabetes mellitus and heart failure:a position statement from the Heart Failure Association of the European Society of Cardiology[J]. European Journal of Heart Failure,2018,20(5):853-872.

2 ARTIME E,ROMERA I,DÍAZ-CEREZO S,et al. Epidemiology and Economic Burden of Cardiovascular Disease in Patients with Type 2 Diabetes Mellitus in Spain:A Systematic Review[J]. Diabetes Ther,2021,12(6):1631-1659.

3 中华医学会糖尿病学分会.中国 2 型糖尿病防治指南(2020 年版)[J].中华糖尿病杂志,2021,37(4):311-398.

4 HENNING RJ. Type-2 diabetes mellitus and cardiovascular disease[J]. Future Cardiol,2018,14(6):491-509.

ATP Ⅲ)指出,既往无心肌梗死的糖尿病患者 10 年内发生心血管事件的危险与既往曾患心肌梗死的非糖尿病患者相似,约 80% 的糖尿病患者死于动脉粥样硬化性血管并发症,其中 75% 死于冠心病,故认为糖尿病是冠心病的等危症[1]。2 型糖尿病是冠心病的独立危险因素。长期患病的糖尿病患者可出现心肌供血不足,心肌细胞异常凋亡,心脏收缩和舒张功能异常,心脏持续超负荷运转最终导致心力衰竭,这是糖尿病并发心血管疾病患者死亡的重要原因。血管内皮损伤、功能障碍及随后发生的动脉粥样硬化由糖尿病高血糖、胰岛素抵抗、脂质代谢紊乱、高血压、半胱氨酸血症等共同诱导[2]。作为诱发心血管疾病的众多危险因素之一,糖尿病前期如糖耐量受损阶段也已经对心血管结构与功能产生损害。因此应注意尽早预防,监控血糖血脂的变化情况,改变多糖多油多盐的饮食习惯,增加体育锻炼,戒烟、限酒,必要时接受药物治疗,以最大限度地降低糖尿病对心血管疾病的影响。

二、糖尿病脑血管疾病

糖尿病脑血管疾病主要包括糖尿病合并脑动脉粥样硬化以及糖尿病合并缺血性脑卒中。据资料统计,有 20%~40% 的 2 型糖尿病患者会发生脑血管病变,病程在 5 年以上的糖尿病患者颅内血管病变的发生率可达 70%,主要表现为脑动脉粥样硬化、缺血性脑血管病等[3]。

在多重危险因素及人口老龄化的影响下,脑血管病变成为 2 型糖尿病患者死亡的重要原因[4]。糖尿病脑血管病变以脑动脉粥样硬化所致的缺血性脑病最为常见,如腔隙性脑梗死、多发性脑梗死、缺血性脑卒中、脑血栓和脑梗死等。目前脑卒中是我国居民疾病死亡的首要原因[5]。糖尿病脑血管病变的危险因素包括高血糖、高血压、血脂异常、吸烟、肥胖以及慢性炎症状态等,其中高血压尤为重要,为糖尿病缺血性脑病的独立危险因素。糖尿病血管病中的脑血栓形成多发生于大脑中动脉,而腔隙性脑梗死则多见于脑内深穿支的供血区,如壳核、内囊、丘脑及脑桥基底部等。有研究对糖尿病性与非糖尿病性急性脑梗死患者的脑血管狭窄程度进行比较,结果表明糖尿病脑梗死患者的血管病变范围更为广泛,多支血管病变发生率更高、程度更重[6]。糖尿病患者出现脑梗死一方面是由于颅内动脉狭窄引起的血栓形成。另一方面,血脂升高也可引起血管内膜病理性改变,导致动脉粥样硬化,促进颈动脉斑块的形成,进一步加速血栓形成[7]。因此在治疗上有别于非糖尿病患者,还应该控糖控脂。另外,由于糖尿病和高血压同属代谢性疾病,有诱发疾病共同的危险因素,如吸烟、肥胖等,且长期

1 田坚,张焱焱.美国国家胆固醇教育计划成人治疗组第三次指南(ATP Ⅲ)新特征简介[J].辽宁实用糖尿病杂志,2002,10(4):60-61.

2 中华医学会糖尿病学分会.中国 2 型糖尿病防治指南(2020 年版)(上)[J].中国实用内科杂志,2021,41(8):668-695.

3 Diabetes Drafting Group. Prevalence of small vessel and large vessel disease in diabetic patients from 14 centres[J]. Diabetologia,1985:615-640.

4 《中国老年 2 型糖尿病防治临床指南》编写组.中国老年 2 型糖尿病防治临床指南(2022 年版)[J].中国糖尿病杂志,2022,30(1):51-52.

5 陈伟伟,高润霖,刘力生,等.《中国心血管病报告 2017》概要[J].中国循环杂志,2018,33(1):1-8.

6 罗国君,杜玲,王云甫,等.糖尿病与非糖尿病性急性脑梗死患者脑血管狭窄程度的比较[J].临床神经病学杂志,2007(4):259-261.

7 罗云,李敬伟,王翀,等.糖尿病影响脑梗死的形成与颈动脉斑块相关[J].中华神经医学杂志,2012(1):83-86.

的血糖升高会加重动脉粥样硬化的程度,从而引发或加重高血压病,血压升高又可发生出血性脑病,二者相互作用,共同带来严重后果。

我国糖尿病脑卒中的发病率较西方国家更高,且北方高于南方。糖尿病患者脑血管病变发生率明显增高,是非糖尿病患者的 2~5 倍,女性尤甚[1]。Framingham 的研究表明,45~74 岁糖尿病患者脑梗死发生率较非糖尿病者高,其中男性高 2.5 倍,女性高 3.7 倍。并且,糖尿病患者各年龄段缺血性脑卒中的发生率均高于非糖尿病者。在缺血性脑卒中患者中,70% 以上同时患有高血压疾病,因此降压治疗对降低糖尿病脑卒中的发病率十分重要[2]。

三、糖尿病下肢动脉病变

糖尿病下肢动脉病变是糖尿病外周动脉病变中最常见的发病形式[3]。糖尿病下肢动脉病变通常指下肢动脉粥样硬化性病变(lower extremity atherosclerotic disease,LEAD),是糖尿病外周动脉病变的重要组成部分,也是糖尿病大血管病变的主要并发症之一。临床数据表明,病程 5 年以上的 2 型糖尿病患者约 90% 合并有下肢血管病变,其中约 50% 的患者表现为重度 LEAD,其下肢截肢率比正常人高 5~15 倍[4]。患者在病变早期可出现患处皮肤干燥暗沉、弹性变差,皮表温度异常降低,下肢肌肉萎缩,间歇性跛行,患侧静息疼痛,中后期病情控制不佳还可出现溃烂、感染,不易愈合,严重者可导致坏疽甚至截肢。下肢血管病变往往伴随周围神经病变,可表现为肢体麻木,感知能力下降,末梢神经疼痛等。下肢血管疾病与糖尿病紧密相关,有研究显示,接近 1/3 成人 2 型糖尿病患者存在大血管并发症。

糖尿病下肢血管部位主要在股深动脉及膝关节以下,表现为下肢动脉的狭窄与闭塞,其主要病因是动脉粥样硬化,另外,动脉炎和栓塞等也可导致下肢血管病变。因此,糖尿病患者下肢血管病变通常是指下肢动脉粥样硬化性病变(LEAD)。值得注意的是,糖尿病下肢血管病变除了导致下肢缺血性溃疡和截肢外,还会增加心脑血管疾病的发病风险。与没有相比,心血管事件的风险明显增加,死亡风险高出 3~6 倍[5]。

糖尿病下肢血管病变的发病主要在于长期血糖升高,血管内皮细胞受损,引起血小板大量聚积,并释放促进凝血和血管收缩的物质,加速血栓的形成。2 型糖尿病患者多伴有高胰岛素血症,可通过增加蛋白质的合成,抑制胆固醇和脂肪的分解,导致脂肪代谢紊乱,促进高脂血症的形成,从而加速动脉粥样硬化。除此之外,血小板的大量聚集黏附还导致血液处于高凝状态,血液流动减慢,加之动脉粥样硬化的发展使血管腔狭窄,进而引起血管堵塞,导致病变的发生。糖尿病是引发外周血管病变的独立危险因素,此外还有吸烟、肥胖、高龄、高血

---

1 王凯,吕志国,徐鹏,等 .2 型糖尿病人群脑卒中风险相关因素的 Meta 分析[J].中国老年学杂志,2022,42(10):2334-2338.

2 陈雪莲,王增武,王馨,等 .高血压人群代谢异常与脑卒中的关系分析[J].中国慢性病预防与控制,2022,30(6):461-464.

3 卞茸文,顾刘宝,吕利萍,等 .2 型糖尿病患者外周血管病变与颈动脉粥样硬化的关系[J].中国糖尿病杂志,2007(8):478-480.

4 HUYSMAN F,MATHIEU C. Diabetes and Peripheral Vascular Disease [J]. Acta Chirurgica Belgica,2009,109(5):587-594.

5 ZHANG X,RAN X,XU Z,et al. China DIA-LEAD Study Investigators. Epidemiological characteristics of lower extremity arterial disease in Chinese diabetes patients at high risk:a prospective,multicenter,cross-sectional study [J]. J Diabetes Complications,2018,32(2):150-156.

压、高尿酸血症、血脂紊乱、其他血管疾病等。符合上述条件的人群,都应进行外周血管疾病的筛查。值得注意的是糖尿病外周血管病变患者中只有不到20%会出现间歇性跛行的症状,并且该病在人群中的知晓率远不及冠心病和脑卒中,这些都导致我国2型糖尿病患者中糖尿病下肢血管病变既往诊断率和新诊断率较低,漏诊率较高[1]。

糖尿病患者与非糖尿病患者在外周血管的发病情况上大致相同,但糖尿病患者发生下肢血管病变的风险程度是非糖尿病患者的2倍。同样,糖尿病患者LEAD后期合并溃疡,伤口难以愈合,最终形成坏疽和截肢的可能性远高于非糖尿病LEAD患者。另外,由于LEAD与心脑血管疾病等动脉血栓性疾病在发病机制上有共性,如内皮细胞受损、血小板异常聚集等,还有共同的危险因素,如吸烟、肥胖、血脂代谢紊乱等,因此,在临床上这几种病变常同时存在,互为因果,故针对LEAD患者要注意心脑血管疾病的筛查。LEAD对机体的危害除了导致下肢缺血性溃疡和截肢外,更重要的是导致这些患者并发心脑血管事件的风险程度明显增加,死亡率也显著提高。LEAD患者的主要死亡原因是心血管事件,在确诊1年后心血管事件发生率达21.14%,与已发生心脑血管病变者再次发作风险相当[2]。在接诊这类患者时应注意在控制LEAD发展的同时预防心脑血管疾病的发生。

目前研究认为最有效的恢复糖尿病下肢动脉病变患者运动功能的方法是运动疗法,其中有氧运动如竞走,能有效改善间歇性跛行的步行距离和步行时间,减轻患者静息疼痛程度,提高患者运动耐力[3]。另外,戒烟是糖尿病下肢动脉病变患者的又一项重要治疗措施。早在20世纪80年代就有人通过10年时间随访343例有血管性间歇性跛行症状的患者,证明戒烟对于外周血管疾病患者的治疗可以起到积极作用[4]。在糖尿病下肢动脉病变已经发生,患者肢端功能受损的情况下,除积极做到以上两点之外,悉心护理也很重要,如足底按摩、针灸推拿理疗等,可以有效预防病变患者由于肢端缺血和末梢神经损害,肢端对于冷热刺激和疼痛感知并不敏感,而使肢端受到伤害产生难以愈合的创伤。

四、糖尿病足

糖尿病足(diabetic foot ulcer,DFU)是糖尿病患者因糖尿病所致的下肢远端神经病变和/或不同程度的血管病变导致的足部溃疡和/或深层组织破坏,伴或不伴感染[5],是糖尿病患者最严重的慢性血管并发症之一,也是糖尿病患者致残致死的主要原因。糖尿病足在我国糖尿病患者中发病率高、截肢率高、致死率高,治疗难度大。我国患糖尿病人数已突破1亿,其中有15%~25%的糖尿病患者在病程中后期会出现糖尿病足,而糖尿病足患者的截肢率高达

1　中华医学会糖尿病学分会. 中国2型糖尿病防治指南(2020年版)(下)[J]. 中国实用内科杂志,2021,41(9):757-784.

2　STEG PG,BHATT DL,WILSON PW,et al. One-year cardiovascular event rates in outpatients with atherothrombosis [J]. JAMA,2007,297(11):1197-1206.

3　CUCATO GG,CHEHUEN MDA R,COSTA LA,et al. Exercise prescription using the heart of claudication pain onset in patients with intermittent claudication [J]. Clinics,2013,68(7):974-978.

4　JONASON T,BERGSTRÖM R. Cessation of smoking in patients with intermittent claudication. Effects on the risk of peripheral vascular complications,myocardial infarction and mortality [J]. Acta Med Scand,1987,221(3):253-260.

5　中国医疗保健国际交流促进会糖尿病足病分会,国际血管联盟中国分部糖尿病足病专家委员会. 中国糖尿病足诊治指南[J]. 中国临床医生杂志,2020,48(1):19-27.

28%[1]。近期有团队对我国 50 岁以上糖尿病患者进行调查,研究对象中 1 年内新发足溃疡的发生率为 8.1%,治愈后的糖尿病足患者 1 年内新发足溃疡的发生率为 31.6%[2]。此外糖尿病足患者死亡的风险还比单纯糖尿病患者高 40%,截肢后死亡率也高达 74%[3]。糖尿病足是糖尿病下肢血管病变的进一步恶化,患者踝关节以下的足部血管和神经病变,足部血管堵塞,供血不足,出现感觉异常、皮肤破溃、感染症状,严重者会导致肌肉组织坏死。糖尿病足出现上述症状主要是因为长期糖尿病患者出现下肢或远端动脉血管病变,下肢血流减少,足部缺血缺氧,出现肢端动脉搏动减弱或消失、足部皮温降低、皮肤干燥弹性变差、疼痛、行走困难、肌肉萎缩,甚至导致足部畸形;此类患者还常伴随周围神经病变导致肢端感觉减弱或消失,足部对冷热刺激和疼痛刺激的感知能力下降,故容易受到创伤,形成难以愈合的伤口,处理不当还会导致感染、溃疡、坏死。糖尿病患者发生足部病变的诱因也很多,如随着年龄增长,糖尿病足患病率明显增高;吸烟患者比不吸烟患者患病率高;此外有研究表明,性别不同患糖尿病足截肢的概率也不相同,表现为男性高于女性[4]。

糖尿病足的发生是完全可以预防的,通过多学科联合防治,加强相关健康教育,并采取多病因的治疗,可显著降低患者的截肢率。为预防糖尿病足的发生,糖尿病患者应积极通过药物和饮食来控制血糖,增强体育锻炼,定期到有条件的医院进行糖尿病详细的足部检查,尤其是已经有大血管及微血管病变的病史的患者,更应该定期评估神经病变的症状,如疼痛、麻木、感觉异常、下肢肌肉萎缩等和下肢血管疾病的症状,如下肢肤色、肤温、肤质异常,行走不利,皮肤溃烂等以确定糖尿病足的危险因素。一旦发生足部病变,应尽早药物干预控制血糖,同时注意在治疗老年患者时应避免一味追求将血糖控制在正常范围而出现低血糖的现象;还可根据发病原因不同适当使用改善神经病变的药物,并在目标范围内合理控制体重,减轻足底压力,促进糖尿病足溃疡的愈合。糖尿病足是糖尿病的慢性并发症,病情容易反复,且大多预后较差,患者在接受治疗时要调整好心态,做好长期对抗疾病的准备。

1 BOULTON A J M. Diabetic foot: a global view [J]. Diabetes/Metabolism Research and Reviews, 2000, 16 Suppl 1 (S1): S2-5.

2 JIANG Y, WANG X, XIA L, et al. A cohort study of diabetic patients and diabetic foot ulceration patients in China [J]. Wound Repair Regen, 2015, 23 (2): 222-230.

3 胡萍, 邹梦晨, 潘彦伶, 等. 糖尿病足溃疡诱因分析及预防策略 [J]. 中国糖尿病杂志, 2019, 27 (6): 408-412.

4 姜臻宇. 糖尿病足患者流行病学调查及其截肢的相关危险因素分析 [D]. 南昌: 南昌大学, 2020.

第二章
糖尿病大血管病变的危险因素与发病机制

第一节　糖尿病大血管病变的危险因素

一、超重 / 肥胖

超重或肥胖是糖尿病及其心血管并发症发生发展的独立危险因素,可使心血管疾病患病及心血管事件发生风险升高。如 ZHAO Yang 等通过系统评价发现在 2 型糖尿病患者中,体重指数可能与心血管疾病发病率风险呈正线性关联,但与心血管疾病死亡率呈非线性关联[1]。减轻体重和增加身体活动的干预措施对血糖控制和改善心脏代谢特征具有有益作用,即使是短期的生活方式改变也会对预防慢性病产生长期影响[2]。体重过快的下降或大幅的波动(体重变化 ≥ 5%)与糖尿病患者发生心肌梗死、卒中和全因死亡率的风险增加有关,是糖尿病患者死亡和心血管事件风险增加的潜在标志,在体重管理中更提倡通过维持体重稳定来对 2 型糖尿病患者的健康结局产生积极影响[3-4]。

腹部肥胖是独立于体重指数的心血管疾病危险因素,腰围是腹部肥胖的一种简单可靠的衡量标准,可作为正常或超重患者的疾病标志物。Alla Lukich 等经研究证实腰围定义的腹部肥胖与 2 型糖尿病患者的动脉硬化参数的恶化有关[5]。Charles A German 等人对 ACCORD 研究进行相关分析,发现体重指数及腰围均可作为肥胖相关指标用以评估 2 型糖尿病患者的充血性心力衰竭及全因死亡风险[6]。针对糖尿病合并超重 / 肥胖患者,在降糖的同时加强对体重及腹部肥胖的管理,对于预防糖尿病大血管并发症,提高患者生活质量具有重要意义。

二、高血压

高血压与糖尿病是两种常常并存又相互影响的慢性病。流行病学显示,与非糖尿病患

1　ZHAO Y,QIE R,HAN M,et al. Association of BMI with cardiovascular disease incidence and mortality in patients with type 2 diabetes mellitus: A systematic review and dose-response meta-analysis of cohort studies [J]. NutrMetab Cardiovasc Dis,2021,31(7): 1976-1984.

2　BHUPATHIRAJU SN,HU FB. Epidemiology of Obesity and Diabetes and Their Cardiovascular Complications [J]. Circ Res,2016,118(11): 1723-1735.

3　DONG Y,CHEN Z,GONG Y,et al. The Risks of Cardiovascular Disease Following Weight Change in Adults with Diabetes: A Cohort Study and Meta-analysis [J]. JCEM,2020,105(1): 152-162.

4　HUANG S,SHI K,REN Y,et al. Association of magnitude of weight loss and weight variability with mortality and major cardiovascular events among individuals with type 2 diabetes mellitus: a systematic review and meta-analysis [J]. Cardiovasc Diabetol,2022,21(1): 78.

5　LUKICH A,GAVISH D,SHARGORODSKY M. Normal weight diabetic patients versus obese diabetics: relation of overall and abdominal adiposity to vascular health [J]. Cardiovasc Diabetol,2014,13: 141.

6　GERMAN CA,LAUGHEY B,BERTONI AG,et al. Associations between BMI,waist circumference,central obesity and outcomes in type Ⅱ diabetes mellitus: The ACCORD Trial [J]. J Diabetes Complications,2020,34(3): 107499.

者相比,糖尿病患者的高血压发病率是非糖尿病患者的两倍,且糖尿病患者当中 60%~85% 的人合并有高血压,而高血压患者通常可表现出胰岛素抵抗,更容易患糖尿病[1-2]。高血压伴糖尿病具有复杂的、多因素构成的病理生理变化,是糖尿病相关血管并发症的重要危险因素,有增加心脑血管病及其死亡的危险。如在糖尿病高血压研究(HDS)中,对 3 648 例 2 型糖尿病合并高血压患者进行为期 4~6 年的随访,结果显示:与非糖尿病正常血压者相比,糖尿病患者心血管危险性增加 2 倍,而糖尿病伴高血压患者的心血管危险性更高,增加 4 倍,糖尿病患者收缩压仅升高 14mmHg,脑卒中的危险性即可增加 200% 以上,心肌梗死危险性增加 50% 以上[3]。而严格控制动脉压<140/90mmHg,可显著降低 2 型糖尿病患者心血管疾病的发病率、死亡率以及终末期肾脏疾病的发生。老年收缩期高血压项目研究(SHEP)[4]显示,得益于积极控制收缩压,糖尿病患者发生心血管事件较非糖尿病者减少。即使降压幅度相同[糖尿病组(−22.1 ± 14.0)mmHg,非糖尿病组(−22.0 ± 16.0)mmHg],糖尿病组发生心血管事件的危险显著降低(糖尿病组降低 76%,非糖尿病组降低 13%)[5]。英国前瞻性糖尿病研究[6]结果显示,严格控制血压,可使糖尿病患者的死亡危险降低 32%,卒中危险降低 44%,微血管病变特别是糖尿病视网膜病变的危险降低 37%。积极干预和治疗糖尿病合并的高血压,特别是严格控制血压能明显降低各种并发症的出现及死亡率,对预防大血管并发症、心血管事件的发生,及提高患者的生活质量、延长寿命,具有十分重要的意义。

三、高血脂

血脂异常是糖尿病患者普遍具有的临床特点,也是动脉粥样硬化性心血管疾病发生率增加的重要危险因素。如英国前瞻性糖尿病研究(UKPDS)的结果显示,低密度脂蛋白胆固醇的升高是糖尿病患者发生致死性和非致死性心肌梗死的首要危险因素[7]。英国心脏保护研究 - 糖尿病亚组分析(HPS-DM)[8]显示,辛伐他汀可通过降低低密度脂蛋白胆固醇来减少无明显血管并发症的糖尿病患者发生心血管病变的风险,以及胰岛素作用不足、胰岛素抵抗等

1　HONG S,PARK JH,HAN K,et al. Blood Pressure and Cardiovascular Disease in Older Patients With Diabetes:Retrospective Cohort Study [J]. J Am Heart Assoc.2021,10(22):e020999.

2　PETRIE JR,GUZIK TJ,TOUYZ RM. Diabetes,Hypertension,and Cardiovascular Disease:Clinical Insights and Vascular Mechanisms [J]. Can J Cardiol.2018,34(5):575-584.

3　Listed N A. Hypertension in Diabetes Study IV. Therapeutic requirements to maintain tight blood pressure controlHypertension in Diabetes Study Group [J]. Diabetologia,1996,39(12):1554-1561.

4　CURB JD,PRESSEL SL,CUTLER JA,et al. Effect of diuretic-based antihypertensive treatment on cardiovascular disease risk in older diabetic patients with isolated systolic hypertension. Systolic Hypertension in the Elderly Program Cooperative Research Group [J]. JAMA,1996,276(23):1886-1892.

5　TUOMILEHTO J,RASTENYTE D,BIRKENHÄGER WH,et al. Effects of calcium-channel blockade in older patients with diabetes and systolic hypertension. Systolic Hypertension in Europe Trial Investigators [J]. N Engl J Med,1999,340(9):677-684.

6　UK Prospective Diabetes Study Group. Tight blood pressure control and risk of macrovascular and microvascular complications in type 2 diabetes:UKPDS 38. UK Prospective Diabetes Study Group [J]. BMJ,1998,317(7160):703-713.

7　MCCALLA DR,OLIVE P,TUY,et al. Nitrofurazone-reducing enzymes in E. coli and their role in drug activation in vivo [J]. Can J Microbiol,1975,21(10):1484-1491.

8　COLLINS R,ARMITAGE J,PARISH S,et al. Effects of cholesterol-lowering with simvastatin on stroke and other major vascular events in 20536 people with cerebrovascular disease or other high-risk conditions [J]. Lancet,2004,363(9411):757-767.

所致的极低密度脂蛋白、甘油三酯的产生过多和清除缺陷[1-2]。其血脂谱以混合型血脂紊乱多见，特征性的血脂谱包括：空腹和餐后甘油三酯水平升高，即使在空腹血糖和甘油三酯水平控制正常后往往还存在餐后高甘油三酯血症；高密度脂蛋白胆固醇水平降低；血清胆固醇水平和低密度脂蛋白胆固醇正常或轻度升高，且低密度脂蛋白胆固醇发生质变，小而致密的低密度脂蛋白胆固醇水平升高，富含甘油三酯脂蛋白的apoB-100和apoB-48水平升高，apo-C Ⅲ水平升高，apo-C Ⅱ/apo-C Ⅲ以及apo-C Ⅲ/apo-E的比值升高[3]。《中国心血管病一级预防指南》《心血管病合并糖代谢异常患者心血管风险综合管理中国专家共识》[4-5]指出：糖尿病合并血脂异常（低密度脂蛋白胆固醇≥4.9mmol/L或总胆固醇≥7.2mmol/L）提示患者10年ASCVD和心血管病高危发病风险；若高密度脂蛋白胆固醇<1.0mmol/L，非高密度脂蛋白胆固醇≥5.2mmol/L，可能为心血管病余生风险高危人群。因此，临床医生应充分重视糖尿病患者的脂代谢紊乱并加强临床干预。

四、高尿酸血症

随着生活方式的改变，全球高尿酸血症和糖尿病的发病率都在显著增加。这两种疾病都与不健康的饮食习惯、缺乏运动、肥胖以及遗传因素有关。许多研究都表明，高尿酸血症和糖尿病之间存在一定的相关性。例如，一项针对成年人的流行病学研究发现，高尿酸血症患者的糖尿病风险比正常人群高出几倍[6]。另一项研究也显示，尿酸水平与糖尿病的发生和进展有关，尿酸水平越高，糖尿病的风险越大[7]。

高尿酸血症可能通过多种机制影响糖尿病的发生和进展。首先，高尿酸血症可能通过引起胰岛素抵抗而增加糖尿病的风险。一些研究表明，高尿酸血症患者的胰岛素敏感性降低，这可能是因为尿酸对胰岛素信号传导的干扰[8]。其次，高尿酸血症可能通过引起炎症反应来影响糖尿病的发生。尿酸可以刺激炎症细胞产生炎症因子，这些因子可以进一步引发胰岛素抵抗和糖尿病[9]。同时，高尿酸血症可能通过引起肥胖来增加糖尿病的风险。研究发现，尿酸水平与体重指数（BMI）正相关，尿酸可能通过影响脂肪细胞的功能和分化来引发肥胖

1　BARDINI G，ROTELLA CM，GIANNINI S. Dyslipidemia and diabetes：reciprocal impact of impaired lipid metabolism and Beta-cell dysfunction on micro-and macrovascular complications［J］. Rev Diabet Stud，2012，9（23）：82-93.

2　潘长玉. 糖尿病血脂异常患者心血管疾病防治策略［J］. 临床荟萃，2006（16）：1141-1143.

3　中华医学会内分泌学分会脂代谢学组. 中国2型糖尿病合并血脂异常防治专家共识（2017年修订版）［J］. 中华内分泌代谢杂志，2017，33（11）：925-936.

4　中华医学会心血管病学分会等. 中国心血管病一级预防指南［J］. 中华心血管病杂志，2020，48（12）：1000-1038.

5　中华心血管病杂志编辑委员会. 心血管病合并糖代谢异常患者心血管风险综合管理中国专家共识［J］. 中华心血管病杂志，2021，49（7）：656-672.

6　RATHMANN W，FUNKHOUSER E，DYER AR，et al. Relations of hyperuricemia with the various components of the insulin resistance syndrome in young black and white adults：the CARDIA study. Coronary Artery Risk Development in Young Adults［J］. Ann Epidemiol，1998，8（4）：250-261.

7　DEHGHAN A，VAN HOEK M，SIJBRANDS EJ，et al. High serum uric acid as a novel risk factor for type 2 diabetes［J］. Diabetes Care，2008，31（2）：361-362.

8　BALDWIN W，MCRAE S，MAREK G，et al. Hyperuricemia as a mediator of the proinflammatory endocrine imbalance in the adipose tissue in a murine model of the metabolic syndrome［J］. Diabetes，2011，60（4）：1258-1269.

9　MAIUOLO J，OPPEDISANO F，GRATTERI S，et al. Regulation of uric acid metabolism and excretion［J］. International journal of cardiology，2016，213：8-14.

和糖尿病[1]。综上所述,高尿酸血症是糖尿病的一个重要危险因素,因此,对高尿酸血症的有效管理和治疗可能有助于预防和控制糖尿病。

五、胰岛素抵抗

糖尿病患者动脉粥样硬化是多种危险因素的共同结果,其中高血糖、胰岛素抵抗作用最为直接。

2 型糖尿病胰岛素抵抗是连接代谢紊乱和动脉粥样硬化的关键枢纽,是启动代谢性疾病和心血管疾病的共同病理生理基础,也是动脉粥样硬化的主要病因和预后独立危险因素[2]。大量基础研究表明,胰岛素抵抗在动脉粥样硬化的进展中起着重要作用[3-4]。胰岛素抵抗通过介导炎性反应和氧化应激共同促进内皮细胞损伤,并刺激血管壁平滑肌细胞向合成、分泌表型转换,及巨噬细胞脂质沉积,从而加速动脉粥样硬化的启动、形成和发展。临床研究也证实,应用改善胰岛素抵抗和胰岛素抵抗综合征中多种成分的胰岛素增敏剂可发挥抗动脉粥样硬化的作用,并减少糖尿病高危患者心脑血管事件的发生[5]。目前,有团队提出胰岛素抵抗标志物可显示代谢风险和动脉粥样硬化之间存在的潜在关联,通过检测胰岛素抵抗标志物有利于心血管疾病的预测与管理。

血糖情况与糖尿病大血管并发症的发生发展密切相关,通过其对血管系统的有害作用直接参与糖尿病血管病变。空腹和餐后血糖反映患者基础和消化吸收后血糖水平,是糖尿病最常用的检测指标。糖化血红蛋白反映患者 2~3 个月血糖的平均水平,目前是评估糖尿病患者血糖控制和治疗反应的金标准。既往研究表明,随着空腹血糖、餐后血糖、糖化血红蛋白水平的增加,高血糖状态可加快血管内皮细胞的损伤及血管功能的障碍,动脉内中膜增厚,斑块及狭窄的形成和斑块的不稳定,加速动脉粥样硬化的进程,增加心、脑、外周动脉疾病及结局事件的发生风险和死亡风险。并且,ACCORD、ADVANCE、VADT 等多项大型临床循证研究证实,强化降糖对微血管病变有持续获益,但在大血管的保护方面作用有限,部分研究发现强化降糖甚至可能增加糖尿病患者大血管事件的死亡风险[6-7]。这可能与严重低血糖的发生有关。因此,在糖尿病大血管病变中,应针对性地合理降糖,如防止血糖波动、防

1　MASUO K,KAWAGUCHI H,MIKAMI H,et al. Serum uric acid and plasma norepinephrine concentrations predict subsequent weight gain and blood pressure elevation [J]. Hypertension,2003,42(4):474-480.

2　赵茂宇,李佑美,刘焕云,等.胰岛素抵抗标志物在动脉粥样硬化发病中的研究进展[J].基础医学与临床,2022,42(8):1302-1305.

3　KIM JA,MONTAGNANI M,KOH KK,et al. Reciprocal Relationships Between Insulin Resistance and Endothelial Dysfunction. Molecular and Pathophysiological Mechanisms [J]. Circulation,2006,113:1888-1904.

4　LIANG CP,HAN S,SENOKUCHI T,et al. The Macrophage at the Crossroads of Insulin Resistance and Atherosclerosis [J]. Circ Res,2007,100:1546-1555.

5　DI PINO A,DEFRONZO RA. Insulin Resistance and Atherosclerosis:Implications for Insulin-Sensitizing Agents [J]. Endocr Rev,2019,40(6):1447-1467.

6　ABRAIRA C,COLWELL J,NUTTALL F,et al. Cardiovascular events and correlates in the Veterans Affairs Diabetes Feasibility Trial:Veterans Affairs Cooperative Study on glycemic control and complications in type Ⅱ diabetes [J]. Arch Intern Med,1997,157(2):181-188.

7　GIUGLIANO D,MAIORINO MI,BELLASTELLA G,et al. Glycemic Control,Preexisting Cardiovascular Disease,and Risk of Major Cardiovascular Events in Patients with Type 2 Diabetes Mellitus:Systematic Review With Meta-Analysis of Cardiovascular Outcome Trials and Intensive Glucose Control Trials [J]. J Am Heart Assoc,2019,8(12):e012356.

止夜间低血糖发生、降低餐后高血糖等。

血糖变异性又称血糖波动,其是血糖水平在峰值与谷值之间震荡的非稳定状态,既包括一日内血糖变化,也包括一段时期内血糖变化[1]。血糖变异性可通过多个参数进行评估,主要包括短期变异性(日内和日间血糖变异性)及长期变异性(糖化血红蛋白变异性)。其中,日内血糖变异性常用指标包括血糖标准差(SDBG)、血糖变异系数(CV)、平均血糖波动幅度(MAGE)和最大血糖波动幅度(LAGE);日间血糖变异性常用指标包括空腹血糖标准差(SD-FPG)、空腹血糖变异系数(CV-FPG)、日间血糖平均绝对差(MODD)等。近年来研究发现血糖波动是糖尿病心血管并发症潜在的重要危险因素之一,与大血管和微血管损伤以及死亡风险的增加均相关。其相关机制复杂,可能是通过增强氧化应激、抗氧化应激受损、炎症反应等造成血管内皮细胞损伤,以及平滑肌细胞异常增殖与凋亡、止血凝血机制紊乱等因素相互作用。控制血糖波动对延缓糖尿病患者大血管病变进展至关重要,糖尿病治疗目标不仅是纠正平均血糖,还包括控制任何异常的血糖波动,这对于改善患者生存质量和降低病死率具有重要的意义[2]。除了血糖本身,糖尿病发病年龄与病程也是糖尿病患者心血管疾病风险的危险因素。研究发现,早发型糖尿病患者(18~40岁或45岁)更容易伴有其他心血管疾病危险因素(如重度肥胖、高脂血症、轻度炎症、吸烟等),视网膜病变、肾脏病变、心血管疾病和过早死亡风险也更高,随着诊断年龄的增长其风险逐渐下降,80岁以后发病则对生存率没有显著影响。糖尿病病程在10年及以上且无靶器官损害及任何其他危险因素的患者未来10年心血管疾病死亡风险仍高危。

六、年龄

年龄是糖尿病患者心血管风险主要的影响因素。年龄增长加上糖尿病对血管系统产生的协同效应,会增加糖尿病患者的动脉粥样硬化负担。随着年龄的增长,衰老可引起血管内皮细胞功能障碍,影响受损内皮细胞的更新,使血管平衡转向收缩、促凝、增殖和促炎的状态,导致动脉壁增厚、变硬和顺应性降低;衰老可引起脂质代谢紊乱,诱导氧化型低密度脂蛋白产生增多;衰老还可刺激血管平滑肌细胞迁徙,使细胞表型发生改变,细胞增殖能力减退,导致斑块纤维帽变薄而增加易损性,从而导致心血管疾病的发展[3-4]。ADVANCE研究的事后分析指出,对于2型糖尿病患者而言,年龄、糖尿病确诊年龄和糖尿病病程与大血管事件和死亡风险独立相关,且年龄较大与患者发生大血管并发症以及死亡风险增加相关,校正血压、降糖治疗和基线糖化血红蛋白水平后,年龄每增长5岁,大血管并发症风险升高33%,死亡风险增加56%[5]。在国内,《糖尿病患者合并心血管疾病诊治专家共识》《心血管病合并糖代谢异常患者心血管风险综合管理中国专家共识》及《中国心血管病预防指南》等多项专家共识、指南也明确提出,40岁以上的糖尿病患者直接列为10年心血管病风险高危人群,

1　中华医学会内分泌学分会.糖尿病患者血糖波动管理专家共识[J].药品评价,2017,14(17):5-8,14.

2　王继政,刘尚全,江旭,等.血糖波动对糖尿病患者大血管病变的影响与机制[J].医学综述,2019,25(22):4493-4497.

3　MCNICHOLAS E,ABDELHAFIZ AH. Diabetes management in older people:a focus on cardiovascular risk reduction[J]. Postgrad Med,2017,129(2):169-177.

4　肖滨,黄小波.衰老与动脉粥样硬化关系的研究进展[J].中华老年多器官疾病杂志,2018,17(11):866-869.

5　ZOUNGAS S,WOODWARD M,LI Q,et al. Impact of age,age at diagnosis and duration of diabetes on the risk of macrovascular and microvascular complications and death in type 2 diabetes[J]. Diabetologia,2014,57(12):2465-2474.

应及时进行相关的预防与干预[1]。

七、吸烟

生活方式因素在糖尿病及其大血管并发症的发生与发展中也起着重要的作用。已有研究发现,吸烟会显著增加糖尿病患者心血管疾病风险和总体死亡率[2]。如潘安教授[3]发表的一项系统评价揭示了吸烟、糖尿病与心血管疾病的相互作用:调整吸烟相关多变量因素后,吸烟会进一步诱发糖尿病患者的冠心病风险、脑卒中风险、心力衰竭风险和外周血管疾病风险;在糖尿病患者中,吸烟相关的 CVD 死亡风险是从不吸烟者的 1.49 倍,而戒烟则可以降低糖尿病患者发生心脑血管事件的风险。一项来自芬兰的前瞻性队列研究发现,与从不吸烟的非糖尿病者相比,曾吸烟的糖尿病患者心血管事件风险低于现在吸烟的糖尿病患者[4]。另一项大型研究也发现,曾吸烟(戒烟史>6 年)的糖尿病患者心血管事件风险和死亡风险比现在吸烟者均有所下降[5]。在吸烟、糖尿病、危险因素管理与心血管事件相互作用方面,来自我国的一项全国性前瞻性队列研究首次提到:吸烟和糖尿病与心血管事件之间的双向相互作用,即吸烟和糖尿病可以放大彼此对后续发生心血管事件的不利影响;患有糖尿病的成年人更容易受到现在吸烟,尤其是大量吸烟对心血管事件的有害影响;心血管危险因素的最佳管理对成年糖尿病患者心血管事件的获益因现在吸烟或曾吸烟而显著减弱;对于糖尿病患者,控制了 5 个及以上心血管危险因素所带来的心血管获益,仅见于从不吸烟者,而在现在吸烟者或曾吸烟者中被抵消[6]。这说明吸烟是糖尿病患者通过危险因素管理获得心血管获益的重要障碍,戒烟是糖尿病控制的一个主要目标。

八、遗传因素

糖尿病大血管病变的发生受遗传因素调控。目前研究认为,与糖脂代谢和凝血反应等相关的基因的多态性可通过影响体内相关基因表达产物的水平来改变血糖代谢、血脂代谢、凝血因子和纤溶酶活性、血管内皮细胞和平滑肌结构功能等,最终影响了糖尿病大血管病变的发生和发展,因此,遗传因素在糖尿病大血管病变发病中起着重要的作用[7-8]。

1　中华心血管病杂志编辑委员会 . 中国心血管病预防指南［J］. 中华心血管病杂志,2018,46(1): 10-25.

2　HACKSHAW A,MORRIS JK,BONIFACE S,et al. Low cigarette consumption and risk of coronary heart disease and stroke:meta-analysis of 141 cohort studies in 55 study reports［J］. BMJ,2018,360: j5855.

3　PAN A,WANG Y,TALAEI M,et al. Relation of smoking with total mortality and cardiovascular events among patients with diabetes mellitus:a meta-analysis and systematic review［J］. Circulation,2015,132(19): 1795-1804.

4　BARENGO NC,TEUSCHL Y,MOLTCHANOV V,et al. Coronary heart disease incidence and mortality,and all-cause mortality among diabetic and non-diabetic people according to their smoking behavior in Finland［J］. Tob Induc Dis,2017,15: 12.

5　HU Y,ZONG G,LIU G,et al. Smoking cessation,weight change,type 2 diabetes and mortality［J］. N Engl J Med,2018,379(7): 623-632.

6　YANG Y,PENG N,CHENG,et al. Interaction between smoking and diabetes in relation to subsequent risk of cardiovascular events［J］. Cardiovasc Diabetol,2022,21(1): 14.

7　BARONI MG,D'ANDREA MP,MONTALI A,et al. A common mutation of the insulin receptor substrate-1 gene is a risk factor for coronary artery disease［J］. Arterioscler Thromb Vasc Biol,1999,19(12): 2975-2980.

8　KIMURA H,GEJYO F,SUZUKI Y,et al. Polymorphisms of angiotensin converting enzyme and plasminogen activator inhibitor-1 genes in diabetes and macroangiopathy1［J］. Kidney Int,1998,54(5): 1659-1669.

在皮马印第安人中进行的一项长期随访研究显示,父母一方患有糖尿病的参与者患糖尿病的可能性是没有父母患有糖尿病的参与者的 2.3 倍($P<0.039$),父母双方患有糖尿病的参与者患糖尿病的可能性是父母双方都没有患有糖尿病的参与者的 3.9 倍($P<0.000\ 3$)[1]。2018 年 6 月至 11 月,张新[2]等人在四川省 13 个国家级慢病营养监测点,按照多阶段整群随机抽样的方法抽取 18 岁及以上的常住居民为调查对象,研究发现 2018 年四川省成人糖尿病患病率 12.94%,糖尿病家族史($OR=2.825$,$95\%CI$: 1.658~4.813)是糖尿病患病的影响因素。

以上的患者中 p66Shc 基线表达高的患者新发大血管病变的发生率是基线表达低的患者的 3 倍以上。A Watarai[3]等在一项对日本 382 名 2 型糖尿病患者的临床研究中发现醛糖还原酶基因与日本 2 型糖尿病患者糖尿病大血管病变存在相关性。李连喜[4]等在 *C5orf21* 基因的分子克隆及在糖尿病大血管病变中的作用研究中首次在 mRNA 水平证实了 *C5orf21* 基因的存在,并且发现 *C5orf21* 基因表达的改变与糖尿病大血管病变有关。J Sun[5]等在一项亚甲基四氢叶酸还原酶基因多态性、同型半胱氨酸与 2 型糖尿病大血管病变的风险研究中发现 *MTHFR* 基因 C677T 突变在中国人群中较为常见。*MTHFR* C677T 基因多态性与血浆同型半胱氨酸水平升高的易感性相关,可能构成中国 2 型糖尿病患者大血管病变的有用预测指标。但目前关于此类的研究较少,有待进一步研究。

第二节　糖尿病大血管病变的发病机制

高血糖是糖尿病的特征表现,糖尿病患者多伴有血脂代谢紊乱。糖、脂代谢紊乱及随后引发的多种级联反应共同诱导糖尿病大血管病变的发生、发展。糖代谢紊乱通过多元醇通路、氨基己糖通路、糖基化终末产物途径、蛋白激酶 C(PKC)途径参与大血管病变的发生;脂代谢紊乱通过胰岛素抵抗参与大血管病变的发生发展。糖、脂代谢紊乱共同诱导氧化应激、慢性炎症反应引起血管内皮细胞损伤、血流动力学变化,最终动员血管平滑肌细胞、巨噬细胞、T 淋巴细胞、血小板参与血管壁动脉粥样硬化发展全程。

糖尿病大血管病变是糖尿病患者致死、致残的主要原因,超过 75% 的糖尿病患者死因与大血管事件有关。糖尿病大血管病变以动脉粥样硬化(Atherosclerosis,AS)为病理基础,糖尿病大血管动脉粥样硬化与非糖尿病大血管动脉粥样硬化损害表现相似,但糖尿病大血

1　FADINI GP,ALBIERO M,BONORA BM,et al. p66Shc gene expression in peripheral blood mononuclear cells and progression of diabetic complications［J］. Cardiovasc Diabetol,2018,17(1): 16.

2　张新,胥馨尹,董婷等 2018 年四川省成人糖尿病流行现状及其影响因素分析［J］. 现代预防医学,2022,49(11): 1931-1936.

3　WATARAI A,NAKASHIMA E,HAMADA Y,et al. Aldose reductase gene is associated with diabetic macroangiopathy in Japanese Type 2 diabetic patients［J］. Diabet Med,2006,23(8): 894-899.

4　LI LX,TAO Z,DONG XH,et al.［Molecular cloning of a novel gene,C5orf21 gene and its roles in diabetic macroangiopathy］.［J］. Zhonghua Yi Xue Za Zhi,2009,89(36): 2574-2577.

5　Sun J,Xu Y,Zhu Y,et al. Methylenetetrahydrofolate reductase gene polymorphism,homocysteine and risk of macroangiopathy in Type 2 diabetes mellitus［J］. J Endocrinol Invest,2006,29(9): 814-820.

管动脉粥样硬化进展更快，范围更广，损伤更严重，预后也更差。

现在认为，动脉粥样硬化是一种慢性血管炎性疾病，包括高血糖在内的多种损伤因素造成血管内皮细胞损伤，继而血液循环里的单核细胞募集于受损的动脉内膜处并随后迁移进入血管壁分化为可以吞噬脂质的巨噬细胞，巨噬细胞吞噬脂质转化成泡沫细胞造成血管壁内脂质沉积。另外，血管平滑肌细胞也可以吞噬脂质转化成泡沫细胞。内皮细胞、巨噬细胞和血管平滑肌细胞均可以分泌多种细胞因子包括炎症相关因子、黏附分子和趋化因子等，通过诱导和加重血管壁炎症状态，引发糖尿病大血管壁动脉粥样硬化病变的发生及发展。随后大血管壁动脉粥样硬化斑块的破裂又可以引发中风、心肌梗死等心脑血管事件。

目前，糖尿病大血管病变的确切发病机制虽仍未彻底明确，但是高血糖、糖基化终产物、胰岛素抵抗、脂质代谢紊乱、氧化应激、内质网应激、内皮细胞功能失调以及遗传因素等多种因素在糖尿病大血管病变中的作用却是不容置疑的。

一、糖代谢紊乱

多项研究证实，高血糖是糖尿病动脉粥样硬化发生的独立危险因素。高血糖导致动脉粥样硬化的发病涉及多种机制，这些致病机制在糖尿病动脉粥样硬化中的作用并非孤立的，而是存在着十分复杂的相互作用，它们共同导致了糖尿病动脉粥样硬化的发生及发展。

（一）多元醇通路

多元醇通道是葡萄糖代谢的一种途径，葡萄糖在磷酸葡萄糖氧化系统及还原型辅酶 E（NADH）的参与下，经醛糖还原酶（aldose reductase，AR）催化转变为山梨醇，再通过山梨醇脱氢酶在辅酶 I（NAD）的参与下氧化为果糖。在血糖水平正常时，由于葡萄糖和 AR 结合的 Km 值很高，故仅有少量葡萄糖通过此通路代谢。但在糖尿病时，由于细胞内葡萄糖的浓度过高，导致进入多元醇通路的葡萄糖明显增加。此外，在那些不依赖胰岛素而葡萄糖就能自由进入细胞的组织，有更多的葡萄糖被醛糖还原酶还原，引起山梨醇浓度增加和细胞内肌醇浓度减少，继而通过干扰细胞的渗透调节而促进糖尿病慢性并发症的发生发展。多元醇途径的激活不仅仅发生于可利用的糖类增多时，还可发生于 NAPDH 的继发性失活导致葡萄糖代谢从糖酵解向其他途径转化的过程。

此外，研究发现，在多元醇通路中，过多的山梨醇氧化为果糖过程中耦联的 NADH/NAD 比值增高能引起细胞氧化应激水平增高[1-3]。因此，糖尿病时的高血糖还可以通过多元醇途径引发或加重血管细胞内的氧化应激，导致细胞损伤，最终加速糖尿病大血管病变的发生及发展[4]。

1　SRIVASTAVA S K，ANSARI N H，HAIR G A，et al. Hyperglycemia-induced activation of human erythrocyte aldose reductase andalterations in kinetic properties［J］. Biochim Biophys Acta，1986，870（2）：302-311.

2　CHUNG S S，HO E C，LAM K S，et al. Contribution of polyol pathwayto diabetes-induced oxidative stress［J］. J Am Soc Nephrol，2003，14（8 Suppl3）：S233-S236.

3　LEE A Y，CHUNG S S. Contributions of polyol pathway tooxidative stress in diabetic cataract［J］. FASEB J，1999，13（1）：23-30.

4　TOTH E，RACZ A，TOTH J，et al. Contribution of polyol pathwayto arteriolar dysfunction in hyperglycemia. Role of oxidative stress，reducedNO，and enhanced PGH（2）/TXA（2）mediation［J］. Am J Physiol Heart Circ Physiol，2007，293（5）：H3096-H3104.

(二)氨基己糖通路

氨基己糖途径是体内葡萄糖的另一个代谢途径。高血糖和胰岛素抵抗可诱导过量的脂肪酸发生氧化反应,可通过增加中间代谢产物 6-磷酸果糖的浓度,从而进入己糖胺通路,进而促进糖尿病大血管病变的发病。

糖酵解中间产物 6-磷酸果糖可在谷氨酰胺果糖 -6-磷酸氨基转移酶(GFAT)的催化下,生成 6-磷酸氨基葡糖,为合成 UDP-N-乙酰基葡萄糖胺(UDP-GlcNAc)提供底物。UDP-GlcNAc 是体内多种蛋白多糖以及 O-链接糖蛋白合成反应的底物,在 O-GlcNAc 转移酶(OGT)作用下,提供 GlcNAc 修饰蛋白质丝氨酸、羟丁氨酸残基,生成糖蛋白[1-2]。一些转录因子,例如 Sp1 被 GlcNAc 修饰后,可诱导某些基因表达。

研究表明,糖尿病大血管病变时组织中氨基己糖含量是明显增加的。氨基己糖浓度的增加可以促使多种 AS 相关的蛋白包括转录因子、核蛋白、信号转导分子等发生 O-糖基化作用,改变这些蛋白的功能、稳定性以及活性,并减弱某些与糖尿病大血管病变相关蛋白的正常磷酸化,促进了糖尿病 AS 的发生及发展[3-4]。此外,氨基己糖还诱导与 AS 发病有关的细胞包括血管平滑肌细胞、血管内皮细胞、巨噬细胞以及肝细胞中内质网应激(endoplasmic reticulum stress,ERS)的增加,导致血管组织中脂质积聚、血管炎症反应的发生和恶化以及促进主动脉内皮细胞的凋亡,引起血管内皮细胞功能失调而参与糖尿病大血管病变的发病[5-6]。

(三)糖基化终末产物

糖基化终末产物(AGEs)是在非酶促条件下,由蛋白质、氨基酸、脂类或核酸等大分子物质的游离氨基与葡萄糖、果糖等还原糖的醛基经过缩合、重排、裂解及氧化修饰后产生的一组分子产物[7]。AGEs 除了形成于高血糖外,还可产生于糖的自氧化、氧化应激及炎症反应中。它的生成机制主要有糖化途径、多元醇途径、糖氧化途径。人体内 AGEs 水平与血糖浓度的高低密切相关,糖尿病患者体内存在着高水平的 AGEs。AGEs 的形成和聚集与衰老进程及加速糖尿病大血管病变进程密切相关,其主要通过受体或非受体途径促进糖尿病周围大血管损伤的发生,加速动脉粥样硬化进程。

1. 非受体途径 AGEs 可直接修饰结合与糖尿病大血管病变相关的某些蛋白,使其性质发生变化、功能受到损害,进而导致糖尿病 AS 病变的发生。例如,AGEs 沉积在局部

1 DASSANAYAKA S,JONES S P. O-GlcNAc and the cardiovascular system[J]. Pharmacol Ther,2014,142(1):62-71.

2 PETERSON S B,HART G W. New insights:A role forO-GlcNAcylation in diabetic complications[J]. Crit Rev Biochem Mol Biol,2016,51(3):150-161.

3 HAN I,KUDLOW J E. Reduced O glycosylation of Sp1 isassociated with increased proteasome susceptibility[J]. Mol Cell Biol,1997,17(5):2550-2558.

4 DU XL,EDELSTEIN D,ROSSETTI L,et al. Hyperglycemia-inducedmitochondrial superoxide overproduction activates the hexosamine pathway andinduces plasminogen activator inhibitor-1 expression by increasing Sp1glycosylation[J]. Proc Natl Acad Sci U S A,2000,97(22):12222-12226.

5 WERSTUCK G H,LENTZ S R,DAYAL S,et al. Homocysteine-inducedendoplasmic reticulum stress causes dysregulation of the cholesterol andtriglyceride biosynthetic pathways[J]. J Clin Invest,2001,107(10):1263-1273.

6 HOSSAIN G S,VAN THIENEN J V,WERSTUCK G H,et al. TDAG51 is induced by homocysteine,promotes detachment-mediated programmed cell death,and contributes to the cevelopment of atherosclerosis inhyperhomocysteinemia [J]. J Biol Chem,2003,278(32):30317-30327.

7 MEERWALDT R,LINKS T,ZEEBREGTS C,et al. The clinical relevance of assessing advanced glycationendproducts accumulation in diabetes[J]. Cardiovasc Diabetol,2008(7):29.

组织,可直接与血管基底膜蛋白发生交联[1],导致血管僵硬,被其他大分子所捕获。此外,被 AGEs 修饰的脂蛋白的致 AS 作用也明显增强。研究发现,LDL 脂蛋白颗粒经 AGEs 修饰后可能改变 LDL 受体所介导的脂质清除,从而导致血脂紊乱[2],进而促进糖尿病大血管病变的发病。

2. 受体途径　AGE 受体(receptor for AGE,RAGE)是目前研究最为深入的受体之一。血管内皮细胞、血管平滑肌细胞以及巨噬细胞上都存在 RAGE[3-4]。AGEs 可能通过与血管内皮细胞、血管平滑肌细胞以及巨噬细胞上的 RAGE 发生相互作用从而在糖尿病大血管病变的发生、发展中起重要作用。RAGE 是一个跨膜信号受体,可改变细胞功能、促进基因表达、增强促炎细胞因子的释放。AGE-RAGE 的相互作用可以引发信号转导级联反应而导致细胞内活性氧的产出,而活性氧可以触发炎症反应,因此血管细胞上 AGE-RAGE 的相互作用可以引发血管的炎症反应,进而导致血管损伤的发生[5]。然而,RAGE 不仅与 AGEs 相互作用,还与多种配体发生相互作用,包括 S100B/钙调素、炎性配基等[6],从而促进 AS 进程。在动脉粥样硬化病变过程中,RAGE 这种多配体的受体在血管内皮细胞、血管平滑肌细胞和炎性细胞中高度表达,并且通过与其配体的相互作用进而参与诱导并维持动脉粥样硬化病变的病理过程。

(四) 蛋白激酶 C 激活

蛋白激酶 C(PKC)属于丝氨酸/苏氨酸激酶家族成员之一,广泛分布于人体组织细胞中,参与多种生命活动,如蛋白磷酸化、信号传递、细胞增殖和分裂、跨膜离子转运、平滑肌收缩、基因表达等。根据组织分布、底物性质及辅助因子情况可将 PKC 异构体分为三种类型:第一类为经典 PKC(classical PKC,cPKC),主要包括 α、β1、β2 及 γ 亚型,其活性依赖于 Ca^{2+}、磷脂酰丝氨酸(PS)和二脂酰甘油(DAG);第二类为新型 PKC(new PKC,nPKC),主要包括 δ、ε、η 和 θ 亚型,其活性是非钙离子依赖性的,可以被 PS 和 DAG 所激活;第三种为非典型 PKC(atypical PKC,aPKC),主要包括 ζ、λ、μ 及 τ 亚型,其活性仅依赖于 PS,不需要 DAG 和钙离子激活。大量研究显示,PKC 在糖尿病及其慢性并发症中发挥重要作用。

二酰甘油(DAG)是 PKC 在体内的主要激活物。高血糖激活 PKC 信号通路主要通过 DAG 途径。高血糖引起血管组织中 DAG 的升高可能主要通过两个途径:一是血管细胞中葡萄糖浓度的增高可以使磷脂酶 D 活性升高,导致磷脂酰胆碱水解增加而使 DAG 生成增多[7];二是血管细胞中葡萄糖浓度的增高导致葡萄糖中间代谢产物增加而使 DAG 的生成增

1　GOLDIN A,BECKMAN J A,SCHMIDT A M,et al. Advanced glycationend products:sparking the development of diabetic vascular injury [J]. Circulation,2006,114(6):597-605.

2　BUCALA R,MAKITA Z,VEGA G,et al. Modification of lowdensity lipoprotein by advanced glycation end products contributes to thedyslipidemia of diabetes and renal insufficiency [J]. Proc Natl Acad Sci U S A,1994,91(20):9441-9445.

3　NEEPER M,SCHMIDT A M,BRETT J,et al. Cloning and expressionof a cell surface receptor for advanced glycosylation end products of proteins [J]. J Biol Chem,1992,267(21):14998-15004.

4　RAMASAMY R,YAN S F,SCHMIDT A M. RAGE:therapeutic targetand biomarker of the inflammatory response——the evidence mounts [J]. J LeukocBiol,2009,86(3):505-512.

5　GOLDIN A,BECKMAN J A,SCHMIDT A M,et al. Advanced glycationend products:sparking the development of diabetic vascular injury [J]. Circulation,2006,114(6):597-605.

6　CHANG J S,WENDT T,QU W,et al. Oxygen deprivation triggersupregulation of early growth response-1 by the receptor for advanced glycationend products [J]. Circ Res,2008,102(8):905-913.

7　YASUNARI K,KOHNO M,KANO H,et al. Possible involvement ofphospholipase D and protein kinase C in vascular growth induced by elevatedglucose concentration [J]. Hypertension,1996,28(2):159-168.

加[1]。活化的 PKC 再通过介导多种血管活性物质、生长因子等对血管组织产生系列不良反应，引起血管的结构和功能改变，如内皮损伤、血管通透性增加、平滑肌收缩和增殖、单核巨噬细胞黏附、基底膜沉积和增厚等[2-3]，从而在糖尿病血管并发症中发挥重要作用。

二、脂代谢紊乱

糖尿病引起的高脂血症是糖尿病大血管病变的主要危险因素之一[4]，糖尿病血脂异常、高血糖及胰岛素抵抗等代谢综合征组分可加速动脉粥样硬化的发生发展。因此部分糖尿病患者即使血糖控制较理想，却仍然发生糖尿病大血管病变。

糖尿病患者血脂异常的主要特征是血循环中甘油三酯（triglyceride，TAG）水平显著升高、高密度脂蛋白（high density lipoprotein，HDL）水平降低和低密度脂蛋白（low density lipoprotein，LDL）水平增高。其中 TG 水平升高是糖尿病相关脂代谢异常的核心缺陷。而这些与糖尿病相关的脂质变化通常归因于继发于胰岛素抵抗的游离脂肪酸（free fatty acids，FFA）浓度增加[5]。

目前研究认为，过量的脂质沉积带来的脂毒性在以胰岛素抵抗为特征的 2 型糖尿病的病情进展中发挥重要作用，其作用机制可能是通过影响胰岛素分泌以及影响外周靶器官胰岛素敏感性[6]。脂毒性是细胞内脂肪酸过度积累的结果，过量的脂肪酸可以进入多个有害代谢途径，从而生成神经酰胺和过量的 ROS，这些产物可激活与糖尿病大血管病变相关的信号分子，例如蛋白激酶 C，最终导致糖尿病大血管病变的发病。

脂肪酸通常依据其所含碳原子数的多少被分为短链脂肪酸（<8 碳原子）、中链脂肪酸（8~12 碳原子）、长链脂肪酸（13~22 碳原子）和超长链脂肪酸（>22 碳原子）。TG 中常见的为长链脂肪酸，如软脂酸、硬脂酸、油酸和亚油酸[7]。已有研究证实，糖尿病患者血管壁的长链脂肪酸尤其是油酸的含量明显升高。长链 FFA 对参与动脉粥样硬化斑块形成的内皮细胞、单核/巨噬细胞和血管平滑肌细胞发挥直接作用，主要包括：①诱导内皮细胞凋亡。TG 或 FFA 浓度升高时，软脂酸和亚油酸能促进 TNF-α 介导内皮细胞发生氧化应激和细胞凋亡过程；②促进血管平滑肌细胞增殖及迁移，通过非凋亡途径诱导血管平滑肌细胞坏死，通过改变血管平滑肌细胞产生的细胞外基质成分诱导 LDL 聚集等；③参与调节细胞内胆固醇合成、运输和分泌过程中一些重要步骤，如影响固醇调节因子结合蛋白（sterol regulatory element-binding proteins，SREBPs）、肝 X 受体（liver X receptors，LXRs）和 PPARs。

1 INOGUCHI T，XIA P，KUNISAKI M，et al. Insulin's effect onprotein kinase C and diacylglycerol induced by diabetes and glucose in vasculartissues［J］. Am J Physiol，1994，267（3 Pt 1）：E369-E379.

2 YANG C M，CHIU C T，WANG C C，et al. Activation ofmitogen-activated protein kinase by oxidized low-density lipoprotein in caninecultured vascular smooth muscle cells［J］. Cell Signal，2000，12（4）：205-214.

3 LI L，SAWAMURA T，RENIER G. Glucose enhances humanmacrophage LOX-1 expression：role for LOX-1 in glucose-induced macrophage foamcell formation［J］. Circ Res，2004，94（7）：892-901.

4 HARCOURT B E，PENFOLD S A，FORBES J M. Coming full circle in diabetes mellitus：from complications toinitiation［J］. Nat Rev Endocrinol，2013，9（2）：113-123.

5 MOORADIAN A D. Dyslipidemia in type 2 diabetes mellitus［J］. Nat Clin Pract Endocrinol Metab，2009，5（3）：150-159.

6 UNGER R H. Lipotoxic diseases［J］. Annu Rev Med，2002，53：319-336.

7 李小英，张翼飞. 糖尿病大血管病变的发生机制［J］. 诊断学理论与实践，2007，6（2）：97-100.

三、胰岛素抵抗

胰岛素抵抗(insulin resistance,IR)是 2 型糖尿病的一个显著特点[1],是指胰岛素作用的靶组织(骨骼肌、肝脏和脂肪等)对外源性或者内源性胰岛素的敏感性以及反应性下降,进而血浆胰岛素水平代偿性增高。研究发现,全身和组织特异性 IR 都可促进动脉粥样硬化病变的进展和诱导血管组织的斑块易感性[2]。IR 主要通过以下机制参与糖尿病大血管病变:

(一)IR 加速巨噬细胞凋亡

研究发现,巨噬细胞发生 IR 后,可通过内质网应激诱导细胞发生凋亡,进而促进动脉粥样硬化斑块核心增大[3]。因此,糖尿病患者动脉粥样硬化斑块核心较非糖尿病患者显著增大。

(二)IR 诱导平滑肌细胞发生增殖和凋亡

研究发现,IR 患者中 CX3CL1/CX3CR1 轴活化明显增加,而 CX3CL1/CX3CR1 轴的活化可以增加动脉粥样硬化斑块的不稳定性。IR 通过活化 CX3CL1/CX3CR1 轴诱导血管平滑肌细胞凋亡加速动脉粥样硬化病变[4]。此外,高胰岛素血症可诱导单核细胞分泌胰岛素样生长因子(insulin-like growth factors,IGFs),进而引起血管平滑肌细胞、纤维母细胞等的增殖、肥大、分化,导致血管壁增厚,促进大血管病变的发生。

(三)胰岛素代谢与血管活性紧密相联

胰岛素是一个重要的血管活性激素,具有内皮 NO 依赖或非依赖的血管扩张作用,且呈剂量依赖性。研究发现,在 ApoE 基因敲除小鼠模型中选择性敲除血管内皮细胞中的胰岛素受体,可导致小鼠发生严重的动脉粥样硬化[5]。在 IR 状态下,血管内皮细胞损伤后释放血小板衍生生长因子增多,刺激血管平滑肌细胞分泌 IL-1 及 TNF 等细胞因子,使血管通透性增加,血浆物质向血管壁的内膜和中膜渗透增多,基底膜成分增加。另外,在 IR 状态下,游离脂肪酸浓度增加,因而在高胰岛素血症基础上进一步加重了血管内皮功能的损伤而加速糖尿病大血管病变的发生及进展。

四、氧化应激

氧化应激(oxidative stress)是指机体内高活性分子如活性氧(ROS)和活性氮(RNS)产生过多或消除减少,从而导致机体组织损伤。ROS 包括超氧阴离子(O_2^-)、过氧化氢(H_2O_2)、羟自由基(OH^-)等,RNS 包括一氧化氮(NO)、二氧化氮(NO_2)、过氧亚硝酸基阴离子($ONOO^-$)等。在正常状态下机体可产生少量 ROS 参与正常代谢,同时机体内存在清除和抑制自由基反应的体系,使得更多的自由基被清除或减少,自由基的产生和清除保持平衡;但

1　JOHNSON A M,OLEFSKY J M. Theorigins and drivers of insulin resistance [J]. Cell,2013,152(4): 673-684.

2　WANG C C,GOALSTONE M L,DRAZNIN B. Molecular mechanisms ofinsulin resistance that impact cardiovascular biology [J]. Diabetes,2004,53(11): 2735-2740.

3　TSUKANO H,GOTOH T,ENDO M,et al. The endoplasmic reticulumstress-C/EBP homologous protein pathway-mediated apoptosis in macrophagescontributes to the instability of atherosclerotic plaques [J]. ArteriosclerThromb Vasc Biol,2010,30(10): 1925-1932.

4　MARTINEZ-HERVAS S,VINUE A,NUNEZ L,et al. Insulinresistance aggravates atherosclerosis by reducing vascular smooth muscle cell survival and increasing CX3CL1/CX3CR1axis [J]. Cardiovasc Res,2014,103(2): 324-336.

5　RASK-MADSEN C,LI Q,FREUND B,et al. Loss of insulinsignaling in vascular endothelial cells accelerates atherosclerosis inapolipoprotein E null mice [J]. Cell Metab,2010,11(5): 379-389.

在某些病理状态下,ROS 水平增加而抗氧化物质不足,体内自由基显著增多,过多的自由基直接作用于机体,致机体损伤,同时机体抗氧化防御能力下降,氧化能力显著超过抗氧化能力而发生氧化应激。

(一) 高血糖引发氧化应激的主要机制

在糖尿病患者中,高血糖通过多种途径导致细胞内 ROS 生成过多、清除不足,从而提升了机体的氧化应激水平,造成组织损伤。高血糖引发氧化应激的机制包括几个方面:

首先,高血糖通过加重线粒体负荷而直接增加 ROS 的产生[1]。细胞内高浓度葡萄糖的存在使得过多的葡萄糖经糖酵解代谢途径生成丙酮酸,后者在线粒体中经三羧酸循环提供过多的供氢体(NADH 和 FADH2)给线粒体呼吸链,从而产生过多的 ROS 而引发氧化应激。同时,在有氧环境中,葡萄糖还可以通过自氧化产生 ROS 如羟基等[2]而增强氧化应激。

第二,高血糖时机体蛋白非酶催化的糖基化作用增强,抗氧化酶如超氧化物歧化酶(SOD)等的糖基化会导致其酶活性改变,对自由基的清除能力下降。此外,高血糖也可使抗氧化剂如维生素 E 等水平降低,使机体对自由基的清除能力下降。

第三,高血糖时多元醇代谢途径活化,消耗大量的 NADPH,导致 GSH 再生减少和 NO 合酶活性减低,从而诱导 ROS 合成。同时,由于 NADH 的增加,使得其被 NAD(P)H 氧化酶利用增加从而产生超氧化物,NADH 本身也可使线粒体中 ROS 产生增加[3]。

第四,高血糖时 DAG-PKC 信号通路的激活使 ROS 生成进一步增加,而 ROS 也可活化PKC 信号通路,使得 ROS 生成进一步增加,形成一种恶性循环。

第五,AGE-RAGE 的相互作用也可诱导 ROS 的产生,可能是通过 NAD(P)H 氧化酶而实现的[4]。

第六,高血糖能够直接诱导血管平滑肌细胞内血管紧张素的产生,而血管紧张素 Ⅱ 可通过激活 NADPH/NADH 系统导致超氧离子的产生,引起氧化应激。

(二) 氧化应激促进动脉粥样硬化的主要机制

血管壁中存在各种活性氧产物,产生于 NADPH(还原型烟酰胺腺嘌呤二核苷酸磷酸)氧化酶、黄嘌呤氧化酶、线粒体呼吸链以及解偶联的内皮 NO 合成酶等[5],能够改变内皮细胞与血管平滑肌细胞(VSMC)的表达及功能,对血管壁细胞的分化、增殖、迁移与凋亡产生影响,促进糖尿病大血管病变的发生发展。氧化应激在糖尿病大血管病变中的作用及机制主要包括以下几个方面:

第一,导致血管内皮细胞功能失调。正常生理条件下,内皮型一氧化氮合酶(endothelial nitricoxide synthase,eNOS)生成的 NO 在调节血管内皮细胞张力、扩张血管、调节血压、抑制

1　HA H,LEE H B. Reactiveoxygen species as glucose signaling molecules in mesangial cells cultured underhigh glucose〔J〕. Kidney Int Suppl,2000,77: S19-S25.

2　PENNATHUR S,HEINECKE JW. Mechanisms for oxidative stress in diabetic cardiovascular disease〔J〕. Antioxid Redox Signal,2007,9(7): 955-969.

3　FORSTERMANN U,XIA N,LIH. Roles of Vascular Oxidative Stress and Nitric Oxide in the Pathogenesis ofAtherosclerosis〔J〕. Circ Res,2017,120(4): 713-735.

4　WAUTIER M P,CHAPPEY O,CORDA S,et al. Activation of NADPH oxidase by AGE links oxidant stress toaltered gene expression via RAGE〔J〕. Am J Physiol Endocrinol Metab,2001,280(5): E685-E694.

5　LI H,HORKE S,FORSTERMANN U. Vascular oxidative stress,nitric oxide andatherosclerosis〔J〕. Atherosclerosis,2014,237(1): 208-219.

血小板聚集、抗平滑肌细胞增殖等功能中起重要作用,但是糖尿病状态下脱偶联的 eNOS 不再生成 NO 而是产生超氧阴离子,造成 NO 生物利用度降低及氧化应激增加,进而导致或加重内皮功能障碍[1]。

第二,氧化 LDL 脂蛋白。氧化应激时由于氧化环境的存在,使得 LDL 更加易于被氧化[2],Ox-LDL 一方面通过磷脂酶 A2 信号途径激活 NADPH 氧化酶在血管内皮细胞内产生氧化应激,另一方面通过其受体 LOX-1 的上调而增强促动脉粥样硬化作用。

第三,促进血管平滑肌细胞的增殖和迁移。血管平滑肌细胞的增殖和迁移在 AS 的发病中起重要作用。已经有研究证实,高血糖可以通过激活 NAD(P)H 氧化酶而增加血管平滑肌细胞内的超氧离子[3],增加的 ROS 可能与内皮细胞来源的 NO 发生反应从而抑制了 NO 对血管平滑肌细胞的舒张效应,同时血管平滑肌细胞内的氧化应激可能促使血管平滑肌细胞从收缩型向增殖型转变,从而进一步抑制了血管的舒张,加重血管损害的发生。

最后,氧化应激可以激活单核/巨噬细胞。已经有证据提示高血糖可以引起单核/巨噬细胞内的氧化应激反应增强,从而导致 AS 物质的产生,并进一步分泌多种炎症介质、产生 ROS,加重糖尿病血管炎症反应。

五、炎症反应

目前认为糖尿病与全身慢性炎症状态密切相关[4]。研究发现糖尿病患者循环炎症标志物包括促炎细胞因子、趋化因子、黏附分子和转录因子等水平显著升高,这些炎症相关因子在糖尿病大血管病变的发生发展过程中发挥重要作用。

补体是一组存在于人和动物体液中及细胞表面,经活化后具有生物活性,可介导免疫和炎症反应的蛋白,也称为补体系统。目前已有研究表明,补体系统参与糖尿病大血管病变的发生和发展。研究发现,糖尿病患者体内 C 反应蛋白(C-reactive protein,CRP)水平显著升高[5-6],而 CRP 可激活补体经典途径。研究还发现,动脉粥样硬化斑块处常可检测到 CRP 与膜攻击复合物(membrane attack complex,MAC)共存,并且病变处的巨噬细胞和血管平滑肌细胞可检测到 CRP mRNA 的表达[7],以上现象提示组织局部产生的 CRP 可能参与糖尿病大血管病变的

1　FORSTERMANN U,MUNZEL T. Endothelial nitric oxide synthase in vascular disease: from marvel tomenace [J]. Circulation,2006,113(13): 1708-1714.

2　JAY D,HITOMI H,GRIENDLING KK. Oxidative stress and diabetic cardiovascular complications [J]. Free Radic Biol Med,2006,40(2): 183-192.

3　INOGUCHI T,SONTA T,TSUBOUCHI H,et al. Protein kinase C-dependent increase in reactive oxygen species (ROS)production in vascular tissues of diabetes: role of vascular NAD(P)Hoxidase [J]. J Am Soc Nephrol,2003,14(8 Suppl 3): S227-S232.

4　FORBES J M,COOPER M E. Mechanisms of diabetic complications [J]. PhysiolRev,2013,93(1): 137-188.

5　ZAGHLOUL A,AL-BUKHARI TA,AL-PAKISTANI H A,et al. Soluble endothelial protein C receptor and highsensitivity C reactive protein levels as markers of endothelial dysfunction inpatients with type 1 and type 2 diabetes mellitus: their role in the prediction of vascular complications [J]. Diabetes Res Clin Pract,2014,106(3): 597-604.

6　LU L,PU L J,XU X W,et al. Association of serum levels of glycated albumin,C-reactive protein andtumor necrosis factor-alpha with the severity of coronary artery disease andrenal impairment in patients with type 2 diabetes mellitus [J]. Clin Biochem,2007,40(11): 810-816.

7　YASOJIMA K,SCHWAB C,MCGEER E G,et al. Generation of C-reactive protein and complement componentsin atherosclerotic plaques [J]. Am J Pathol,2001,158(3): 1039-1051.

发生和发展。此外,研究发现糖尿病患者补体调节蛋白 CD59 可因糖化而失活[1],而 CD59 的失活可引起补体活化异常,进而增加 MAC 的沉积,最终增加糖尿病大血管病变风险。

MAC 介导糖尿病大血管病变的机制有:MAC 可活化血管内皮细胞,损害内皮功能,改变内皮细胞多种血管活性因子的合成;诱导成纤维细胞生长因子(basic fibroblast growth factor,bFGF)、血小板源性生长因子(platelet-derived growth factor,PDGF)、IL-1、MCP-1 等在细胞外基质沉积,进而这些因子介导血管内皮细胞、血管平滑肌细胞和成纤维细胞等多种细胞发生增殖;活化并诱导单核细胞 / 巨噬细胞至补体活化位点,诱导促炎因子如 E 选择素(E-selectin)、血管细胞黏附分子 -1(vascular cell adhesion molecule-1,VCAM-1)、细胞间黏附分子 -1(intercellular cell adhesion molecule-1,ICAM-1)和 P 选择素表达;诱导组织因子和凝血因子 Ⅴa 暴露结合位点,促进血栓形成等[1]。

此外,近来还研究发现,NLRP3 炎症小体激活在 2 型糖尿病及其慢性并发症发生发展有着重要作用。激活后的 NLRP3 炎症小体可活化 caspase-1,活化后的 caspase-1 将对 pro-IL-1β 等底物进行切割,以促进 IL-1β 和 IL-18 的成熟及分泌[2-3],增强相关系统的炎症反应,增加糖尿病大血管病变发生风险。

六、血流动力学改变

目前研究证实,血小板和凝血酶原系统也参与了糖尿病大血管病变的发病。与非糖尿病人群相比,糖尿病患者体内的血小板活性异常亢进,表现为血小板释放、黏附、聚集能力明显增强。除血小板活性异常亢进外,糖尿病大血管病变患者还存在纤溶系统功能失衡和血流动力学改变,而这些都是动脉粥样硬化和血栓形成的关键因素[4]。

糖尿病患者存在血小板功能异常亢进。血小板 α 颗粒膜蛋白 140(α-granule membrane protein-140,GMP-140)是血小板活化释放的一个特异性标志物,研究发现,GMP-140 表达水平在糖尿病患者体内显著升高[5-6],提示糖尿病患者体内血小板功能亢进的存在。此外,血小板容积是心血管疾病发生的独立危险因素。研究发现,相较于正常对照者,糖尿病患者体内血小板体积显著增大,血小板膜通透性明显降低,可导致膜脂质合成和膜蛋白糖化过程改变。最终,活化的血小板黏附并聚集于血管损伤部位,释放生长因子,诱导血管平滑肌细胞的增殖,促进血管内血栓及血管壁粥样硬化的形成。

此外,血流动力学改变、凝血系统和纤溶系统的变化也促进了糖尿病大血管病变的发生。

1　QIN X,GOLDFINE A,KRUMREI N,et al. Glycation inactivation of the complement regulatory proteinCD59:a possible role in the pathogenesis of the vascular complications ofhuman diabetes[J]. Diabetes,2004,53(10):2653-2661.

2　TANNAHILL G M,O'NEILL LA. The emerging role of metabolic regulation in the functioning of Toll-likereceptors and the NOD-like receptor Nlrp3[J]. FEBS Lett,2011,585(11):1568-1572.

3　HANEKLAUS M,O'NEILL LA,COLL R C. Modulatory mechanisms controlling the NLRP3 inflammasome ininflammation:recent developments[J]. Curr Opin Immunol,2013,25(1):40-45.

4　VARUGHESE G I,TOMSONJ,LIP G Y. Type 2 diabetes mellitus:a cardiovascular perspective[J]. Int JClin Pract,2005,59(7):798-816.

5　GOLDBERG R B. Cytokineand cytokine-like inflammation markers,endothelial dysfunction,and imbalancedcoagulation in development of diabetes and its complications[J]. J ClinEndocrinol Metab,2009,94(9):3171-3182.

6　LIM H S,BLANN A D,LIPG Y. Soluble CD40 ligand,soluble P-selectin,interleukin-6,and tissue factorin diabetes mellitus:relationships to cardiovascular disease and risk factorintervention[J]. Circulation,2004,109(21):2524-2528.

研究发现,相较正常人,糖尿病患者血栓形成[1]、组织型纤溶酶原激活剂抑制物(plasminogen activator inhibitor-1 antigen,PAI-1)抗原、血管性血友病因子(von Willebrand factor)抗原和纤维蛋白原水平显著增加,而且与血糖水平相关[2]。此外,凝血因子(Ⅱ、Ⅴ、Ⅶ、Ⅷ、Ⅹ)水平升高和抗凝因子(蛋白 C)水平降低也与血糖浓度有关[3]。此外,与正常对照相比,糖尿病患者复发性动脉粥样硬化血栓形成风险也显著增加。高血糖可导致凝血系统改变,影响凝血过程的所有阶段,包括血栓形成和纤维蛋白溶解等。血流动力学的异常则通过影响血液黏滞度,加强血小板和白细胞黏附,降低红细胞变形能力,最终引起内皮细胞损伤。而内皮细胞功能障碍可进一步诱导血管平滑肌细胞增殖和脂质沉积,促使血栓素 A2(thromboxane A2,TXA2)、纤维蛋白原、凝血因子含量增加,血小板活化,而这些又进一步加重血流动力学异常,从而形成一种恶性循环,加速了糖尿病大血管病变的发生及发展。

七、血管内皮功能障碍

血管内皮细胞是覆盖血管内腔表面的细胞层,在血管收缩舒张、止血和局部炎症的调节过程中起重要作用。另外,在血管结构、血流动力学中也起着整合作用。血管内皮细胞还可通过自分泌、旁分泌和内分泌而调控其他多种细胞功能。内皮功能障碍(当血管内皮由生理状态转向功能失调状态,通常称为内皮功能障碍)在糖尿病患者的动脉粥样硬化和心血管并发症的发生、发展中发挥早期和关键作用。

糖尿病对内皮功能的影响主要包括以下几个方面:

(一) 增加内皮紧密连接的通透性

内皮通透性增加是糖尿病血管功能障碍的标志之一[4]。内皮通透性增加可以促进致动脉粥样硬化细胞因子和脂蛋白进入内皮下区域并沉积于血管间质,加速动脉粥样硬化的发生发展。高血糖可通过激活 PKC、增加 AGEs 及活性氧的形成而直接作用于内皮细胞导致内皮通透性增加[5]。此外,糖尿病和其他因素还能通过刺激血管平滑肌细胞分泌血管内皮生长因子(vascular endothelial growth factor,VEGF)而损伤内皮的屏障功能。

(二) 改变内皮依赖性血管舒张功能

血管内皮可释放多种诱导血管平滑肌舒张的因子,包括 NO、前列环素 I2(Prostacyclin,PGI-2)以及多种内皮源性超极化因子[6]。NO 由内皮型一氧化氮合酶(eNOS)合成,和可

1　OSENDE J I,BADIMON JJ,FUSTER V,et al. Blood thrombogenicity in type 2 diabetes mellitus patientsis associated with glycemic control［J］. J Am Coll Cardiol,2001,38(5):1307-1312.

2　KYRGIOS I,MAGGANA I,GIZA S,et al. Suboptimal glycaemic control enhances the risk of impairedprothrombotic state in youths with type 1 diabetes mellitus［J］. Diab Vasc DisRes,2014,11(3):208-216.

3　KIM H K,KIM J E,PARKS H,et al. High coagulation factor levels and low protein C levels contributeto enhanced thrombin generation in patients with diabetes who do not havemacrovascular complications［J］. J Diabetes Complications,2014,28(3):365-369.

4　YAMAJI T,FUKUHARA T,KINOSHITA M. Increased capillary permeability to albumin in diabetic ratmyocardium［J］. Circ Res,1993,72(5):947-957.

5　KOYA D,KING G L. Protein kinase C activation and the development of diabetic complications［J］. Diabetes,1998,47(6):859-866.

6　BRANDES R P,SCHMITZ-WINNENTHAL F H,FELETOU M,et al. An endothelium-derivedhyperpolarizing factor distinct from NO and prostacyclin is a majorendothelium-dependent vasodilator in resistance vessels of wild-type andendothelial NO synthase knockout mice［J］. Proc Natl Acad Sci U S A,2000,97(17):9747-9752.

溶性鸟苷环化酶（soluble guanylyl cyclase, sGC）结合后使环磷酸鸟苷（cyclic guanosine monophosphate, cGMP）合成增加, cGMP升高可以激活cGMP依赖的蛋白激酶, 而cGMP激酶Ⅰ对调节胞质钙离子的稳态发挥重要作用, 可引起血管平滑肌细胞舒张[1]。

NO生物活性降低是糖尿病内皮依赖性血管舒张功能损伤的主要因素之一[2]。研究发现, 糖尿病个体可以通过多种途径产生ROS, 过多的ROS通过把NO转变为过氧化亚硝酸盐而缩短了NO的半衰期导致NO减少, 从而改变血管舒缩功能, 加速大血管病变。此外还发现胰岛素抵抗时会引起eNOS活性降低, eNOS蛋白水平降低可能导致NO产生减少, 进而影响血管功能。

糖尿病个体内皮源性NO生物活性降低的影响不仅局限于对血流动力学效应的影响。NO通过cGMP依赖途径可以抑制血管壁内致动脉粥样硬化和血栓形成, 包括新生内膜血管平滑肌细胞迁移和增殖、白细胞在内皮处的黏附等, 具有抗动脉粥样硬化作用。如文献报道, eNOS缺乏能增加ApoE基因敲除小鼠动脉粥样硬化病变的面积[3]。NO还能抑制血栓形成因子如内皮细胞型纤溶酶原激活物抑制因子（plasminogen activator inhibitor-Ⅰ, PAI-Ⅰ）和组织因子的表达, 这些因子可以改变动脉血栓形成过程中的凝血平衡。

总之, 糖尿病患者高血糖、胰岛素抵抗和高游离脂肪酸（FFA）可引发全身炎症反应、促进ROS生成, 损害血管内皮eNOS活性, 从而减少NO的生物利用, 进而改变血管舒张功能, 促进血管发生动脉粥样硬化样改变。

（三）血管内皮祖细胞受损

血管内皮祖细胞（endothelial progenitor cells, EPCs）是指骨髓、外周血和脐血中存在的一种能进一步分化为内皮细胞进而参与受损血管内皮修复与血管新生的细胞, 该细胞不仅参与胚胎血管生成, 在出生后对稳定血管内膜、修复受损血管、促进血管新生与缺血区侧支循环的建立、改善缺血区域血供发挥重要作用。同时也可迁移到其他缺血、炎症及肿瘤组织中, 形成新生血管[4]。它在修复心肌梗死患者心脏血管的病变, 改善冠心病、肢体缺血、脑卒中、糖尿病患者血管损伤等方面有独特的功能。

在血管损伤或组织缺血的情况下, 存在于骨髓中的EPCs可以受局部释放的生长因子和细胞因子的刺激而发生增殖、分化并释放至外周血液循环中, 特异性地归巢于损伤或缺血部位, 再进一步增殖、分化为成熟的内皮细胞, 参与血管新生和再内皮化, 从而替代缺失或者功能失调的内皮细胞[5]。目前把CD133、CD34和血管内皮生长因子受体2（vascular endothelial growth factor receptor 2, VEGFR 2）视作EPCs的特征性表面标志, 其中CD133

1　ROBERTS A C, PORTER K E. Cellular and molecular mechanisms of endothelial dysfunction in diabetes[J]. Diab Vasc Dis Res, 2013, 10(6): 472-482.

2　TOUSOULIS D, KAMPOLI A M, TENTOLOURIS C, et al. The role of nitric oxide on endothelial function[J]. CurrVasc Pharmacol, 2012, 10(1): 4-18.

3　KNOWLES J W, REDDICK R L, JENNETTE J C, et al. Enhanced atherosclerosis and kidney dysfunction ineNOS (-/-)ApoE(-/-)mice are ameliorated by enalapril treatment[J]. J ClinInvest, 2000, 105(4): 451-458.

4　MILLER-KASPRZAK E, JAGODZINSKIP P. Endothelial progenitor cells as a new agent contributing to vascularrepair[J]. Arch Immunol Ther Exp(Warsz), 2007, 55(4): 247-259.

5　URBICH C, DIMMELER S. Endothelial progenitor cells: characterization and role in vascular biology[J]. Circ Res, 2004, 95(4): 343-353.

是造血干 / 祖细胞的标志[1]。而 CD133 的表达缺失以及 CD34、血管性血友病因子（von Willebrand Factor，vWF）、CD144、含激酶插入区受体（kinase insert domain receptor，KDR）等的表达则作为 EPCs 分化成熟的特异性标志[2]。

EPCs 与糖尿病大血管病变存在密切关系。多研究发现，糖尿病并发大血管病变患者外周血中 EPCs 的数量及功能普遍下降，提示糖尿病大血管病变发生与外周血 EPCs 数量减少和功能改变密切相关[3-4]。如与健康对照组相比，2 型糖尿病大血管病变患者血液循环中 CD34$^+$/KDR$^+$ 细胞数量显著减少，而 CD34$^+$/KDR$^+$ 细胞水平与踝肱指数、颈动脉狭窄程度和跛行严重程度密切相关[5-6]。单纯 1 型糖尿病患者中也可观察到血液循环中 EPCs 数量和颈动脉内膜 - 中层厚度（carotid intima-media thickness，CIMT）及斑块形成之间的相关性[7]，EPCs 失调可诱发血管内皮功能障碍，从而在糖尿病动脉粥样硬化发病中起重要作用。

八、表观遗传学修饰

表观遗传学是指在不改变核苷酸序列的情况下，基因的表达活性发生了可遗传的变化，它包括 DNA 甲基化、组蛋白修饰、miRNA 等。表观遗传学在糖尿病大血管病变的发生、发展过程发挥了重要的作用，随着表观遗传改变检测手段的改进，表观遗传学标志物有可能成为糖尿病大血管病变新的诊断手段。

（一）DNA 甲基化

DNA 甲基化（DNA methylation）为 DNA 化学修饰的一种形式，能够在不改变 DNA 序列的前提下，改变遗传表现。所谓 DNA 甲基化是指在 DNA 甲基化转移酶的作用下，在基因组 CpG 二核苷酸的胞嘧啶 5 号碳位共价键结合一个甲基基团。大量研究表明，DNA 甲基化能引起染色质结构、DNA 构象、DNA 稳定性及 DNA 与蛋白质相互作用方式的改变，从而控制基因表达。

DNA 甲基化参与了多种疾病包括糖尿病及糖尿病大血管病变的发生发展。如研究发现，DNA 甲基化修饰图谱在老年 2 型糖尿病患者心血管病死亡组与非死亡组中存在显著差异，差异甲基化位点基因显著富集在 cAMP 信号通路和炎症介质对 TRP 通道的调节过程中，通过参与细胞黏附分子生物过程、改变钙离子结合分子功能影响 2 型糖尿病患者的

1　TEPPER O M，GALIANO R D，CAPLAJ M，et al. Human endothelial progenitor cells from type Ⅱ diabetics exhibitimpaired proliferation，adhesion，and incorporation into vascularstructures［J］. Circulation，2002，106（22）：2781-2786.

2　PEICHEV M，NAIYER A J，PEREIRA D，et al. Expression of VEGFR-2 and AC133 by circulating human CD34（+）cellsidentifies a population of functional endothelial precursors［J］. Blood，2000，95（3）：952-958.

3　FADINI G P，MADEDDU P，WALTENBERGER J，et al. Vascular stem and progenitor cells in diabeticcomplications［J］. Exp Diabetes Res，2012（3）：580343.

4　FADINI G P. A reappraisal ofthe role of circulating（progenitor）cells in the pathobiology of diabeticcomplications［J］. Diabetologia，2014，57（1）：4-15.

5　FADINI G P，MIORIN M，FACCO M，et al. Circulating endothelial progenitor cells are reduced in peripheralvascular complications of type 2 diabetes mellitus［J］. J Am Coll Cardiol，2005，45（9）：1449-1457.

6　FADINI G P，SARTORE S，ALBIERO M，et al. Number and function of endothelial progenitor cells as amarker of severity for diabetic vasculopathy［J］. Arterioscler Thromb Vasc Biol，2006，26（9）：2140-2146.

7　SIBAL L，ALDIBBIAT A，AGARWAL SC，et al. Circulating endothelial progenitor cells，endothelial function，carotid intima-media thickness and circulating markers of endothelialdysfunction in people with type 1 diabetes without macrovascular disease ormicroalbuminuria［J］. Diabetologia，2009，52（8）：1464-1473.

心血管疾病进展[1]。Alu 重复序列可识别 DNA 序列中 AGCT,可用于评估 DNA 甲基化水平。Kim[2] 等通过评估 Alu 重复序列的水平评估了 286 个志愿者外周血淋巴细胞总 DNA 甲基化水平,发现曾有心肌梗死、中风、高血压及糖尿病病史的患者有更高的总 DNA 甲基化水平,这也进一步提示 DNA 甲基化可能参与了糖尿病大血管病变的发生。

（二）组蛋白修饰

组蛋白是参与组成真核生物染色体的结构蛋白,包括 H1、H2（H2A、H2B）、H3、H4、H5 五种类型。组蛋白 N 端氨基酸残基为转录后的修饰位点,可发生乙酰化、甲基化、磷酸化、腺苷酸化、泛素化和 ADP 核糖基化等化学修饰,修饰后的组蛋白可以直接或间接（与其他修饰后的组蛋白相互作用）改变染色质状态从而影响转录活性[3]。组蛋白修饰为一种重要的表观遗传修饰,环境因素引起的组蛋白修饰酶功能紊乱可诱导血糖升高,高血糖反过来又可加剧组蛋白修饰酶功能紊乱,两者互相影响,从而导致糖尿病并发症的发生。

组蛋白乙酰化修饰受组蛋白乙酰基转移酶（HAT）和去乙酰基转移酶（HDAC）两种修饰酶的动态调控,前者可使组蛋白乙酰化,后者可使组蛋白去乙酰化。不同水平的乙酰化对基因表达的影响不同,如启动子区和增强子区 H3K9、H3K14 的高度乙酰化可促进基因的表达,而低水平乙酰化则抑制基因的表达[4-5]。内外环境的不同刺激可造成 HAT 和 HDAC 调节功能紊乱,从而改变组蛋白乙酰化水平,导致多种疾病的发生,如组蛋白乙酰化水平增高可能导致糖尿病及其并发症的发生。研究显示,高血糖刺激下,人内皮细胞衔接蛋白 P66Shc 启动子区的 H3 乙酰基转移酶 GCN5 以及 H3 乙酰化均呈升高趋势 P66Shc 表达升高,转位至线粒体使活性氧（ROS）生成增加,NO 生物活性减弱,最终导致细胞凋亡,这可能是糖尿病患者并发心血管疾病的机制之一[6]。

（三）miRNA

miRNA 是内源性具有调控功能的非编码 RNA,通常由 DNA 的内含子编码,通过与目标 mRNA 的 3' 非编码区相结合,介导基因表达的转录后调控,即通过介导转录沉默,抑制翻译及降解相关 RNA,进而抑制目标基因的表达。miRNA 在不改变 DNA 序列的情况下,对环境中的刺激以快速且可逆的方式调控基因表达。相关研究表明,miRNA 参与调控人类基因组中约 1/3~2/3 的基因表达,参与细胞生长、增殖、分化、信号传导、凋亡、代谢与衰老等过程。

如 miRNA-126 又被称为血管特异性 miRNA,是由血管内皮细胞表皮生长因子样结构域 7（epidermal growth factor-1ike domain 7,EGFL7）的内含子编码,是调控动脉粥样硬化的

1　樊垚,王强,唐吉宏,等.老年 2 型糖尿病病人心血管病死亡相关外周血全基因组 DNA 甲基化的研究［J］.实用老年医学,2022,36（5）:468-472.

2　KIM M,LONG T I,ARAKAWAK,et al. DNA methylation as a biomarker for cardiovascular disease risk［J］. PLoS One,2010,5（3）: e9692.

3　KOUZARIDES T. Chromatin modifications and their function［J］. Cell,2007,128（4）:693-705.

4　ROH TY,WEI G,FARRELL CM,et al. Genome-wide prediction of conserved and nonconserved enhancers by histone acetylationpatterns［J］. Genome Res,2007,17（1）:74-81.

5　WANG Z,ZANG C,CUI K,et al. Genome-wide mapping of HATs and HDACs reveals distinct functions in active and inactivegenes［J］. Ce11,2009,138（5）: 1019-1031.

6　PANENI F,MOCHAR1A P,AKHMEDOV A,et al. Gene silencingof the mitochondrial adaptor p66（Shc）suppresses vascularhyperglycemic memory in diabetes［J］. Circulation research,2012,111（3）:278-289.

重要因子。相关研究表明,miR-126 通过上调血管内皮生长因子(VEGF)、成纤维细胞生长因子(fibroblast growth factor,FGF)的表达,抑制 VEGF 抑制剂 Spred-1 的表达进而促进新生血管的生成,在保持血管完整性及血管生成过程中发挥重要作用[1]。而研究发现,糖尿病患者内皮祖细胞的 miRNA-126 表达水平较对照组明显下降,内皮祖细胞低表达的 miR-126 可能通过调控 Spred-1 而损伤血管功能进而参与糖尿病大血管病变的发病[2]。

九、多种途径间的相互作用

糖尿病大血管病变的发病机制是极其复杂的,目前其确切的致病机制仍未彻底阐明。细胞(包括血管内皮细胞、血管平滑肌细胞、巨噬细胞、T 淋巴细胞、肝细胞、血小板等)间的相互作用、分子(包括多种细胞因子、黏附分子、炎症因子、趋化因子等)间的相互作用、各种危险因素(包括遗传因素、环境因素、肥胖、血脂异常、胰岛素抵抗、高血压、高血糖等)间的相互作用构成了糖尿病大血管病变发病及进展的一个复杂网络,在遗传背景及环境因素共同作用下上述多种危险因素的相互作用共同促使了糖尿病大血管病变的发生及发展。

1　JANSEN F,YANG X,HOELSCHER M,et al. Endothelial microparticle-mediated transfer of MicroRNA-126promotes vascular endothelial cell repair via SPRED1 and is abrogated inglucose-damaged endothelial microparticles[J]. Circulation,2013,128(18): 2026-2038.

2　CHIEN H Y,LEE T P,CHEN C Y,et al. Circulating microRNA as a diagnostic marker in populations with type 2diabetes mellitus and diabetic complications[J]. J Chin Med Assoc,2015,78(4): 204-211.

第二篇

中医学对糖尿病大血管病变的认识

本篇主要概述消渴病及其变证的中医认识沿革,以中医基础理论为根本,结合经典原文,针对消渴病的特点,归纳总结本病病因为禀赋不足,饮食不节,情志失调,劳逸失度,年老体虚,起居无常,外感邪气等;病变部位主要在肺、胃、肾;病机关键在于阴虚燥热,以阴虚为本,燥热为标,属本虚标实之证。消渴病日久,气阴亏虚,痰瘀伏邪内生,脉道积损,继而形成"脉痹"。

消渴脉痹(糖尿病大血管病变)的中医辨证论治当参照主要受累大血管部位及其临床表现具体分析,分类论治,从而提高治疗的针对性及用药的准确性,如:糖尿病心血管疾病,主要受累主动脉、冠状动脉,根据其主症,可分别参照胸痹、心悸、怔忡等进行辨证论治;糖尿病脑血管疾病,因其受累血管为脑血管,根据其主症,可参考中风论治;糖尿病下肢血管病变,进一步发展会导致糖尿病足,可参考脱疽论治。治则上,可依据不同病机确定对应的治疗原则,如:糖尿病心血管疾病其病机为多为心气、心血甚至心阳不足,当以益气养心、活血通脉为其基本治疗原则;若病机为肝肾阴虚,肝阳上亢或肝风内扰,痰瘀上蒙者,故在治疗时当采用滋养肝肾、潜阳息风、化痰祛瘀通脉的治疗原则;糖尿病下肢血管病变,病机以气血亏虚,痰瘀阻脉为本,常夹湿、热、火毒邪气攻结,故治疗上在益气养阴、化痰祛瘀的原则之外,还要时时辨湿热、火毒的多寡,结合清热、除湿、解毒散瘀之法,并重视外科清创、中药治疗等外治疗法。

本篇详细总结了张机、刘完素、张锡纯等医家对该病的学术思想及临证经验,并通过总结近现代单味中药及中药复方治疗糖尿病大血管疾病的相关临床及基础研究,阐明在中医辨证论治理论指导下,中医药在防治糖尿病大血管病变方面的显著优势。此外,本篇还总结了非药物干预疗法如经络疗法、饮食疗法、传统运动疗法、情志疗法对防治糖尿病大血管病变的作用,为临床防治糖尿病大血管病变提供新思路。

第一章
概　述

本章概述消渴病及其变证的中医认识沿革及病因病机,介绍消渴脉痹(糖尿病大血管病变)的辨病、辨证方法及治疗原则,据此总结常用治法与方药。

第一节　糖尿病大血管病变的中医源流

一、消渴病的中医认识沿革

糖尿病属于中医学消渴病范畴,中医对糖尿病的认识有着十分悠久的历史。《素问·奇病论》最早提出消渴的病名。此外,《内经》中还有"消渴""消瘅""肺消""膈消""消中"等消渴名称记载。关于消渴的病因病机《内经》中也有相应的记载。《灵枢·五变》中载有:"五脏皆柔弱者,善病消瘅。"《素问·奇病论》载:"此肥美之所发也,此人必数食甘美而多肥也。肥者令人内热,甘者令人中满,故其气上溢,转为消渴。"因此,过食肥甘、情志失调等引起的脏腑功能失调是消渴发病之因,内热是其主要病机。医圣张机在其著作《伤寒杂病论》中对外感病中常见的口渴症状及消渴有着详细的描述,以供鉴别,并提出对应的治疗方药。《伤寒论·辨太阳病脉证并治》中提出:"太阳病,发汗后,大汗出、胃中干、烦躁不得眠,欲得饮水者,少少与饮之,令胃气和则愈;若脉浮、小便不利、微热消渴者,五苓散主之。"在外感病中,有外邪入侵,邪气阻碍膀胱,膀胱气化不利,水液代谢障碍诱发的口渴,可用五苓散化气行水以治之。此外,《金匮要略·消渴小便不利淋病脉证并治》记载:"男子消渴,小便反多,以饮一斗,小便一斗,肾气丸主之。"这种由肾虚阳气亏虚,气不化津,津不上承,下注膀胱,引起的口渴与小便量多并见者用肾气丸以治。在消渴变证方面,张机首次提出消渴变生肺痿,以及消渴和肺痿的鉴别与治疗。《金匮要略·肺痿肺痈咳嗽上气病脉证治》"问曰:热在上焦者,因咳为肺痿。肺痿之病何从得之? 师曰:或从汗出,或从呕吐,或从消渴,小便利数,或从便难,又被快药下利,重亡津液,故得之"及"肺痿吐涎沫而不咳者,其人不渴,必遗尿,小便数,所以然者,以上虚不能制下故也。此为肺中冷,必眩,多涎唾,甘草干姜汤以温之。若服汤已渴者,属消渴"。

隋巢元方在《诸病源候论·消渴病诸候》中提出:"夫消渴者,渴不止,小便多是也……其病变多发痈疽,此坐热气,留于经络不引,血气壅涩,故成痈脓。"提出消渴可引起痈脓。此外还记载了消渴运动与饮食治疗,如"先行一百二十步,多者千步,然后食。"《外台秘要》引《古今录验》论消渴病有三:一渴而饮水多,小便数,无脂似麸片甜者,皆是消渴病也;二吃食多,不甚渴,小便少,似有油而数者,此是消中病也;三渴饮水不能多,但腿肿脚先瘦小,阴痿弱,数小便者,此是肾消病也,特忌房劳。若消渴者倍黄连,消中者倍栝蒌,肾消者加芒硝六分。"将消渴分类论述,并提出相应的药物治疗。金代张从正在其著作《儒门事亲》中记载:"不减滋味,不戒嗜欲,不节喜怒,病已而可复作。"认为饮食、生活方式、情志与消渴病的发病及预后密切相关。明代王肯堂在《证治准绳·杂病》中进一步将消渴分为三消,如"渴而多饮为上消(经谓膈消),消谷善饥为中消(经谓消中),渴而便数有膏为下消(经谓肾消)"。明代张介宾《景岳全书》:"消渴……其为病之肇端,则皆膏粱肥甘之变,酒色劳伤之过,皆富贵人病之而贫贱者鲜有也。"认为饮食不节、生活方式多逸少劳者多发消渴病,并总结出消渴发病的群体倾向性。明代陈士铎也认为消渴病与饮食密切相关。他在《辨证冰鉴》中指出:"得食则渴减,饥则渴尤甚。"明代喻昌则进一步提出消渴病发病的关键脏腑在于肺、胃、肾三脏。《医门法律·消渴门》中云:"消渴之患,常始于微而成于著,始于胃而极于肺肾。"提出消渴病重在胃、肺、肾三脏功能失调。

　　清代众医家在消渴病因病机及临床诊疗方面有了更深入的认识。刘一仁认为内火为消渴病机关键,他在《医学传心录·病因赋》中记载:"消渴者无火不生。"清代名医叶桂在《临证指南医案·三消》中记载:"心境愁郁,内火自燃,乃消症大病。"认为情志失调是消渴病的重要诱因,强调消渴患者还应调畅情志,重视心理健康。程国彭《医学心悟·三消》曰:"治上消者,宜润其肺,兼清其胃……治中消者,宜清其胃,兼滋其肾……治下消者,宜滋其肾,兼补其肺。"深谙消渴治疗之要旨,为后世医家所推崇。

二、糖尿病并发症中医认识沿革

　　对于糖尿病并发症,《诸病源候论·消渴病诸候》记载:"心脉滑甚为消渴,其久病变,或发痈疽,或成水疾。"初步体现消渴病日久可引起肾脏病变,发生水肿,或引发肢体溃烂。张从正在《儒门事亲·三消论》中提出糖尿病皮肤感染、糖尿病肺部病变等并发症。如"夫消渴者,多变聋盲、疮癣、痤痱之类"及"或蒸热虚汗,肺痿劳嗽"。刘完素在《黄帝素问宣明论方·消渴总论》提出消渴一证"可变为雀目或内障",记载了消渴引发的眼疾。朱丹溪在《丹溪心法》中记载:"消渴……腿膝枯细,骨节酸痛。"类似于后世糖尿病骨骼肌病变和糖尿病周围神经病变。李东垣在《兰室秘藏》中记载:消渴"上下齿皆麻,舌根强硬,肿痛……四肢痿弱"等临床表现,类似后世糖尿病中风。《证治准绳·杂病》记载:"三消久之,精血既亏,或目无见,或手足偏废如风疾,然此证消肾得之为多,但用治下消中诸补药,滋生精血自愈。"认为糖尿病眼病、中风与精血亏虚有关,重视补下焦肝肾精血。此外,缪希雍在《先醒斋医学广笔记》中还记载了消渴患者出现牙齿疼痛、松动、脱落等糖尿病口腔病变[1]。

三、糖尿病大血管病变可统称"脉痹"

　　糖尿病大血管病变主要累及主动脉、冠状动脉、脑基底动脉及周围动脉,其主要病理变化为血管壁动脉粥样硬化。糖尿病大血管病变属于消渴变证,不同部位大血管病变的临床表现不同,在中医学中涉及"眩晕""头痛""中风""胸痹""真心痛""痰浊""健忘""痴呆""消渴""肾痹""脱疽"等疾病。如《诸病源候论》曰"消渴重,心中痛",《外台秘要》"凡消渴之人,愈与未愈,常须虑患大痈",《证治要诀·消渴》"三消久之,精血既亏,或目无所见,或手足偏废如风疾。外风也,此证肾消得于甚多",以及《卫生家宝》"消渴病人足膝

　　1　伦中恩.糖尿病(消渴病)临床常见慢性并发症的中医文献研究[D].北京:中国中医科学院,2010.

发恶疮,至死不救"。大血管在体内垂直分布,其主要功能为运送血液,属于中医学"脉"的范畴[1]。鉴于动脉粥样硬化引起血管壁脂质沉积、纤维斑块形成、血管壁钙化、弹性减退、管腔狭窄等特异性表现,众多医家主张糖尿病大血管病变当归属于中医学"脉痹"范畴[2-3]。

《素问·痹论》首先提出脉痹的病因和临床表现,如"风寒湿三气杂至,合而为痹也……以夏遇此者为脉痹""脉痹不已,复感于邪,内舍于心"以及"心痹者,脉不通""痹……在于脉则血凝而不流""痹或痛,或不痛,或不仁……其不痛不仁者,病久入深,荣卫之行涩,经络时疏,故不痛"。《诸病源候论》谓:"痹者,风寒湿三气杂至,合而为痹……由人体虚,腠理开,故受风邪也。"认为体虚复感风寒湿邪是痹病发生的关键。叶天士《临证指南医案》曰:"痹者……皆由气血亏损,腠理疏豁,风寒湿三气得以乘虚外袭,留滞于内致湿痰、浊血流注凝涩而得之。"可见气血亏虚,复感风寒湿三邪,邪气入内化生湿邪、痰浊、瘀血痹阻为痹证发病的关键病机。气血亏虚与风寒湿邪侵袭仅是痹证形成的原因,痰湿、瘀血痹阻不通为其关键病机。因此,消渴日久,脉管痹阻不通之脉痹的发生源于脏腑功能失调,气血亏虚;盛于痰浊、水湿、瘀血痹阻。

此外,还有部分学者从"癥瘕积聚"理论,气血津液代谢失常以及痰浊瘀血病理产物形成中提出糖尿病大血管为"脉积"学说[4]。

四、糖尿病下肢血管病变从"脱疽"论述

在糖尿病大血管病变中,当病变累及下肢血管时随着脉管痹阻的加重,极易发展为糖尿病足。此时应从中医学"脱疽"论治。现存最早记载了脱疽的症状和手术治疗的医籍为《灵枢·痈疽》,有"发于足指,名脱痈。其状赤黑,死,不治。不赤黑,不死,不衰,急斩之,不则死矣"的记载。皇甫谧《针灸甲乙经》中将"脱痈"改为"脱疽",首次提出"脱疽"的病名并认识到脱疽能发于消渴。窦汉卿在《窦氏外科全书》中记载:"甲背发,此症由消渴之症发于手足指,名曰脱疽,其状赤紫者死,不赤者可治。"对糖尿病所致的脱疽有了进一步的认识,并对病情的轻重做出了相应的判断。清代医家对消渴脱疽治法与方药有进一步发挥。如张璐在《张氏医通》中提出了清热除湿的消渴痈疽治法。其余如《续名医类案》《验方新编》《外科真诠》等提出了如黄连解毒汤、黄芪六一汤、顾步汤等治疗脱疽不同阶段的有效内服方剂,对指导脱疽的辨证论治有重要意义。

第二节　糖尿病大血管病变的中医病因病机

消渴病病因病机复杂,历代医家各有补充,相互完善。而糖尿病大血管病变属于"消

1　仝小林.糖尿病血管并发症中医研究的策略[J].中国临床医生,2013,41(10):1-3,83.

2　刘中勇,何怀阳.动脉粥样硬化(脉痹)中医研究进展[C]//江西省中西医结合学会第十次活血化瘀专业学术年会暨血瘀证与肝肾疾病研究培训班论文集.2014:213-217.

3　范青云,方朝晖.糖尿病大血管病变的病因病机及中医药治疗进展[J].中医药杂志,2014,26(4):425-428.

4　符宇,邵明义,燕树勋,等.基于"脉积学说"论糖尿病大血管病变[J].中国中医基础医学杂志,2020,26(4):463-465.

渴变证”范畴，其虽没有确切的中医病名，依据其表现，可归于“胸痹”“脉痹”“中风”“脱疽”“痹证”等范畴。正如《诸病源候论·消渴病诸候》谓“以病变多发痈疽”，其临床症状复杂多变且较严重。

一、病因

消渴病可由多种因素导致，禀赋不足、饮食不节、情志失调、劳逸过度、起居失度、年龄增长等都是其发病因素。《内经》中论述消渴发病原因为先天禀赋不足、饮食不节[1]。后《临证指南医案·三消》又指出情志不畅可为消渴病因。这些因素导致人体阴阳失衡，燥热内生，津液不足，发为消渴。消渴，“初为气结在经，久则血伤入络”[2]，若消渴日久，病邪深入，影响气血津液运行输布，则痰瘀互结，损伤脉络，形成消渴变证，即所谓的糖尿病大血管病变等。

（一）禀赋不足

《灵枢·五变》谓：“五脏皆柔弱者，善病消瘅。”脏主藏精而不泄，若因父母体虚、胎孕失养、生育过多、喂养不当等，使禀赋薄弱，脏腑亏虚，精气不充，则易患疾病，且患病后易致久病不复，最终可导致脏腑、气血、阴阳亏虚日甚，终至阴精亏虚、精亏液竭，内外热邪相合，消灼精液，发为消渴。体质秉承于先天，先天禀赋决定着个体体质的相对稳定性和特异性，体质与疾病的发生、预后及转归均相关。有多项研究表明 2 型糖尿病与体质易感性有关，阴虚体质、气虚体质、痰湿体质、湿热体质是当今 2 型糖尿病的主要体质[3-4]，《素问·通评虚实论》谓：“消瘅……甘肥贵人则高梁之疾也。”指出了肥胖之人，嗜食肥甘厚味、素体湿热内盛，易于化火伤阴，故易患消渴。

（二）饮食不节

中医学对消渴的认识最早可追溯至《内经》时期，《素问·奇病论》谓：“夫五味入口，藏于胃，脾为之行其精气，津液在脾，故令人口甘也。此肥美之所发也。此人必数食甘美而多肥也，肥者令人内热，甘者令人中满，故其气上溢，转为消渴。”可知消渴为膏粱之疾，“甘者”性缓，“肥者”性腻，缓腻相合，阻遏脾气，使“五气上溢”，故“口甘内热中满”。现代所谓血糖、血脂等，即为中医之“精气”，皆由饮食水谷“五味”所化生，依赖脾气散精的功能敷布人体全身，充养四肢百骸、脏腑经络。

若饮食不节，过食肥甘，可导致脾土损伤、虚弱，脾胃失运，脾病则不能为胃行其精液，厚腻难消，精微会因不得输布而异常蓄积，滞于营中，即所谓血糖、膏脂等升高。脂浊、糖浊留于血脉，会导致糖调节失衡、高脂血症、肥胖等代谢性疾病发生。浊邪日久，闭阻和损伤血络，进一步造成动脉粥样硬化等病变。

过服辛燥，如烟酒、辛辣食物、壮阳药物，耗伤肾阴、损伤脾胃、助热伤阴，也是糖尿病的致病因素。如隋代巢元方所著《诸病源候论》将消渴分“八候”，论著中指出久服五石散，肾阴被灼，下焦虚热为消渴的病因。

（三）情志失调

根据五行学说，五志分属五脏，心在志为喜，肝在志为怒，肺在志为忧，脾在志为思，肾

1 庄乾竹，赵艳，厍宇．古代消渴病学术史研究［J］．世界中西医结合杂志，2009，4(9)：612-615.

2 任燕，孙伟，段星星，等．浅议吴门医派络病［J］．长春中医药大学学报，2022，38(12)：1307-1310.

3 韦兰香．2 型糖尿病湿热体质患者中医证候的相关性分析［D］．南宁：广西中医药大学，2018.

4 郑勇强，陈瑞芳，杨晓琼．2 型糖尿病高危人群中医体质倾向性分析［J］．江西中医药，2019，50(3)：31-34.

在志为恐。喜怒忧思悲恐惊七情失常，可直接损伤五脏六腑。《灵枢·五变》曰"怒则气上逆，胸中蓄积，血气逆留……转而为热，热则消肌肤，故为消瘅"，阐释了因情志太过，阻碍气血的正常循环，气机失调，郁而化火，煎灼津血，发为消渴的病理过程。叶天士《临证指南医案·三消》谓："心境愁郁，内火自燃，乃消症大病。"

（四）劳逸失度

1. 过度安逸　《素问·宣明五气》："久卧伤气，久坐伤肉。"《内经知要》："过于逸则气脉凝滞。"缺少运动，如久坐、久卧之人，过于安逸，懒惰懈怠，可使气血缓满，壅滞困顿，引起脾滞肉伤气虚，脾胃运化功能下降，使精微失于正化，加之饮食不节，痰湿积热更甚，气阴更伤，而致消渴，久则痹阻脉道，形成糖尿病大血管病变。

2. 过度劳累　中医学认为：久立伤骨，久行伤筋。《医门法律·消渴门》："有所劳倦……则胸中之气衰少，胃中谷气因而不盛……留于胃中，胃中郁而为热，热气熏入胸中，混合其衰少之气，变为内热。"过劳耗气，气虚不行，郁积化热，阴随之伤，可致消渴。《外台秘要》谓："房劳过度，致令肾气虚耗，下焦生热，热则肾燥。"《外科正宗》谓："夫脱疽者，外腐而内坏也，此因平昔厚味膏粱熏蒸脏腑，丹石补药消烁肾水，房劳过度，气竭精伤。"房劳过度，损伤肾精，可致虚火内生，更耗津液，可导致肾虚、肺燥、胃热俱现，出现为"三多一少"的症状。若治疗不及时，病情迁延，血脉瘀阻，或虚火内灼，血腐肉败，筋烂骨脱而成脱疽。

（五）年老体虚

年老正气衰弱是许多疾病发病的重要因素。消渴年老患者病理特点为"脏腑虚衰、实邪内生"[1]，患者因气血本虚，加之内伤积损，或纵欲伤精，或久病气血耗伤，或劳倦过度，使气血再衰。津液不足，发为消渴；痰浊内生，损伤血脉，发为糖尿病大血管病变。

（六）起居无常

古代医家养生提倡合理规律的起居作息，认为其与人们寿命的长短有着密切的联系。日出而作，日落而息，是人体生理的重要节律。《素问·生气通天论》："起居如惊，神气乃浮。"葛洪在《抱朴子·极言》中指出："寝息失时，伤也。"生活节律被破坏，起居失度，昼日过劳，夜不静息，则损脏气，脾胃肝肾俱可伤，可致阴虚内热，气滞痰凝血瘀，变生消渴。现代医学研究表明，生物钟的紊乱可引起胰岛素抵抗、胰岛素分泌减少、糖代谢紊乱，与糖尿病的发生密切相关[2-3]。

（七）外感邪毒

《灵枢·五变》："百疾之始期也，必生于风雨寒暑，循毫毛而入腠理……或为消瘅"，阐述了消瘅形成的原因之一。《内外伤辨惑论》记载："外感风寒之邪，三日以外，谷消水去，邪气传里，始有消渴也。"《症因脉治·三消总论》中亦提及外感燥火、湿热可致三消，阐述了外感邪气可致消渴，外感风、寒、暑、湿、热、燥、瘴毒均可致消渴，外邪内侵，郁而化热，积热成燥，消灼津液，而致消渴。现代学者各有阐发，认为外感实邪侵袭人体，可伤皮肤腠理，影响三焦气化，最终引发消渴[4]。

1　王洁，牛璐璐，刘凯. 刘国安教授治疗老年糖尿病经验[J]. 中医临床研究，2021，13（23）：68-70.

2　李韦韦，钟文. 从起居无节探讨益气健脾法调节骨骼肌生物钟基因以改善胰岛素抵抗的机制[J]. 光明中医，2021，36（16）：2653-2657.

3　段卉妍，黄文雅，黄晓飞. 失眠与2型糖尿病相关性的研究进展[J]. 中国糖尿病杂志，2022，30（1）：70-72.

4　衡先培，李亮，杨柳清，等. 论实邪致消的病机与治疗[J]. 中华中医药杂志，2020，35（6）：2751-2754.

二、病机

中医学普遍认为"阴虚燥热"是消渴的基本病机[1],阴虚为本,燥热为标,渐致气阴两虚,病久阴损及阳,阴阳两虚,变生诸证。糖尿病大血管病变作为"消渴"的并发症之一,随着病情进展,阴虚及气,阴损及阳,出现气阴两虚甚至阴阳两虚。气虚津不正化,气虚行血无力,精微不归正化,反而生痰成瘀,内生之痰瘀邪气,伏匿于脉管,不断痹阻脉道[2],总以"气阴两虚、脉络瘀阻"[3]为主,最终形成糖尿病大血管病变。其本在肾,可累及肝、肺、脾胃,导致五脏失和、气血阴阳紊乱,变证丛生。故有肝郁气滞、气阴两虚、痰瘀互结、瘀热互结、痰浊痹阻等病理变化。

(一)消渴病主要病机

1. 阴虚为本,燥热为标 阴虚包括"肺胃阴津亏虚"和"肾精亏虚",燥热多为"胃火实热"和"阴虚火旺"。《金匮要略》认为"营气不足,燥热内生"为消渴病机。因肺胃津伤,不能润泽皮毛、七窍,则口干多饮;胃火炽盛,则消谷善饥;热结阳明,耗伤津液,则大便秘结;肾精不足,开合失司,则尿频尿多;津液亏虚,肌肉腠理失于濡养,则见肌肉瘦削。"阴精亏虚"和"燥热炽盛"常互为因果,形成恶性循环,贯穿消渴始终。

2. 脏腑同病,脾胃、肾、肺为关键 消渴病变主要脏腑在脾胃、肾、肺,病变涉及全身,脏腑之间相互影响,又有所偏重,其中以肾、脾胃为关键。

(1)从脾胃论:《素问·脏气法时论》谓"脾病者,身重,善肌肉痿",认为脾虚,脾失健运,可导致身体困重、多食善饥的症状。因脾胃为后天之本、仓廪之官、气血生化之源,胃主受纳,脾主运化,二者共同将饮食水谷化生为水谷精微,为人体提供营养。李东垣云:"内伤脾胃,百病由生。"饮食、劳逸不当伤脾,脾之气阴阳受损,运化无权,不散精微,不行津液,痰湿内生,壅郁化热,可致消渴。脾气虚,运化无力,脾主升清功能障碍,水谷精微下行,则小便味甘;脾气阴不足,四肢不得濡养可见乏力、消瘦;胃中有热,食入即化,不能化生精微,水谷郁于中焦,郁而化热助火,上劫肺津,下耗肾液,故口渴多饮,多食善饥。

现代医家多认为2型糖尿病发病与脾相关,因"脾胰同源",脾气受损,脾不散精,糖浊内蓄,血糖升高[4-5]。

(2)从肾论:东汉张仲景《金匮要略》设专篇讨论消渴病,认为胃热、肾虚为其主要病机,并提出用白虎加人参汤、肾气丸、文蛤散等方药治疗。《石室秘录》谓:"消渴之证,虽有上中下之分,其实皆肾水之不足也。"《景岳全书·三消干渴》中认为肾之真水亏虚,火游于上、中、下三焦而成三消。现代医家论述消渴也多从肾虚入手,认为肾虚贯穿消渴病始终,为消

1 罗利红,卿磊,姚承佼,等.基于"脾气散精-脾主肌肉"理论探讨糖尿病胃轻瘫的中医证治[J].中国中医基础医学杂志,2022,28(12):2060-2062.

2 朱建伟,周秀娟,冷玉琳,等.基于"痰瘀伏络"理论的糖尿病大血管病变发病机制探讨[J].时珍国医国药,2019,30(6):1437-1439.

3 谷志超,杨宇峰,石岩.基于中医传承辅助平台探析当代医家治疗糖尿病视网膜病变用药规律[J].辽宁中医药大学学报,2022,24(1):130-134.

4 徐鹏,石岩.从脾胃探讨糖尿病(消渴)的病因病机[J].辽宁中医杂志,2018,45(9):1841-1844.

5 冷玉琳,刘晓可,朱建伟,等.基于"脾气散精"理论探讨助脾散精法对代谢性疾病内质网应激的调节作用[J].中医杂志,2020,61(10):866-869.

渴病之本,认为病变的演变、预后与肾的虚损程度相关[1-2]。

(3)从肺论:肺为华盖,位居上焦,为水之上源,主通调水道。肺气宣发肃降,管控津液的输布、运行和排泄。若燥热伤肺,肺失通调,可致津液代谢障碍,津液不能敷布全身而直趋下行,随小便排出体外,故小便频数量多;肺不布津,故口渴多饮。《医学纲目·消瘅门》载:"盖肺藏气……肺病则津液无气管摄,而精微者亦随溲下……筋骨血脉无津液以养之,故其病成,渐形瘦焦干也。"现代医家认为肺气、肺阴耗伤,则宣发清气、布散津液、生津肃降之功能失司,发为上消,认为肺伤贯穿消渴病始终,肺朝百脉不利,而致瘀血内生,致生变证[3-4]。

肺、脾、胃、肾,四者相互影响,《医门法律·消渴门》谓:"消渴之患……始于胃而极于肺肾……上消者胃以其热上输于肺……胃以其热由关门下传于肾……肾消之证成矣。"古代对消渴病变部位的论述多认为肺胃病变为早期,肾脏病变为后期,但是临床上消渴病机复杂,肺燥、胃热、脾虚、肾虚常同时存在,相兼为病。病情迁延,还可化生湿热痰浊、变生肝郁气滞、三焦壅塞、瘀血阻络等证。

3. 气阴两虚 随着消渴的病情进展,阴虚及气,阴损及阳,出现气阴两虚甚至阴阳两虚之证。《金匮要略》阐述消渴病机时指出了气虚这一发病原因:"寸口脉浮而迟,浮即为虚,迟即为劳;虚则卫气不足,劳则荣气竭。"现代医家对消渴病的证型进行研究也发现"气阴两虚"是临床最常见的基本证候[5]。

(二)消渴变证(糖尿病大血管病变)病机

1. 气阴两虚、脉络瘀阻 根据现代研究统计,"气阴两虚、脉络瘀阻"是糖尿病大血管病变常见病机[6]。

消渴病阴虚证,指体内阴液亏少,机体失却濡养滋润,同时阴不制阳,阳热之气相对偏旺而生内热,表现出一派虚热、干燥不润、虚火内扰的证候。消渴燥热,耗津灼液,炼液成痰,痰瘀阻滞,可为"胸痹";脉络瘀滞,损伤血脉,脑脉闭阻或血溢脉外,可致"中风";瘀阻下肢血脉,日久可致麻木,甚至"坏疽";肾开窍于耳,肝开窍于目,肾阴亏损,肝失濡养,津液不能上承于耳目,可并发"耳鸣、耳聋、白内障、雀目"等。

消渴病气虚证,指元气不足,气的推动、固摄、防御、气化等功能减退,出现脏腑组织功能减退的证候。此阶段,元气渐耗,而热势渐衰。气阴亏虚,气虚则推动无力,阴虚则脉道涩滞,从而瘀血阻滞,瘀血阻滞日久,必将影响机体气血的正常运行,导致变证丛生。

消渴病血瘀证,指瘀血内阻,血行不畅,以肢体麻木、刺痛不移、唇舌紫暗,或有瘀斑,舌下青筋暴露为主症,伴手足发冷、胸痹心痛,或眼花目暗,或中风不语、半身不遂,苔薄白或薄黄,脉沉细。多见于糖尿病各种血管病变患者,是糖尿病最常见的兼夹之症。糖尿病热邪灼津成痰,痰瘀互阻为患;阴虚内热,因阴虚致瘀、气虚致瘀;后期阴阳两虚,可因阳虚寒凝致血脉瘀阻。随其瘀阻的部位不同,而有不同的临床表现。瘀阻心脉,合并冠心病可出现烦躁

1 王自润.肾虚在消渴发病中的作用[J].中华中医药学刊,2008,26(7):1403-1405.

2 李中南,张培培,叶飞成,等.从肾论治探析糖尿病[J].中国临床保健杂志,2014,17(1):5-8.

3 周小娟,魏凯善,李讯,等.从"肺朝百脉"论糖尿病周围神经病变[J].陕西中医,2021,42(11):1591-1593.

4 邰贺,李顺民,陈剑平,等.基于"肺与大肠相表里"探讨调节"肠道微生物组"对糖尿病肺损伤的影响[J].世界科学技术-中医药现代化,2022,24(8):2932-2937.

5 张清梅,陈泽奇,刘英哲,等.1 490例2型糖尿病临床辨证分型调查分析[J].湖南中医学院学报 2004,24(5):33-37.

6 牛胜男,李国信,梁茂新,等.糖尿病足中医辨证存在的问题与对策[J].中华中医药杂志,2022,37(8):4319-4322.

不安,胸闷憋气,心悸气短,甚则心痛彻背,背痛彻心;痰瘀阻于脉络,血不荣筋而出现半身不遂,口眼㖞斜,见于合并脑血管病变;瘀阻经脉血不归经,见于合并视网膜病变眼底出血;瘀血阻滞,经脉失养,不通则痛,见于合并血管神经病变等。

血行脉中,周流全身,赖气的推动与固摄。所以,凡能影响气之运行致其升降出入失常者,亦可有碍于血。因于推动无力,则血行迟滞;因于固摄失权,则血溢脉外,皆可形成瘀血。血是人体生命活动的特质基础,其统摄、生化于脾,总统于心,藏受于肝,宣布于肺,施泄于肾,与五脏皆相关联。故脏腑功能失调,都能导致血行障碍,形成瘀血。所谓"久病多瘀",指多种慢性疾病,病程久远,常常在某种程度上兼有瘀血,或在疾病过程中,由于脏腑功能失调,气虚、气滞、热结、津亏、七情内伤、瘀湿等均可影响气血运行而致瘀血形成。

《内经》中已有关于消渴血瘀证的记载,《灵枢·五变》谓"此人薄皮肤,而目坚固以深者,长冲直扬,其心刚,刚则多怒,怒则气上逆,胸中蓄积,血气逆留,髋皮充肌,血脉不行,转而为热,热则消肌肤,故为消瘅",指出怒可导致气滞,气滞进而导致血瘀,瘀久可化热,热伤津耗气,发为消渴。《医方类聚》谓:"消渴久病,变成发痈疽,或成水病。"指出消渴久病致瘀,可出现痈疽、水肿等并发症。《血证论》中也有瘀血导致消渴的相关论述:"瘀血在里则口渴……内有瘀血,故气不得通,不能载水津上升,是以发渴,名曰血渴,瘀血去则不渴矣。"《医林改错》曰:"元气既虚,必不能达于血管,血管无气,必停留而瘀。"

2. 五脏失和,脉道不利 肾为先天之本,内寄元阴元阳,肾中精气分为肾阴、肾阳两个部分,肾阳鼓动肾阴,与心气交感互济,维持人体阴阳水火平衡;肾主水,主持和调节人体水液代谢的功能。若肾阳蒸腾气化失职,温煦推动无力,肾不制水,水泛为痰,痰阻血脉,血停成瘀,痹阻脉道,则可致痰瘀互结之证。

脾胃升清降浊,化生气血津液以滋养脉道,灌溉上下,若人过食肥甘阻碍脾胃气机升降,则湿热内蕴,燔灼脾阴,耗伐脾气,脾运无力,津亏液少,脉失所养,糖脂敷布失常,痰浊不得散,即为"脾不散精",终至脉络滞涩,变生他病。糖尿病大血管病变的主要特征为"动脉粥样硬化",属中医"脉痹"范畴,《黄帝内经》(以下简称《内经》)载"阳明有余,病脉痹""痹……在于脉则血凝而不流"等,阐述了"脉痹"的病因病机,胃肠火热炽盛之消谷善饥、多饮多尿是为有余,若人之真阴充足,水火既济,决不致有火盛之病,多种原因导致肺肾真阴不足,不能濡润阳明,津液干枯,人自饮水自救,胃火腐熟太过,则食欲亢进多食易饥,内在表现即为血脉瘀滞、浊邪蛰伏脉管,伺机而发。

肺朝百脉以助心行血,或年老体虚,或燥灼肺阴,终致肺失宣肃,难布津液,难运精血,难养血脉,脉道不畅。

《血证论·脏腑病机论》载"肝属木,木气冲和条达,不致遏郁,则血脉得畅",肝主疏泄,调畅气机,为风木之脏,若情志不遂,郁怒伤肝,疏泄不及,气郁化火,炼液灼血,津血失于畅达,血脉不和。

心藏血脉之气,心阴不足,气血不充,脉管舒缩无力,脉道迟缓,血行不畅,瘀血内停。

人体血脉的充盈通畅和柔韧舒缩与五脏功能的正常行使密切相关,先天禀赋不足、饮食不节、情志不舒等因素,可致使脏腑气阴亏虚、火热炽盛、津液耗劫、血液黏稠、气推动不足、血行不畅、血脉瘀滞而成痰瘀之邪,机体御邪无力,承制不及,不化浊瘀反助其痹阻之势,脉道不利,此为消渴"脉痹"发病之基。

3. 糖毒郁闭　魏凯善等[1]从"玄府-浊毒-络脉"理论出发,提出糖尿病"浊毒"日久损伤络脉的病因病机。岳仁宋教授提出"糖毒-玄府-络脉"理论[2],认为糖尿病足的基本病机在于糖毒致损,玄府郁闭,络脉气血功能失司。近年来,基于糖尿病"糖毒郁闭"病机,许多医家运用"理糖泻毒,化瘀开郁"等治法治疗糖尿病血管病变,取得了良好的临床效果。

所谓"浊毒""糖毒",即为血脉中因输布、运行、排泄过程异常的精微物质,停滞于脏腑、血脉、三焦等,结而为毒。"糖毒"黏着难去,阻气血、滞津液、伤脏腑,脏腑受损则生更多"糖毒",如此恶性循环,最终导致脏腑官窍、肢骸百脉受损,气血精津液耗竭,引发诸多变证。

玄府开阖失司,气失宣通,津液不布,血行不畅,精微留滞而成浊,停于络脉,导致络脉瘀阻;络脉病久,络中气血亏虚,玄府不得气血滋养,亦难正常发挥开阖之职。多重病理因素作用于络脉,均可致络脉塞滞不通、虚损不用,精微物质与代谢产物因此混杂留滞于络脉而生浊邪,进而产生更多病理变化。

4. 痰瘀互结　《丹溪心法》谓"痰挟瘀血,遂成窠囊",阐明了"痰浊"与"瘀血"相互胶结,附于脉络,破坏血管内环境稳态而共同为患的病机。痰浊与瘀血属于继发性致病因素,是人体脏腑气血功能异常在疾病过程中形成的病理产物。

有形实邪"痰、瘀"乃脏腑不和、津液失布、脉道不利的病理产物,又作为致病因素进一步阻滞气血津液流通,损伤脏腑及脉道,形成恶性循环,使病情加重而迁延不愈。"痰瘀"亢而为害的程度决定了糖尿病大血管病变的轻重及预后。痰瘀郁闭轻浅,脉络受损不甚,则病变进展缓慢,积极施治可化痰祛瘀,预后尚可。若痰瘀郁闭严重,气血津液输布不畅,顽痰死血痼结不去,痰瘀郁久化火成毒,邪势鸱张,脉络持续性损伤,则病情缠绵,预后不良。现代医家普遍认为,糖尿病大血管病变根据病机应属于"痰浊""血瘀"的范畴,认为"痰瘀互结"是其重要病机[3-4]。

大血管病变中医病机错综复杂,有阴虚致瘀、气虚血瘀、气滞血瘀、阳虚血瘀、痰湿瘀阻等致瘀原因,本虚标实、虚实夹杂。正虚方面,从早期阴虚燥热、气阴两虚发展为晚期的阴阳两虚;邪实方面,"瘀血"贯穿疾病的始终,造成中风、胸痹、脉痹、脱疽等严重疾病,是病机的核心环节。

第三节　糖尿病大血管病变的辨证要点

糖尿病大血管病变的中医辨证当参照主要受累大血管部位及其临床表现具体分析,治疗总以"整体观"和"辨证论治"为原则。明确糖尿病大血管病变患者脏腑功能失调,机体

1　魏凯善,魏静,罗敏,等.从"玄府-浊毒-络脉"角度再识糖尿病及其微血管并发症[J].中国中医基础医学杂志,2020,26(6):731-733,795.

2　曾丽红,李霖芝,岳仁宋.岳仁宋从"糖毒-玄府-络脉"理论辨治糖尿病足经验[J].成都中医药大学学报,2021,44(3):40-43.

3　唐诗韵.基于伏邪理论对糖尿病大血管损伤进程中"虚""痰""瘀"三态间相关指标的研究分析[D].成都:成都中医药大学,2019.

4　李振中,尹翠梅,张玉栋,等.糖尿病血管病变与痰浊瘀血相关性的认识[J].新中医,2005(9):85-86.

以"气阴亏虚"为本,"痰瘀痹阻脉道"为标。从而提高治疗的针对性及用药的准确性。

由主动脉、冠状动脉粥样硬化引起的糖尿病心血管疾病多以"心气、心血甚或心阳不足"为主,伴有胸闷、心慌心悸、胸痛等症状,可分别参照"胸痹""心悸"等进行辨证论治。糖尿病阴虚燥热经久不愈,逐渐涉及于心,影响心神、心脉、心体而出现"虚""痰""瘀",甚至"水""衰"等多种病理表现。若出现心神悸动不安,伴有胸闷、气短、失眠、健忘、眩晕等症,当参照"心悸"先辨病性之虚实,虚者为气血阴阳亏损,实者多由痰火扰心,水饮上凌或心血瘀阻,气血运行不畅;其次再辨本脏与他脏疾病,有时还需辨脉象之变化。若出现胸痛彻背、背痛彻心、喘息不得卧等症,当参照"胸痹"辨标本虚实及病情轻重。本虚为气虚、阴虚、阳衰、脾、肝、肾亏损;标实为寒凝、血瘀、气滞、痰浊,且可相兼为病,如气滞血瘀、寒凝气滞、痰瘀交阻;若病情进一步发展,可发为真心痛,表现为心胸猝然大痛;若心阳阻遏,心气不足,鼓动无力,可见心动悸、脉结代;若心肾阳虚,水邪泛滥,水饮凌心射肺,甚则出现喘脱、心衰。

糖尿病脑血管疾病在消渴阴虚燥热的基础上常由忧思恼怒、饮食不节、嗜酒纵欲、年高体衰等因素,引起机体阴阳失调、气血错乱而发病,多以"肝肾阴虚,肝阳上亢或肝风内扰,痰瘀上蒙"多见,多表现为头晕、头涨、头痛、急躁易怒甚或口眼㖞斜、半身不遂等症状,临床可参照"中风"论治。总为本虚标实、上盛下虚之证。首先辨病期,急性期为发病后2周以内,中脏腑可至1个月;恢复期指发病2周后或1个月至半年内;后遗症期指发病半年以上。其次辨中经络、中脏腑,中经络者虽有半身不遂、口眼㖞斜、语言不利,但意识清楚,中脏腑则昏不知人或神志昏蒙,伴见肢体不用。再则辨中脏腑之闭证与脱证,闭证属实,见神志昏迷、口噤不开、牙关紧闭、两手握固、肢体强痉挛、便闭等;脱证属虚,见神志昏愦无知、目合口开、手撒肢冷汗多、四肢松懈瘫软、二便自遗等;闭证也分阳闭和阴闭,阳闭有瘀热痰火之象,阴闭有寒湿痰浊之征象。最后辨病势顺逆,逆者表现为呃逆频频,或突然神昏,四肢抽搐不止,背腹骤然灼热而四肢发凉甚至手足厥逆,或见戴阳证及呕血证。

糖尿病下肢血管病变,以"气血亏虚,痰瘀阻络"多见,多与"湿、热、火毒"相兼。临证当首辨脱疽之有无。若无脱疽者多为寒邪凝滞、痰瘀内生、气虚血瘀,脉络痹阻所致。此期详辨病情之轻重,早期病位表浅,病变局限,肢体疼痛较轻,疼痛多在活动后出现,休息后逐渐缓解;中期则疼痛加重,常持续不解,昼轻夜重,患肢肤色明显改变,甚至表现为患肢肌肤肿胀、瘀斑,肌肤爪甲失荣等症;随着病情进一步发展,病变弥散,疼痛剧烈持续不解,甚至可继发溃烂,出现脱疽。此时当视病情的轻重分急性期与缓解期,分期论治。急性期多为阴虚燥热、热毒内蕴、湿热下注,脉络痹阻;缓解期多为气血两虚,络脉瘀阻。

第四节　糖尿病大血管病变的治疗原则

一、脾胃内伤,醒脾除陈

针对消渴的病因病机,《内经》提出了"治之以兰,除陈气也"的治疗方法,提出用甘寒之品,生津止渴,同时禁食肥甘厚味、燥热伤津之品。

若长期过食肥甘厚味,中焦胀满,脾胃升清降浊不能,饮食水谷滞于中焦不化则形成"食郁",中焦气机郁闭则形成"气郁",内伤脾胃,百病由生,六郁互为因果、相因为病,治之应使用除陈解郁之品,祛除体内郁积的陈腐秽浊之气,使脾得以运化,水谷精微得以布散,五脏六腑得以接受濡润。

叶天士认为"久病在络,气血皆窒,当辛香缓通",针对消渴变证,久病必瘀,因此宜使用辛香通络之治法。

中医理论认为"气血冲和,万病不生,一有怫郁,诸病生焉",故针对消渴"郁而化热"的病机,治法当用芳香药物醒脾开郁,除陈以复脾胃升降之功,脾醒郁开则气血调和,邪不可干。

二、内生痰瘀,祛瘀化浊

消渴的发生发展与瘀血密不可分,治疗糖尿病血管病变时,在滋阴清热、生津润燥的基础上,应适当配伍活血化瘀药"使道路畅而不结,津液生而不枯,气血和而不涩",攻补兼施,扶正祛邪,从而达到标本兼顾之目的。

痰浊、瘀血作为消渴的病理产物,其性质属于标实,既可单独为病,又能相兼为患。痰浊日久,气机阻滞,血行不畅,酿为瘀血;血瘀气滞,津液运行受阻,又聚而成痰。治疗应以"祛邪化浊"为总则。若以痰湿内阻为主,可用平胃散加减以燥湿化痰;若痰郁化热,可加用瓜蒌、竹茹、黄连等清热化痰;若以痰瘀互结为主,可在化痰药的基础上加用桃仁、红花、丹参、川芎、鸡血藤以活血化瘀通络;若顽痰死血胶结不去,可选用虫类药以破血行血、化痰散结,如僵蚕、地龙等;若遇体质虚弱或年老者则减少用量,中病即止,并适当增加扶正之品。

三、机体失衡,调和脏腑

糖尿病及其变证的发生与各脏腑密切相关,因脏腑失和,痰瘀滞内,脉络痹阻,五脏失其运化,气血津液生化乏源,水谷精微布达无力,又生痰瘀,久而为火成毒,燔灼脉络,脏腑之气不复,痹阻之邪不除,消渴脉痹便不断进展。

国医大师王绵之认为,脾虚气弱不能散精,则血糖、膏脂转运输布不力[1]。血糖、血脂等精微物质皆由水谷化生,依赖脾气散精而正常敷布,充养脏腑。脾虚运化无力及脾困运化失司导致的"脾不散精"是其核心病理环节。因此,调和脏腑以"调脾"为关键。

治疗当以调和脏腑为主,明辨脏腑偏颇与虚实盛衰,酌选方药,复痹阻之脉,助承制之力,阴阳脏腑调和通顺,则气血津液生化有源,水谷精微输布流畅,形体官窍柔和灵敏,可谓"元气周流,滋营一身"。

若以肺热伤津为主,可用麦冬、天花粉、葛根、石斛、桑白皮等品以补肺润肺、清热生津;若以脾虚湿邪中阻为主,可用薏苡仁、茯苓、白术、山药、白扁豆等品以健脾除湿和中,佐以木香、佩兰芳香醒脾;若以肝郁气滞为主,可用香附、木香、川楝子等疏肝行气,辅以乌梅、白芍、酸枣仁柔肝敛阴;若以心阴不足为主,可用莲子心、竹叶心、栀子、生地黄、苦瓜等清心除烦;若以肾阳虚为主,可用附子、肉桂、干姜等以温肾助阳化气。以辨证论治为总则,辨

---

1 郑贵力,王煦,王绵之.王绵之教授治疗高脂血症学术思想及经验[J].北京中医药大学学报,2000,23(2):48-50.

阴阳盛衰,视脏腑虚实,实者泻之,虚者补之,以药石之力平调脏腑、助脉调畅,复生化承制之序。

四、三消论治,清润滋补

后世医家治疗消渴病多以上中下三消论治,北宋时期,朝廷官修巨著《太平圣惠方》提出著名的"三消论",明确指出"三消"一词,"三痟者,一名痟渴,二名痟中,三名痟肾……一则饮水多而小便少者,痟渴也。二则吃食多而饮水少。小便少而赤黄者,痟中也。三则饮水随饮便下,小便味甘而白浊,腰腿消瘦者,痟肾也",对三消的不同病变脏腑、临床症状进行了规范论述。后《医学心悟》谓:"治上消者,宜润其肺,兼清其胃,二冬汤主之;治中消者,宜清其胃,兼滋其肾,生地八物汤主之;治下消者,宜滋其肾,兼补其肺,地黄汤、生脉散并主之。"上消清胃,可使胃火不致伤肺;中消滋肾,使相火不得攻胃;下消补肺,滋上源以生水,可谓深得治疗消渴之要旨。

值得注意的是,随着现代人生活方式的变化,我们不必局限于传统的"三消"分类治法,而是要了解常态并适应变化,以综合治疗的方式应对。

五、阴损精耗,养阴护阴

热邪影响消渴的整个病程,可损耗阴精,使脏腑阴阳失调。一方面,津伤阴虚可致气虚,气虚甚可为阳虚或阴损及阳,若失治误治,可使消渴病情逐渐加重。另一方面,阴虚火旺,阴津不足,则血脉不行、气虚推动无力,瘀血内生,病情加重并出现多类并发症,若瘀血阻于心脉,则致胸痹;瘀血阻于脑络,则致中风偏枯;瘀血阻于肢体,则致麻木、痹证;瘀血阻于眼络,则致目盲;瘀血阻于肾络,则致水肿。《临证指南医案》谓"阳明阳土,得阴自安",针对燥实之证,可用甘平、凉润之剂,如天花粉、玉竹、桑叶、麦冬、石斛等养胃生津之品滋阴润燥;针对血脉虚而阴气弱之"脉痹",应养血复脉,可予山药、黄精、桑椹、枸杞子、地黄、当归、白芍等味甘、质滋补之品以助其阴长;因"瘀血"贯穿糖尿病大血管始终,可用牡丹皮、赤芍、丹参等凉血活血化瘀。现代医家提倡应用吴鞠通"存津液"的学术思想治疗糖尿病,提出"甘寒生津、酸甘化阴、咸寒滋阴、清热养阴、泻下存阴"等重要治法[1]。

六、未病先防,既病防变

若在疾病的早期,救治不及时,待疾病进展到病重阶段再使用药物治疗,犹如渴而穿井、斗而铸锥,为时已晚;若能够见微知著、辨证准确,掌握有利时机,及时采取有效措施,则可预防疾病、控制病情[2]。消渴善变,治消当阻其传变。所谓未病先防,可少食肥甘厚味以避免成消;所谓既病防变,可用健脾化痰、活血化瘀等品,阻遏痰瘀以拒生变证;所谓瘥后防复,即为消解变证如脱疽、胸痹等之后,防患复生[3]。

1 索文栋,周雨桐.吴鞠通养阴护阴法治疗糖尿病的思路探析[J].北京中医药,2021,40(3):278-281.

2 李凯,高泓,谢春光,等.谢春光教授运用"治未病"思想防治糖尿病下肢大血管病变经验介绍[J].时珍国医国药,2014,25(7):1711-1712.

3 黄琦,田丰源.消渴演变病机探析及临证经验[J].浙江中医药大学学报,2019,43(6):523-526.

第五节　糖尿病大血管病变的常用治法与方药

一、糖尿病心血管疾病辨证论治及方药

1. 心血瘀阻证

主症：胸部刺痛，固定不移，入夜加重。

兼症：胸闷心悸，时作时止，日久不愈，或眩晕，或因恼怒而致心胸剧痛。

舌象：舌质紫暗，或有瘀斑，苔薄白，或白腻，或黄腻。

脉象：沉涩，或弦涩，或结、代。

分析：瘀血阻于心脉，络脉不通，不通则痛，血属阴，夜亦属阴，故入夜加重。心脉痹阻，心失所养，故胸闷心悸。恼怒则肝气郁结，气滞则加重血瘀，故常因情志波动而疼痛加重，时作时止，日久不愈。阴虚累及肝肾，肝阳上亢则眩晕或头痛。舌质紫暗或有瘀斑，脉沉涩，或弦涩，或结、代，皆为瘀血内停，气机阻滞之候。舌苔白腻或黄腻，为痰浊或痰热内结之征。

治法：活血化瘀，通脉止痛。

方药：血府逐瘀汤。方中当归、赤芍、川芎、桃仁、红花等均为活血祛瘀之品；牛膝引瘀血下行，柴胡疏肝解郁，升达清阳，桔梗开宣肺气，又合枳壳则一升一降，开胸行气，调整气机，取气行则血行之意；生地黄凉血清热，合当归又能养阴润燥，使瘀祛而不伤阴血。

常用药物：当归、赤芍、川芎、桃仁、红花、牛膝、柴胡、桔梗、枳壳、丹参、郁金、水蛭等。

若兼见心悸不安，稍劳即作，加炙甘草、胡麻仁、酸枣仁、黄芪以益气养心；若出现舌苔白腻，为痰瘀互结，宜加涤痰汤等化瘀涤痰；若出现舌苔黄腻，为痰瘀热互结，宜加温胆汤或小陷胸汤化裁治疗。

2. 痰浊内阻证

主症：胸闷痛如窒，痛引肩背。

兼症：疲乏，气短，肢体沉重，痰多，或时有胸闷刺痛、灼痛。

舌象：舌质淡，或紫暗，苔厚腻，或黄腻。

脉象：滑，或弦滑，或滑数。

分析：痰为阴邪，重浊黏滞，阻于心脉，胸阳失展，气机不畅，故胸闷痛如窒。痰浊困脾，脾失健运，痰浊盘踞，阻滞心之脉络，故痛引肩背。心脾气虚则疲乏气短。痰多，舌质淡，苔腻，脉滑皆气虚而痰浊内阻之征。痰为瘀之始，痰阻血瘀，痰瘀互结，则胸闷时刺痛，痛处不移，舌质紫暗，苔厚腻。若痰浊化热，痰热互结，则胸闷时灼痛，舌质或淡或紫暗，苔黄腻，脉滑数。

治法：通阳泄浊，豁痰开结。

方药：瓜蒌薤白半夏汤。方中瓜蒌宽胸散结化痰；薤白辛温通阳，散结，豁痰下气；半夏化痰降逆，为治痰浊内阻胸痹的代表方剂。

常用药物：瓜蒌、薤白、半夏、陈皮、橘红、川芎、丹参等。

若痰浊较重，苔白腻，脉滑者，宜重用健脾化痰之品，如陈皮、橘红、苍术等。若痰瘀互

结,舌紫暗,苔白腻,宜加入活血化瘀之品,如桃仁、红花、川芎、丹参、郁金等。若痰热互结,舌质红,苔黄腻,脉滑数者,可合用黄连温胆汤以清化痰热。

3. 心脾两虚证

主症:心悸气短,失眠多梦,思虑劳心则甚。

兼症:神疲乏力,眩晕健忘,面色无华,口唇色淡,纳少腹胀,大便溏薄。

舌象:舌质淡,苔薄白。

脉象:脉细弱。

分析:心脾两虚主要指心血虚、脾气弱之气血两虚证。心血不足,脾气亏虚皆可致心失血养,心神不宁,而见心悸、失眠多梦。血虚则不能濡养脑髓,故眩晕健忘;不能上荣肌肤,故面色无华,口唇色淡。纳少腹胀,大便溏薄,神疲乏力,均为脾气虚之表现。气血虚弱,脉道失充,则脉细弱。

治法:补血养心,益气安神。

方药:归脾汤。方中当归、龙眼肉补养心血;黄芪、人参、白术、炙甘草益气以生血;茯神、远志、酸枣仁宁心安神;木香行气,使补而不滞。

常用药物:当归、龙眼肉、黄芪、人参、白术、炙甘草、茯神、远志、酸枣仁、胡麻仁、川芎等。

若气虚甚者重用人参、黄芪、白术、炙甘草,可少佐肉桂,取少火生气之意;血虚甚者加熟地黄、白芍、阿胶;阳虚甚而汗出肢冷,脉结或代者,加附片、桂枝、煅龙骨、煅牡蛎;阴虚甚而心烦、口干、舌质红,少苔者,加玉竹、麦冬、生地黄、沙参、石斛;自汗、盗汗者,可选加麻黄根、浮小麦、五味子、山茱萸、煅龙骨、煅牡蛎、糯稻根。

4. 心阳不振证

主症:心悸不安,动则尤甚,形寒肢冷。

兼症:胸闷气短,面色㿠白,自汗,畏寒喜温,或伴心痛。

舌象:舌质淡,苔白。

脉象:虚弱,或沉细无力。

分析:气阴亏虚,累及心阳,心失温养,则心悸不安,面色㿠白,肢冷畏寒。胸中阳气虚衰,宗气运转无力,故胸闷气短。阳气不足,卫外不固,故自汗出。阳虚则寒盛,寒凝心脉,心脉痹阻,故心痛时作。阳气虚衰,无力推动血行,故脉象虚弱无力。

治法:温补心阳。

方药:桂枝甘草龙骨牡蛎汤。方中桂枝、炙甘草温补心阳,生龙骨、生牡蛎安神定悸。

常用药物:桂枝、炙甘草、煅龙骨、煅牡蛎、黄芪、人参、丹参、川芎、五味子等。

若心阳不足,形寒肢冷者,加黄芪、人参、附子、肉桂以温补阳气;若大汗出者,重用人参、黄芪,加煅龙骨、煅牡蛎、浮小麦、五味子,或用独参汤煎服;兼见水饮内停者,选加葶苈子、五加皮、大腹皮、车前子、泽泻、猪苓以行气利水;夹有瘀血者,加丹参、赤芍、桃仁、红花以化瘀通脉等;兼见阴伤者,加麦冬、玉竹、五味子;若心阳不振,以心动过缓为著者,酌加炙麻黄、补骨脂、附子,重用桂枝。如大汗淋漓,面青唇紫,肢冷脉微,喘憋不能平卧,为亡阳征象,当急予独参汤或参附汤,送服黑锡丹,或参附注射液静脉注射或静脉滴注,以回阳救逆。

5. 水饮凌心证

主症:心悸眩晕,肢面浮肿,下肢为甚,甚者咳喘,不能平卧。

兼症:胸脘痞满,纳呆食少,渴不欲饮,恶心呕吐,形寒肢冷,小便不利。

舌象：舌质淡胖，苔白滑。

脉象：弦滑，或沉细而滑。

分析：阳虚不能化水，水饮内停，上凌于心，故见心悸；饮溢肢体，故见浮肿。饮阻于中，清阳不升，则见眩晕；阻碍中焦，胃失和降，则脘痞，纳呆食少，恶心呕吐。阳气虚衰，不能温化水湿，膀胱气化失司，故小便不利。舌质淡胖，苔白滑，脉弦滑或沉细而滑，皆为水饮内停之象。

治法：振奋心阳，化气利水。

方药：苓桂术甘汤。本方通阳利水，是为"病痰饮者，当以温药和之"的代表方剂。方中茯苓淡渗利水，桂枝、炙甘草通阳化气；白术健脾祛湿。

常用药物：桂枝、茯苓、白术、炙甘草、黄芪、党参、益母草、泽兰、防己等。

若兼见纳呆食少，加谷芽、麦芽、神曲、山楂、鸡内金以健脾助运；若恶心呕吐，加半夏、陈皮、生姜；若尿少肢肿，加泽泻、猪苓、茯苓、防己、葶苈子、大腹皮、车前子；兼见肺气不宣，胸闷、咳喘，加杏仁、前胡、桔梗以宣降肺气，加葶苈子、五加皮、防己以泻肺利水；兼见瘀血者，加当归、川芎、刘寄奴、泽兰叶、益母草；若肾阳虚衰，不能制水，水气凌心，症见心悸，咳喘，不能平卧，尿少浮肿，可用真武汤。

6. 阴阳两虚证

主症：喘促不宁，胸中憋闷或有窒息感。

兼症：气短乏力，面色㿠白，形寒怕冷，咳吐稀白痰，烦躁不安或表情淡漠，肢体浮肿，小便不利。

舌象：舌胖苔白。

脉象：脉疾速无力。

分析：气虚及阳，阴损及阳，最终形成阴阳两虚之证。胸阳不振，浊阴内停，痹阻心脉，则胸中憋闷或有窒息感；阴血亏虚，虚热内扰，胸中气机不畅故见喘促不宁；心肾阳虚不能温煦肢体，故面色㿠白，形寒怕冷。脾肾阳虚，津液输布，上干于肺则咳吐稀白痰；阴血亏虚，神无所主，阳气不足，神机不运，则见烦躁不安或表情淡漠；阳气虚衰，不能温化水湿，水湿泛溢四肢，则见肢体浮肿；阳气虚衰，膀胱气化失司，故见小便不利。舌质淡苔白为阳虚水停之象，脉疾速无力为阴血亏虚，虚热内扰之征。

治法：补益肾气、温阳利水。

方药：济生肾气丸合真武汤加减。方中熟地黄滋阴补肾，熟附子、肉桂温补肾阳，振奋心阳，三药合用共治阴阳两虚。桂枝温通心阳，鼓舞心气。山药、山茱萸助熟地黄滋阴补肾，壮水之主。茯苓、泽泻、牡丹皮能通利因阳虚所产生之浊，三药与桂枝合用更能温阳化气行水，以除小便之不利。

常用药物：附子、肉桂、熟地黄、山药、山茱萸、桂枝、茯苓、泽泻、牡丹皮、当归、川芎、丹参等。

若阳虚血瘀明显，则重用肉桂、附子，加桃仁、红花、川芎、当归以增强温阳行血之功；若阳虚水湿泛溢，凌心射肺，则重用葶苈子、五加皮、桑白皮、茯苓皮、大腹皮以宣肺利水。

7. 阴竭阳脱证

主症：呼吸喘促、呼多吸少、烦躁不安、张口抬肩、汗出如油。

兼症：可兼见四肢厥逆或昏厥谵语等症。

舌象:舌质紫暗,苔少或无苔。

脉象:脉微细欲绝。

分析:消渴日久,阴虚已极,阳无以制,虚阳浮越,肺肾亏虚,气无所主可见呼吸喘促、呼多吸少甚则张口抬肩;心阴亏竭,心阳浮越,故见烦躁不安;阴液枯极,阳热内盛,逼迫欲绝之阴津外泄,故见汗出如油。甚则兼见四肢厥逆或昏厥谵语等症。

方药:参附龙牡汤合参蛤散加减。方中附子辛甘大热,回阳救逆,人参甘温,大补元气,参附合用补气回阳;人参与蛤蚧合用又能助肺肾之气,定肺肾亏虚,气虚不纳之喘咳;龙骨、牡蛎重镇潜阳,固摄阳气,使浮动之虚阳归于原位。芍药与甘草合用,酸甘阴化阴,与参附同用,以助其补气敛阴之效。

常用药物:红参、熟附子、龙骨、牡蛎、干姜、蛤蚧、黄芪、炙甘草等。

若阴液亏虚明显者,加西洋参、麦冬、五味子等益气养阴生津;阳气亏虚明显,重用附子、干姜,加鹿角胶、巴戟天、淫羊藿益气温阳。

二、糖尿病脑血管疾病辨证论治及方药

1. 肝阳上亢证

主症:半身不遂,肢体强痉,口舌歪斜,言语不利。

兼症:眩晕头涨痛,面红目赤,心烦易怒,口苦咽干,便秘尿黄。

舌象:舌质红或绛,苔黄或黄燥。

脉象:弦或弦数。

分析:素体阴虚肝旺,或情志不遂,肝郁化火,或过食辛辣烟酒刺激之品,致肝阳骤亢,阳化风动,夹痰横窜经络,致半身不遂,肢体强痉,口舌歪斜,言语不利;风阳上扰清窍,则见头晕头涨痛,面红目赤,肝经郁热则见口苦咽干,易怒,便秘尿黄;肝火扰心则心中烦热,舌质红或绛,苔黄或黄燥,脉弦或弦数均为肝阳上亢、肝经实火之征。

治法:平肝息风潜阳。

方药:天麻钩藤饮。方中天麻、钩藤平肝息风;生石决明镇肝潜阳;川牛膝引血下行;黄芩、山栀子清肝泻火;杜仲、桑寄生补益肝肾;茯神、夜交藤养血安神;益母草活血利水。全方共奏滋阴平肝,清热潜阳之功。

常用药物:天麻、钩藤、生石决明、益母草、茯神、夜交藤、杜仲、川牛膝、桑寄生、煅龙骨、煅牡蛎、龟甲等。

若肝火偏盛者加龙胆草、夏枯草以清泻肝火;若舌绛苔燥,口干,五心烦热者属热盛伤津,可酌加女贞子、何首乌、生地黄、山茱萸以滋阴柔肝;心中烦热甚者加生石膏、龙齿以清热安神;痰多,言语不利较重者为痰阻清窍,可加胆南星、竹沥、石菖蒲、白附子等以清热化痰;若舌苔黄燥,大便秘结不通,腹胀满者,为热盛腑实,宜加大黄、芒硝、枳实等以通腑泄热。

2. 风痰入络证

主症:半身不遂,肢体拘急,口舌歪斜,言语不利,肢体麻木,甚或神志昏迷。

兼症:头晕目眩。

舌象:舌质暗红,苔白腻。

脉象:弦滑。

分析:素体痰湿内盛,或嗜食肥甘厚味,致中焦失运,聚湿生痰,痰郁化热,热极生风,终

致风痰搏结而发病。风痰流窜经络,血脉痹阻,气血不通故见半身不遂,手足拘急,口舌歪斜,言语不利;痰阻中焦,清阳不升,则见头晕目眩,甚或神志昏迷;经络不畅,气血不濡经脉,故见肢体麻木;舌苔白腻,脉弦滑,为痰湿内盛之象,舌质暗为兼有瘀血。

治法:化痰息风通络。

方药:化痰通络汤。方中半夏、茯苓、白术健脾燥湿;胆南星、天竺黄清热化痰;天麻平肝息风;香附疏肝理气;丹参活血化瘀;大黄通腑泄泻。全方合而有化痰息风通络之功。

常用药物:半夏、茯苓、陈皮、白术、胆南星、天竺黄、天麻、香附、丹参、地龙、鸡血藤等。

若眩晕甚者,可酌加全蝎、钩藤、菊花以平肝息风;若瘀血明显者,可加桃仁、红花、赤芍以活血化瘀;若烦躁不安,舌苔黄腻,脉滑数者,可加黄芩、黄连、栀子以清热泻火。

3. 痰火闭窍证

主症:突然昏仆,不省人事,半身不遂,肢体强痉拘急,口舌歪斜。

兼症:鼻鼾痰鸣,面红目赤,或见抽搐,两目直视,项背身热,躁扰不宁,大便秘结。

舌象:舌质红或红绛,苔黄腻或黄厚干。

脉象:滑数有力。

分析:患者素体肥胖,痰湿内盛,日久痰湿郁而化热,复因劳累,饮食偏嗜,情感过极等致心火炽盛,痰随火升,上逆闭阻清窍而发病。痰火闭窍,故见昏倒,不省人事,半身不遂,肢体强痉拘急,口舌歪斜,面红目赤,两目直视,甚则抽搐;痰火上扰,气道受阻故鼻鼾痰鸣;痰火扰心,则躁扰不宁;痰火内结阳明,腑气不通,故项背身热,大便秘结;舌质红,苔黄腻或黄厚干,脉滑数有力为痰火内盛之阳闭。

治法:清热涤痰,醒神开窍。

方药:羚羊角汤配合至宝丹或安宫牛黄丸鼻饲。方中羚羊角为主药,配合菊花、夏枯草、蝉衣以清肝息风;石决明、龟甲、白芍滋阴潜阳;生地黄、牡丹皮清热凉血;白芍敛阴柔肝;柴胡、薄荷舒肝解郁。至宝丹、安宫牛黄丸有辛凉开窍醒脑之效。合而有清热息风,育阴潜阳,开窍醒神之功。

常用药物:羚羊角、菊花、夏枯草、蝉衣、石决明、龟甲、白芍、生地黄、牡丹皮、白芍、柴胡、薄荷等。

若痰热盛者加鲜竹沥汁、胆南星、猴枣散以清热化痰;火盛者加黄芩、黄连、山栀子、石膏、知母以清热泻火;烦扰不宁者加石菖蒲、郁金、远志、珍珠母以化痰开窍、镇心安神;若大便秘结,口臭,腹胀满,日晡潮热者合大承气汤以通腑泄热。

4. 气虚血瘀证

主症:半身不遂,肢体瘫软,言语不利,口舌歪斜。

兼症:面色㿠白,气短乏力,偏身麻木,心悸自汗。

舌象:舌质暗淡,或有瘀斑,苔薄白或白腻。

脉象:细缓,或细涩。

分析:消渴气阴两虚,致气虚不能鼓动血脉运行,血行乏力,脉络不畅而成气虚血瘀之证。瘀阻脑脉,则见半身不遂,肢体瘫软,口舌歪斜,言语不利;血行不畅,经脉失养,故见肢体麻木;瘀血内停,气虚血不上荣故面色㿠白;心脉失养,故心自悸动;气虚不摄,则自汗,短气乏力。舌质暗或有瘀斑,脉细缓或细涩为气虚血瘀之象。

治法:益气活血通络。

方药:补阳还五汤。方中重用黄芪补气;桃仁、红花、川芎、归尾、赤芍、地龙等养血活血化瘀。本方亦适用于中风恢复期及后遗症期的治疗。

常用药物:黄芪、赤芍、川芎、当归尾、地龙、桃仁、红花、丹参等。

若气虚明显者加党参或人参;口角流涎,言语不利者加石菖蒲、远志以化痰宣窍;心悸,喘息,失眠者为心气不足,加炙甘草、桂枝、酸枣仁、龙眼肉以温经通阳、养心安神;小便频数或失禁者,为气虚不摄,加桑螵蛸、金樱子、益智仁以温肾固摄;肢软无力,麻木者可加桑寄生、杜仲、牛膝、鸡血藤以补肝肾,强筋骨。

5. 阴虚风动证

主症:半身不遂,口舌歪斜,言语不利。

兼症:手足心热,肢体麻木,五心烦热,失眠,眩晕耳鸣。

舌象:舌质红或暗红,苔少或光剥无苔。

脉象:弦细或弦细数。

分析:久病失养,耗伤肝肾之真阴,阴不制阳,相火妄动,虚风内生。横窜经络,故见半身不遂,口舌歪斜,言语不利;阴血不足,经脉失养,阴虚则生内热,虚热内扰,则肢体麻木,心烦不寐,五心烦热;肾精不足,脑髓不充,则头晕耳鸣。舌质红,苔少或无苔,脉弦细数为阴虚内热之象,舌暗为夹瘀血之征。

治法:滋阴潜阳,镇肝息风。

方药:镇肝熄风汤。方中龙骨、牡蛎、代赭石镇肝潜阳;白芍、天冬、玄参、龟甲滋阴潜阳;重用牛膝并辅以川楝子以引血下行,折其亢盛之风阳;茵陈、麦芽清肝舒郁;甘草调和诸药。合而有镇肝息风、滋阴潜阳之功。

常用药物:龙骨、牡蛎、代赭石、麦冬、石斛、白芍、天冬、玄参、龟甲、牛膝、茵陈、鸡血藤、麦芽等。

若潮热盗汗,五心烦热者加黄柏、知母、地骨皮以清相火;腰膝酸软者加女贞子、墨旱莲、枸杞子、杜仲、何首乌等以补益肝肾;兼痰热者加天竺黄、瓜蒌、胆南星以清热化痰;心烦失眠者可加珍珠母、合欢皮、酸枣仁、夜交藤以养心安神。

6. 元气衰败证

主症:突然昏仆,不省人事,汗出如珠,目合口张,肢体瘫软,手撒肢厥。

兼症:气息微弱,面色苍白,瞳神散大,二便失禁。

舌象:舌质淡紫,或舌体蜷缩,苔白腻。

脉象:脉微欲绝。

分析:久病脏腑精气已衰,复因情志失调,饮食不节等诱因,突致阳浮于上,阴竭于下,阴阳离决。元气已脱,神志失守,故见神昏。五脏精气藏于内而开窍于外,五脏真气欲脱,四肢百骸皆无真气充养而失用,故见气息微弱,瞳神散大,手撒肢厥,汗出如油,舌体蜷缩,面色苍白,二便失禁等诸症。舌质淡紫为真阳外脱,阴寒凝滞之征;阳气大虚,脉道鼓动乏力,故见脉微欲绝。

治法:益气回阳,扶正固脱。

方药:参附汤。方中人参大补元气,制附子温壮元阳,二者合用有益气、回阳、固脱之功。

常用药物:制附子、人参、红参、西洋参、黄芪、五味子、麦冬等。

汗出不止者加黄芪、煅龙骨、煅牡蛎、五味子、浮小麦、糯稻根等以敛汗固脱;兼舌暗有瘀

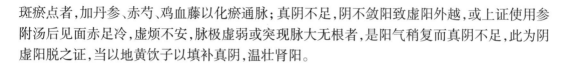

斑瘀点者,加丹参、赤芍、鸡血藤以化瘀通脉;真阴不足,阴不敛阳致虚阳外越,或上证使用参附汤后见面赤足冷,虚烦不安,脉极虚弱或突现脉大无根者,是阳气稍复而真阴不足,此为阴虚阳脱之证,当以地黄饮子以填补真阴,温壮肾阳。

三、糖尿病下肢血管疾病辨证论治及方药

(一) 中医内治

1. 下肢皮肤完好者　多为寒邪凝滞、痰瘀内生、气虚血瘀,脉络痹阻所致。

(1)寒邪凝滞,痰瘀阻络证

主症:患肢明显发凉,遇寒冷则症状加重,步履不利。

兼症:严重者持续疼痛,夜间尤甚,彻夜不眠,肢端、小腿有瘀斑。

舌象:舌质淡,或有瘀斑,苔白腻。

脉象:沉迟或弦涩。

分析:消渴日久,正气亏虚,御邪无力,寒湿之邪乘虚而入,痹阻脉管,寒为阴邪,寒性收引,不通则痛,气血凝滞,患肢失养。

治法:温脉散寒,通脉止痛。

方药:阳和汤加减。方中重用熟地黄,滋补阴血,益精填髓;与鹿角胶相配,温阳养血,以治其本;血得温则行,寒湿内滞,非温不化,故用肉桂配姜炭以温阳散寒;麻黄、白芥子相伍,外散表寒,内除痰湿之功倍;稍加生甘草以解毒并调和诸药。综观全方,补血与温阳并用,化痰与通络并行,共奏益气扶阳散寒通络之效。

常用药物:熟地黄、黄芪、当归、鹿角胶、姜炭、肉桂、麻黄、白芥子、鸡血藤、土茯苓、苍术、川芎、桂枝等。

若无恶寒发热、恶风等表证可去麻黄;若表虚有汗者,则去麻黄、苍术等温燥之品,酌加浮小麦、麻黄根、糯稻根等止汗之品;若里寒甚,肢体冰冷疼痛,遇寒痛剧者加吴茱萸、高良姜、细辛以温散里寒。

(2)痰瘀内生,脉络痹阻证

主症:肢体发凉怕冷、疼痛,步履沉重乏力,活动艰难,严重者持续疼痛,夜间尤甚,彻夜难寐。

兼症:纳差食少,呕恶痰多,肢端、小腿等部位有瘀斑、瘀点,或足呈青紫色。

舌象:舌有瘀斑或舌紫暗,苔腻。

脉象:弦涩滑。

分析:消渴日久,气阴亏虚,四肢失养,痰瘀邪气痹阻脉道,气血凝滞,不通则痛。

治法:化痰祛瘀,通络止痛。

方药:桃红四物汤加减。本方于四物汤基础上加桃仁、红花而成,方中生地黄、当归滋阴养血,川芎、赤芍、桃仁、红花共奏温经活血化瘀通脉之效。

常用药物:黄芪、当归、山茱萸、天花粉、苍术、川芎、赤芍、桃仁、红花、地龙、鸡血藤、土茯苓、路路通等。

若气虚显著者酌加党参、白术、西洋参五味子等补气养阴;如气虚血瘀,心脉痹阻,心胸刺痛者可加郁金、三七、苏木、丹参活血定痛;若痰湿日久化热,肢体沉重、疼痛,舌苔黄腻,脉滑数可加牛膝、黄柏、苍术、泽泻等清热祛湿之品。

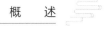

(3)气虚血瘀,脉络痹阻证

主症:神倦乏力,少气懒言,患肢刺痛不移或肌肉萎缩,严重时可出现患肢肌肤肿胀、瘀斑,肌肤爪甲失荣等症状。

兼症:纳差食少,口渴,心悸气短,皮肤干燥脱屑,趾甲干燥肥厚。

舌象:舌质淡暗,苔薄白。

脉象:脉缓弱。

分析:消渴日久,气阴两虚,气虚无力行血,阴虚血脉不充,不能濡养四肢,因虚致瘀,随瘀血所停而发为心胸刺痛、患肢刺痛不移,气阴亏虚,肢体失于濡养则见患肢肌肉萎缩、皮肤趾甲干燥。气虚精神失养,则见神倦乏力,肺脾气虚,宗气化生不及则见少气懒言。气虚日久,津血运化失调,内生为痰瘀之邪,痹阻脉道,引起患肢肿胀、皮色青紫、瘀斑。舌质淡暗、苔薄白、脉缓弱等均为气虚血瘀之象。

治法:益气养阴,活血通脉。

方药:补阳还五汤合桃红四物汤加减。方中黄芪大补元气,与生地黄、白芍合用则气阴双补,既能行血又兼充脉。桃仁、红花、当归、川芎、赤芍、地龙活血化瘀通脉。诸药合用,共奏益气活血通脉之效。

常用药物:黄芪、人参、生地黄、山茱萸、白芍、桃仁、红花、当归、地龙、鸡血藤等。

气虚重者酌加党参、白术、黄精、五味子等补益正气;心胸刺痛者加郁金、三七、苏木活血定痛;肢体疼痛明显者桑寄生、鸡血藤、秦艽、威灵仙等养血活血,疏经通络。

2. 肢端破溃疮疡者　当辨病情之缓急而治。

(1)急性期

1)热毒伤阴,脉络痹阻证

主症:皮肤干燥,肌肉萎缩,疮流血水,皮缘干枯焦黑,疼痛,趺阳脉减弱。

兼症:神疲乏力,口渴喜冷饮,五心烦热,或有足部暗红肿胀。

舌象:舌质暗红或红绛,苔薄而剥。

脉象:脉弦细无力而数。

分析:消渴日久,气阴两虚,复感火热邪毒,热盛血腐肉败,肢体溃烂,疮流血水,灼痛难忍。热毒灼伤阴液,壮火食气,气阴亏耗则神疲、口渴,舌红苔薄脉弦细无力而数均为热盛阴伤之象。

治法:清热解毒,养阴活血。

方药:顾步汤加减。方中人参、黄芪、当归、石斛大补气血,补气养阴,扶正气以抗邪。金银花清热解毒,牛膝活血通经,引药下行,使金银花清热解毒之功直达脚趾。诸药同用,共奏清热解毒,养阴活血之效。

常用药:人参、黄芪、西洋参、丹参、当归、山茱萸、石斛、天花粉、金银花、苍术、黄柏、紫花地丁、蒲公英、穿山甲等。

若气阴两虚,潮热盗汗,口渴心烦者可酌加西洋参、党参、白术、天冬、沙参等补气养阴之品;若阴虚燥热,心烦失眠者可配生地黄、白芍、竹叶、黄连、夜交藤等清心安神之品。

2)湿热下注,脉络痹阻证

主症:患肢红肿、足趾溃烂、创面脓腐量多而稠厚。

兼症:壮热口渴、烦躁、便秘溲赤、疼痛剧烈,甚者可见肌腱灰白肿胀,呈败絮状。

舌象:舌红苔黄腻。

脉象:脉滑数。

分析:消渴日久,精微失运,酿痰生湿,痰湿痹阻脉管,日久化热,湿性趋下,湿热下注,则见肢体红肿,足趾溃烂,湿热为患故见脓腐量多而稠。舌红苔黄腻、脉滑数均为湿热之征。

治法:清热祛湿,通络止痛。

方药:四妙勇安汤加减。方中金银花甘寒,善于清热解毒,重用为君;玄参泻火解毒散结,与金银花同用,助其清热解毒之功;当归活血养血兼化瘀通脉;稍佐甘草以调和诸药,并兼解毒。诸药合用,共奏清热解毒,化瘀通脉之功。

常用药物:苍术、黄柏、薏苡仁、川牛膝、忍冬藤、玄参、当归、延胡索、丹参、赤小豆、紫花地丁、连翘等。

如湿热重者,加川柏、苍术、知母、泽泻;血瘀明显者,加桃仁、红花、虎杖;气血两虚者,加党参、炙黄芪、生地黄、白术、鸡血藤。

(2)缓解期:此期多为气血两虚,络脉瘀阻证。

主症:患足疼痛肌肉萎缩,皮肤干燥或浮肿,坏死组织脱落后创面经久不愈,肉芽组织暗红或淡而不鲜,疮色棕灰,脓似粉浆污水,气味臭秽,脓腐难脱。

兼症:面色无华,不思饮食,神疲乏力,心悸气短,自汗,溲便清溏。

舌象:舌淡尖红有齿痕,苔腻。

脉象:沉细无力。

分析:脱疽后期,正随邪去,气血亏虚,正虚邪留,故见创面愈合不佳,肉芽暗淡、滋水流离。

治法:益气补血,活血通络。

方药:人参养荣汤加减。方中人参、黄芪、白术、茯苓、炙甘草以补肺脾之气,助气之生化;当归、熟地黄、白芍、五味子、远志以补血养阴。诸药合用,气血健旺正气得助而抗邪有功。

若瘀血痹阻明显,夜间刺痛者,可酌加活血通络药,如水蛭、全蝎、血竭、苏木、乌梢蛇、三七、红花、仙鹤草、丝瓜络等;伴有皮肤瘙痒者常加僵蚕、蝉蜕、蛇蜕、露蜂房、白鲜皮、地肤子、紫花地丁、牡丹皮;伴肢体麻木者常加桂枝、桑枝、赤芍、地龙、乌梢蛇、鸡血藤、姜黄等。

(二) 中医外治

外治与内治一样均是以中医基本理论为指导的,所谓"外治之理,即内治之理,外治之法,亦即内治之法,所异者法耳"。糖尿病大血管病变的中医治疗不论中药熏洗,还是外敷药,都根据创面情况辨证用药,疗效显著。

1. 皮肤完好,未出现肢端破溃、疮疡者

(1)中药熏洗治疗:中药熏洗是中医外治法的一种,其利用中药煎液外用于病灶局部,既发挥了中药复方的治疗优势,又利用了中药煎液的温热效应,从而利于中药药力直达病所,且在中药熏洗治疗基础上联合其他中医外治法,综合治疗既发挥协同增效的作用,又充分体现中医外治法的临床特色,利于中药熏洗在多位点和层级发挥治疗作用。郑翔等[1]进行的一项中药熏洗治疗 2 型糖尿病周围神经病变研究,将患者分为实验组(39 例)和对照组(39

────────
1　郑翔.中药熏洗治疗 2 型糖尿病周围神经病变的临床疗效观察[J].糖尿病新世界,2019,22(24):191-192.

例),对照组给予常规治疗,实验组在对照组的基础上配合中药熏洗治疗(1 次/d,14d/ 疗程),结果显示实验组总有效率(89.9%)显著优于对照组总有效率(66.7%),实验组正中神经传导速度明显优于对照组。

(2)针刺疗法:针刺能改善糖尿病下肢血管疾病的症状,延缓病情的进展。针刺可起到整体调节及疏通局部经络作用,从而改善下肢血管局部血液运行状态和神经传导状态,达到治疗的目的。高昱[1]将 90 例糖尿病周围神经病变(DPN)患者随机分为 2 组,对照组 45 例采用常规治疗,包括营养神经、改善循环、控制血糖等,观察组 45 例在对照组治疗基础上联合针刺治疗,取穴:曲池、外关、合谷、足三里、阳陵泉、太冲和太溪,共治疗 40d。结果:观察组总有效率 86.67%,对照组总有效率 71.11%,观察组疗效优于对照组($P<0.05$)。

(3)艾灸疗法:曾林等[2]在动物实验中通过艾灸 DPN 大鼠模型,取穴大鼠关元、双侧足三里、胃脘下俞结果证明艾灸不仅可以起到明显的降糖效果,同时可以通过影响海马中神经营养因子(BDNF)及神经营养素-3(NT-3)蛋白的产生,从而保护糖尿病大鼠的感觉神经元,进而对 DPN 起到治疗作用。

(4)温针灸疗法:马国庆等[3]一项关于运用温针灸与常规针灸治疗 DPN 的对比研究表明,与常规针灸相比,温针灸治疗后患者中医症状评分、TCSS 均降低($P<0.05$),且胫神经及腓总神经运动、感觉神经传导速度明显改善($P<0.05$)。

(5)中药足浴疗法:中药足浴是以经络学说及中药药性为基础,通过中药药液的浸泡熏蒸,使药效渗透入里,以达到开腠理、通脉络的目的。方法简单且易于操作,临床患者接受度高,依从性好。

(6)刺络放血疗法:局部刺络放血可调和气血,疏通经络,促进致痛物质的释放,进而降低致病物质的浓度,将更多营养物质输送至病灶部位,从而达到改善局部循环的作用。

(7)穴位注射疗法:药物注射后可直接作用于穴位周围的组织和神经,通过药物的神经保护和修复作用,减轻糖尿病下肢血管疾病引起的疼痛、麻木和感觉障碍等症状。有研究表明,相比于仅口服甲钴胺、硫酸锌治疗 DPN,加用穴位贴敷治疗可明显改善患者四肢疼痛、肢软麻木、发凉、感觉减退等临床症状[4]。

2. 出现肢端破溃、疮疡者 外洗剂、散剂在糖尿病足清创期较常用;湿敷剂、膏剂则对肉芽生长较有利,能为伤口提供较适合的平衡湿润的环境。中药外治药物及剂型的多样性和良好效果,使中药外治药物在局部处理这一环节上比西医外治药物更具有优越性。

(1)外洗剂:药物借助热势熏洗患足,改善创面局部血液循环,有利于药物的运转吸收,减轻肢凉麻木、肿胀疼痛、肤色晦暗等症状,达到患肢活血化瘀、温通经脉、清创解毒、促进愈合的目的。中药外洗法适用于分泌物较多且引流通畅但新生肉芽难以生长的溃疡创面,对缓解溃疡局部炎症反应、促进溃疡局部肉芽组织和微血管的生长具有显著疗效。对于肢体

1 高昱. 针灸治疗糖尿病周围神经病变的临床疗效[J]. 临床医学研究与实践,2016,1(24):128-129.

2 曾林,向婷,王天沛,等.“双固一通”艾灸法对糖尿病及糖尿病周围神经病变大鼠海马 BDNF 和 NT-3 蛋白的影响[J]. 上海针灸杂志,2020,39(5):612-617.

3 马国庆,叶婷,孙忠人. 温针灸与常规针刺治疗阳虚寒凝、络脉瘀阻型糖尿病周围神经病变对比观察[J]. 中国针灸,2018,38(3):229-233.

4 王双,张红瑾,宋蓓. 谷红注射液穴位注射联合常规疗法治疗糖尿病周围神经病变临床研究[J]. 新中医,2020,52(8):152-155.

坏疽属于进展阶段,或者干性坏疽稳定者不宜使用。林立英等[1]进行的一项纳入了108例气虚血瘀型糖尿病足溃疡患者的研究,认为在常规治疗的基础上结合中药熏洗不仅能明显促进创面愈合及肉芽组织的生成,还能加速神经的修复。

(2)膏剂:将药物与油等共同煎制或直接制为膏剂外用于伤口表面,可使药物有效成分充分作用于伤口局部,从而有效促进伤口愈合,改善患者预后。膏剂是在对创面做常规消毒后,直接敷用。因多使用香油、蜂胶、白蜡等配制,有一定黏附性,易保持创面湿润。一般用于肿疡、皮肤溃疡糜烂渗出多者。常用有如意金黄膏、回阳玉龙膏、生肌玉红膏等。张东萍等[2]进行的一项基础研究表明在糖尿病大鼠溃疡模型中外敷血竭生肌膏可增加大鼠局部血管内皮生长因子的表达水平,促进组织细胞及血管生成,加速溃疡伤口愈合。

(3)散剂:散剂外用药掺于膏剂上或直接掺于病变部位的粉剂,散剂的种类很多,可直接撒布于创面,或黏附于纸捻插入瘘道引流。

(4)湿敷剂:创面脓腐已尽,可见肉芽组织生长者,多用依沙吖啶泡黄纱条外敷创面,也可用重组牛碱性成纤维细胞生长因子外涂,保持创面湿润,有利于肉芽组织生长。

(5)针灸疗法:针刺疗法可以通过改善局部血液循环达到缓解临床症状的目的[3]。房晓宇等[4]一项纳入36例DFU患者的研究提示,针刺治疗可在加速溃疡愈合的同时改善溃疡局部微血管密度及神经传导速度。

(6)按摩:按摩能够疏通经络、调和气血。王岩[5]运用"桃红四物汤"联合足底穴位按摩治疗DFU的研究结果提示,基础治疗的同时联合穴位按摩能够促进溃疡局部血液循环,加速溃疡愈合。

(7)多剂型综合外治:中医外治方法不是孤立的,可以根据其在不同时期的不同作用,或先后应用,或联合应用,各种方法相互补充,以减少治疗时间。

箍围法和祛腐药线法:箍围药物应用于创面周围,对于深部的窦道作用较小,此时配合九一丹等祛腐药线,能够将深部的腐肉腐蚀,使脓液排出体外,这种方法联合应用可以使深部与皮表的感染都得到控制,缩短治疗时间。

箍围法与外敷法:糖尿病足创面的形状、深浅、大小、部位各不相同,有时在一个创面上可以看到多种情况存在。有些部位已经在生长新的组织,有些部位还有感染存在,有些虽然已经没有感染,但创面新生组织生长缓慢,此时可在局部应用生肌药物外敷,而感染严重的地方则应用箍围药物。

箍围法、祛腐药线法和外敷法:同时应用对于创面局部情况复杂,生长态势不一致,可以采用联合用药的方法,针对同一创面的不同表现,针对性地用药,各个突破,分期愈合,尽量减少创面暴露时间。如以清热解毒药物箍围以局限其发展,以祛腐药线应用于窦道,以生肌玉红膏等油膏外敷于溃疡表面达到祛腐生肌的作用。

1　林立英,陈雪芳.益气活络生肌汤促糖尿病足溃疡面的愈合作用研究[J].中华中医药学刊,2020,38(4):255-258.

2　张东萍,曹建春,鞠上.血竭生肌膏对糖尿病大鼠皮肤溃疡VEGF、PCNA表达的影响[J].中国中西医结合外科杂志,2018,24(6):737-742.

3　路春燕,丛永林.温针灸治疗糖尿病足患者临床价值探讨[J].河北医学,2015,21(7):1196-1198.

4　房晓宇,王中铎.针刺治疗糖尿病足36例[J].中国针灸,2008,28(1):20.

5　王岩.桃红四物汤联合足底穴位按摩对糖尿病足的治疗效果探究[J].中国医药指南,2020,18(3):179.

第二章
历代名家学说及临证经验

第一节　张机学术理论及经典方药

张机,字仲景,东汉末年人。所撰《伤寒杂病论》,书中共提及 9 次"消渴"[1],合而观之,指代的多为"渴甚多饮"之症状,乃狭义之"消渴",而非后世具有明显"三多一少"(多饮、多食、多尿、身体消瘦)症状的消渴病,即广义之"消渴"(包括现代医学的糖尿病)。然《金匮要略》首次将"消渴"列章(《消渴小便不利淋病脉证并治》)论述,其中不乏提纲挈领的条文,仍旧指导着糖尿病及并发症在今日的防治。

一、病机认识

1. 正虚燥热　"寸口脉浮而迟,浮即为虚,迟即为劳;虚则卫气不足,劳则营气竭。"

寸口候心肺,心主血属营,肺主气属卫[2]。脉浮而虚为卫气不足、阳气病虚;脉迟且劳即营血亏虚、枯涩匮竭。气为阳,气无血润则郁郁生热;血为阴,血无气化而虚涩为燥,二者相损则虚热生、消渴成——本条文揭示消渴之病机,以气虚、营(阴)虚为本。脾胃为气血生化之源,营卫二气皆出于中焦。气之虚弱,实则为脾胃之气虚弱。《脾胃论》曰:"脾胃气虚,则下流于肾,阴火得以乘其土位。"脾胃气虚,运化、升清失常,水谷精微等下流成湿,水湿闭塞下焦元气,一则郁久化热,二则阴火上冲,而作蒸蒸燥热。同时,脾胃虚弱,气血生化乏源,营血不足,阴分失于濡养,阴不制阳乃生虚火,久久蕴热,热伤津亏而燥,反促其虚,终成燥热火消之象[3]。正如《症因脉治》:"脾阴虚者,脾血消耗,脾火内炎,脾虽虚而仍热"《金匮要略·血痹虚劳病脉证并治》另有一条文:"脉大为劳,极虚亦为劳。"脉大而无力、脉虚极皆为虚劳之征象。据此参照,"寸口脉浮而迟"之消渴实可归为虚劳之范畴。虚劳者,气血阴阳亏损而日久不复者也。故,本条文旨在说明消渴的发生当源于正气虚弱,此为"治病之根本",处方施药时必得时时重视、顾护机体之正气而勿过于苦寒令根本重伤。

2. 胃热津亏　"趺阳脉浮而数,浮即为气,数即消谷而大坚;气盛则溲数,溲数即坚,坚数相搏,即为消渴。"

趺阳,属胃属中焦,其气蒸蒸热盛而浮越难敛,故令脉浮而数。气盛难以节制而溲数,津液亡失即令大便干结难解,反复如此,津液愈亏,虚热愈盛,终成消渴。本条文揭示了消渴的实证病机——胃热炽盛,津液亏乏。胃气热盛,则消谷善饥,脉浮而数。胃热伤津,燥热炽盛而易伤肺胃,故口干多饮。胃气过强,制约脾之运化而津液输布失常,"脾胃"之中

1　刘媛.基于中医古籍研究的"消渴"理论源流及内涵探讨[D].北京:中国中医科学院,2015.

2　董超锋,艾华.《金匮要略》消渴病探讨[J].四川中医,2014,32(4):2

3　杨靖."气虚发热"中医病机理论研究现状[J].内蒙古中医药,2011,30(1):104.

枢受阻,脾气不升反降,故津液偏渗于下,为小便频数之象。溲数则便干,且里热炽盛,肠道失润,故大便干结坚硬。热蕴于内,五脏有热,传其所胜,脏热相传,发为消渴,燥热与阴虚往往互为因果、相互作用。燥热愈盛则阴愈虚,阴虚甚则燥热盛甚,燥热为标,气阴两伤为本。

3. 肾虚津留 "男子消渴,小便反多,以饮一斗,小便一斗,肾气丸主之。"

本条文只列出"消渴、小便多"两个症状,无舌脉等佐证,故以方测证(方解详见下一部分)。"肾者至阴者,至阴者盛水""肾者主水",肾的蒸腾气化正常,则能以三焦为通道,化气摄水,输送全身,上润肺胃。肾气分阴阳,肾气虚可具化成肾阴、肾阳之虚。肾阳衰弱,难以蒸腾、固摄津液而致水液下流,故饮一溲一;小便频数则耗津伤阴,津液不足,难以滋润肺胃,"金水相生",肾阴虚少易致肺阴虚而生燥生热,故口干多饮。可见,本条文指出了消渴的虚证病机。

二、临证方药

1. 肾气丸 干地黄八两,山药、山茱萸各四两,泽泻、牡丹皮、茯苓各三两,桂枝一两、附子(炮)各一两。

虚证消渴伤及肾阴肾阳,然究其根本,消渴、饮一溲一的出现更多是因为肾阳虚衰。因此,方中附子温补命门之火,桂枝温通全身阳气,二药相合,补肾阳之虚,助气化之复,乃治本之举。然桂、附仅各一两,补阳之力似小而微。非也,附子大辛大热,桂枝辛温动血,若大量应用而峻补元阳,易化燥化火,伤阴食气,变生他证。"壮火食气,少火生气",微微生火才能鼓舞肾气。同时,"善补阳者,必于阴中求阳,则阳得阴助而能生化无穷","肾为水火之脏",内舍真阴、真阳,二者互根互用,而"干地黄乃补肾家之要药,益阴血之上品",故干地黄重用以滋阴补肾,配伍补肝固精之山茱萸和养脾益精之山药,取"肝肾同源""补后天以养先天"之义,使阴生而阳长。上五味之用,如"灶底加薪,枯笼蒸溽,稿禾得雨"。泽泻、茯苓利水渗湿泄浊,与桂、附相伍,水道通,阳气畅,痰饮得化,阴翳得消;牡丹皮活血散瘀,配桂枝共行血分之滞。此三味寓泻于补,祛邪而无碍于补正,并制约一众滋阴药之滋腻碍湿。此方中,阳药得阴药之柔润,则温而不燥;阴药得阳药之温通,则滋而不腻,寓泻于补,补而不滞,助阳之弱以化水,滋阴之虚以生气,使肾阳振奋,气化复常,则消渴诸症悉除。

2. 白虎加人参汤 知母六两,石膏一斤,炙甘草二两,粳米六合,人参三两。

实证消渴,在《金匮要略》中仅有具体的病机而未列出具体方药。结合章中下文"渴欲饮水,口干舌燥者,白虎加人参汤主之",以及后世对消渴病的火热炽盛证型的了解,白虎加人参汤愈来愈被认可为实证消渴之主方而被广泛运用。方中石膏辛甘大寒,辛甘能透达肌热,生津止渴,寒可清泻胃火;知母苦寒滑润,"主消渴热中"(《神农本草经》),既可清泄肺胃之热,又能滋阴润燥,石膏、知母合用,既清且透,亦滋而润,为"治阳明热邪之要药";炙甘草、粳米益气生津、养胃和中,不令大寒中伤脾胃。消渴虽病火热之实,然气阴亏耗亦不可不虑,故三两人参加用以益气养阴。

3. 麻子仁丸 麻子仁两升,芍药、枳实(炙)各半斤,大黄(去皮)两斤,厚朴(炙,去皮)一尺,杏仁(去皮尖,熬)一升。

另有医家认为,实证消渴之条文与《伤寒论》中脾约证之"趺阳脉浮而涩,浮则胃气强,涩则小便数,浮涩相搏,大便则鞕,其脾为约,麻子仁丸主之"相似[1],且据后世医家之理论探讨及实际经验,麻子仁丸可堪此用。方中麻子仁甘平质润,润肠通便,滋养补虚,既可导热下行,又能润燥养虚;"肺与大肠相表里",杏仁主入肺经,通降肺气,肺气畅则大肠通,以助泻热,且杏仁兼能润燥润肠;大黄、枳实、厚朴合用,取小承气汤之义而少少减量,轻轻泻下实为以泻代清之法;芍药入脾经,滋阴和脾以复脾,增液敛津以润肠;蜂蜜补中润燥,以蜜为丸,甘缓润下,实乃固护消渴内源之虚。胃中燥热得泻,则消谷善饥可去,津液得以复生;脾之功能得复,津液正常输布,则小便频数可解,便干可除。

4. 文蛤散 文蛤五两。

《金匮玉函经二注》记载,文蛤味咸,性寒凉,"咸冷本于水,则可益水,其性润下,润下则可行水。合咸冷润下则可退火,治热证之渴饮不止"咸冷、润下相合足可退火除热。"渴欲饮水不止者,文蛤散主之"。凭方推证,此"渴而大饮"乃因肾水虚少。肾为水火之脏,阴阳共济,肾水不足,则水火失衡而肾火偏亢,虚火上炎,袭于肺胃,则肺胃热盛,阴伤燥涸,急欲饮水不止而不解。文蛤润下退火,益水行水,既可救火热之标,又能济阴伤之本,故言"今益水治火,一味两得之"。

三、变证思维

1. "病者如热状,烦满,口干燥而渴……是瘀血也"(《金匮要略·惊悸吐衄下血胸满瘀血病脉证并治》) 瘀血可致消渴病成。《血证论》云:"瘀血在里则口渴,所以然者,血与气本不相离,内有瘀血,故气不得通,不能载水津上升,是以发渴,名曰血渴,瘀血去则不渴矣。"里有瘀血,脉络壅塞,气行不畅,"气能载津"受阻,故津液不能上承,发为消渴;久瘀化热,伤津耗气,亦致燥渴。另外,消渴病成可伴发血瘀。消渴日久,或蕴热绵绵,煎灼血液,血脉凝滞成瘀;或阴亏津伤,化源不足而瘀;或气耗气虚,气不行血,血脉不行而瘀;或阴损及阳,阳虚内寒,血寒而瘀。可见,瘀血既为消渴之病因,也为消渴之产物。消渴既起于瘀血,也可衍生瘀血,两者相互因果,导致或加重消渴病的各种临床症状。

这一病机理论,被后世医家广泛认可,并于近现代得到充分证明。祝谌予教授[2]观察发现大多数糖尿病患者舌暗,或有瘀斑,或舌下络脉青紫,或肌肤甲错、肢体麻木疼痛,或渴甚却饮水不多,认为"瘀血"亦系糖尿病之标,主张辅用活血化瘀之品如丹参、赤芍、鸡血藤等[3],且此法应贯穿治疗之始终。现代病理学研究表明,糖尿病大血管病变的基本病理表现为动脉粥样硬化,与血液黏稠度升高、血液流速减缓等因素密切相关,这与瘀血脉痹之病机颇为契合——瘀血壅滞血脉,脉道不利,血行不畅,进而为痹。

2. "厥阴之为病,消渴,气上冲心,心中疼热,饥而不欲食,食即吐,下之不肯止"(《金匮要略·消渴小便不利淋病脉证并治》) 厥阴肝为风木之脏,为阴中之阳脏,易生风成燥化火,其气血紊乱、风郁火燔,势必伤津灼液,水液亏而风火旺,发为消渴;肝属木、脾胃属土,木得土气而生生不息,然刚木易折,疏泄失常、体用失调则害脾胃之土,水谷精微输布不利则成消渴,此为木实土虚、肝脾不调。故,清代医家黄坤曰:"消渴者,是厥阴病也。"赵进喜教授将

1 赵进喜,朱立,刘宁,等.《金匮》论消渴病,立足脾胃肝肾;仲景选方用重视明辨方证[J].环球中医药,2020,13(1):52-55.

2 董振华,祝谌予.祝谌予治疗糖尿病经验举要[J].中国医药学报,1993(1):4.

3 狄晓哲,穆岩,赵进喜,等.百合丹参饮治疗糖尿病及其并发症经验[J].中华药杂志,2022,37(6):3253-3255.

此归纳为"厥阴消渴",并大胆联系于糖尿病酮症酸中毒,其认为糖尿病酮症酸中毒源于消渴病气阴两伤、燥热俱实,后或外感火热之邪,或饮食、服药不当,以致热势鸱张,阴液大伤。"肝者,将军之官",肝火实旺或肝阴不足,令肝气乱窜,横逆犯胃,易见"气上冲心,心中疼热,饥而不欲食,食即吐";阴液匮竭、中焦枢机不利,则皮肤干燥,时欲多饮,小便数,"下之不肯止";另外,"心主神志",为一身之主,"肝主疏泄"以调节精神情志,肝病不舒,母病及子,心肝化火,神机不利,则神昏、谵语;热盛结毒,漫及三焦,则气促、口中烂苹果味等。

3. "**脉浮,小便不利,微热消渴者,宜利小便、发汗,五苓散主之。**"(《**金匮要略·消渴小便不利淋病脉证并治**》) "膀胱者,州都之官……气化则能出矣",水饮停聚,入下焦膀胱,影响水之气化,气不化津,津不上承而令人苦渴。"小便不利,水停中也,水停则不化津液,故消渴也",《医宗金鉴》以此为佐,"夫水病人,目下有卧蚕,面目鲜泽,脉伏,其人消渴。病水腹大,小便不利,其脉沉绝者,有水,可下之""脉浮发热,渴欲饮水,小便不利者,猪苓汤主之"与上同,皆论述病水饮、气化阻与消渴成的关系。糖尿病肾病,或见患者下肢水肿、小便少,或全身浮肿、小便多。"肾者主水",肾主前后二阴、司小便,渴或不渴,肿或不肿,小便不利或利,皆可从肾辨证。故当下,此条文主要应用于糖尿病肾病之防治,对于糖尿病大血管病变也另有启示。

4. "**血痹阴阳俱微……外证身体不仁,如风痹状。**"(《**金匮要略·血痹虚劳病脉证并治**》) 前面已提及,因"脉大为劳,极虚亦为劳",故消渴可归为虚劳之范畴。消渴病迁延日久,燥热盛,津液伤,易致气血两亏、阴阳俱虚。阴血不足,无以濡养四末;阳气亏虚,不能温煦四肢,而虚可致实,气血阴阳俱虚常变生痰浊、瘀血,壅阻脉络。虚实夹杂,或虚或实,而出现四肢畏寒、肌肤苍白、肢端麻木、感觉迟钝等"身体不仁"的表现。临床上,普遍将此条文与糖尿病周围神经病变相联系,实验证明,过高的血糖及糖化血红蛋白,会损伤滋养周围神经的微血管,继而导致周围神经的营养障碍,而出现感觉及功能异常。然而,也有实验显示,升高的血糖和糖化血红蛋白及衍生的病理产物可损伤下肢血管管壁,黄芪桂枝五物汤通过扩张血管、改善微循环、降低血液黏度等作用,也可有效作用于糖尿病大血管病变,提示糖尿病大血管病变的防治也应重视"阴阳俱微,寸口关上微,尺中小紧"。

第二节　刘完素学术理论及经典方药

刘完素,字守真,号通玄处士、河间居士,金代人。刘完素关于消渴病的学术思想集中反映在《三消论》一书中,比如他将该病分为"上消、中消、肾消"三种,并概括病因病机,列出治法方药;提出"故消渴之人,其药与食,皆宜淡剂"的药食习惯等;首次将"三消"作为病名等。值得注意的是,本书并非由刘完素本人亲自编纂,而是由张从正将其辑录并延释、补充后,作为《儒门事亲》的第十三卷收入,但其中提出的许多理法方药经久不衰,仍旧指导着今天糖尿病相关疾病的防治,是我国较早的论述消渴病证治的专论。

一、病因认识

"消渴者,本因饮食服饵失宜,肠胃干涸,而气液不得宣平;或耗乱精神,过违其度;或因大病,阴气损而血液衰虚,阳气悍而燥热郁甚之所成也"。关于消渴的成因,首先提到饮食。"久嗜咸物,恣食炙煿,饮酒过度,亦有年少服金石丸散",讲的是偏嗜辛热燥烈之食物或药物[1]。另外,《黄帝素问宣明论方》载:"饮酒中风,或汗多,不可单衣,食则汗出,多如液漏,久不治,为消渴疾。"烈酒易生火热,本就伤阴,而大汗淋漓更伤津耗气,故成体内燥热焦灼之势。饮食偏嗜或不节导致火热内生,伤及肠胃气阴,影响气机、津液的正常宣布而发病。言及神志,五志、七情过极,不仅可直接损伤脏腑,更会影响全身气的流动,其中关系最密切的脏腑为肝和脾——肝主疏泄,调节全身气机和情志。"脾在志为思,思则气结",肝疏泄失常以及思虑过度常常出现气滞,"气有余便是火",火热生而伤津耗气,消渴乃成。大病、久病易损耗阴气阴液,阴不制阳,阴阳失衡,阳气相对亢盛而产生内热,热郁与阴伤互为因果,其实质为"阴虚内热"。

二、病机认识

《素问·至真要大论》"病机十九条"中,火、热两邪的条文占了一半,提示火热致病之广泛,且金元时代多发热病,《太平惠民和剂局方》用药多辛温香燥,启于前,感于今,刘完素集《内经》之精华,发自己之见解,形成独具特色的"火热论",简述有二:一者"六气皆能化火",外感六淫侵袭人体,风、寒、湿诸气均可化火、化热,或与火热相兼同化,致机体燥热,从而形成以火热为中心的病理过程;二者"五志过极皆可化火","若五志过度则劳,劳则伤本脏,凡五志所伤皆热也",五志、七情过极可直接伤及脏腑,亦可阻碍气机,引起气机不畅、郁而化火。另一个标新立异的见解"玄府气液理论"[2],也于此时问世。"玄府"一词源于《内经》,但刘完素延伸了"玄府"的内涵并大胆运用,认为玄府广泛分布于人体各脏腑组织器官,是人体精气血津液神等通行的通道、"精神营卫、气血津液出入之纹理"。然,燥热过甚,玄府郁结闭塞,则气液宣通受阻而难以渗泄滋润,百病由生。总而言之,外感六淫、内伤七情等,在一定条件下均可导致火热,而玄府至微至小,"易郁易闭,易热易燥",火热郁闭玄府,则气液不得宣通,这是"火热论"与"玄府气液理论"的有机结合。

具体说来,首先,"三消者,其燥热一也,但有微甚耳",刘完素结合《内经》中消渴相关的理论,总结出燥热乃三消的共同病机,只是有程度不同而已。而消渴之人常口干多饮、身体消瘦,此恰是"燥热一也"之外象,结合六气论及脏腑虚实学说"肾水属阴而本寒,虚则为热;心火属阳而本热,虚则为寒。若肾水阴虚,则心火阳实……上下俱热",刘完素推得,"消渴之病者,本湿寒之阴气极衰,燥热之阳气太甚"。阴主静主润,阳主动主燥,阴衰阳盛则蕴热,枯燥内结,无所遏制,发为鸱张实火。同时,刘完素进一步发散了渴多尿频之病机——"盖燥热太甚,而三焦肠胃之腠理怫郁结滞,致密壅塞,而水液不能渗泄浸润于外,荣养百骸,故肠胃之外燥热太甚,虽复多饮于中,终不能浸润于外,故渴不止;小便多出者,如其多饮,不能渗泄于肠胃之外,故数溲也"。燥热甚,玄府闭,气液阻,消渴成,正如《素问玄机原病式》中所言:"悉由热气怫郁,玄府闭密而致,气液、血脉、荣卫、精神,不能升降出入故也。"

1　李文瑞,李秋贵.消渴病古今证治荟萃[M].北京:人民卫生出版社,2015.

2　刘巨海,吴建林,陈静.浅析刘完素学术思想在消渴病机学说中的应用[J].山东中医药大学学报,2013,37(5):381-382.

三、临证方药

针对"肾虚心实、气液不通"的病机，刘完素凝练了消渴治疗之总则，"其为治者，泻实补虚，以平为期而已矣。故治消渴者，补肾水阴寒之虚，泻心火阳热之实，除胃肠燥热之甚，济一身津液之衰"。细分至三个证型[1]，"上消者，上焦受病，又谓之膈消，肺也，多饮水而少食，大便如常，或小便清利，知其燥在上焦也，治宜流湿润燥；中消者，胃也，渴而饮食多，小便黄。经曰：'热能消谷，知热在中，法云宜下之，至不欲饮食则愈'；肾消者，病在下焦，初发为膏淋，下如膏浊之状，至病成而面色黧黑，形瘦而耳焦，小便浊而有脂，治法宜养血以肃清，分其清浊而自愈也"。"流湿润燥"以解上燥、"宜下之"以清中热、"养血清肃"以利下兼养，如此则"使道路散而不结，津液生而不枯，气血利而不涩，则病日已。散结濡枯利涩，为治消渴妙谛，亦治万病之准绳也"。

至于药味，刘完素认为"辛热能发散开通郁结，苦能燥湿，寒能胜热，使气宣平而已"，故主张辛、苦、寒合用。例如，麦门冬饮子、猪肚丸、人参白术汤等方，都使用了诸如黄连、黄芩、大黄、石膏、山栀等辛苦寒之品，以开通郁结、燥湿散热，使玄府宣通，气液宣平；此外，"辛能润之"，如薄荷、肉桂、生姜，于甘寒生津药中添以辛温之品，不仅本之郁结得开，标之燥热也得清润，确合燥热甚，阴液竭之上消证，正是"辛以润之，开腠理，致津液，津液通则肺气下流，故气下火降而燥衰矣，其渴乃止"。

1. **上消**　麦门冬饮子：麦门冬（二两，去心），瓜蒌实、知母、甘草（炙）、生地黄、人参、葛根、茯神各一两

麦冬、生地黄合用，取"增液汤"生津止渴之义，合人参兼以滋阴润燥；瓜蒌实、知母甘寒微苦，一则清泻上焦火热，二则固护阴液而生津；茯神主入心经，平复"火热扰心"之烦躁；炙甘草调和诸药。全方甘苦寒并用，清热与滋阴兼顾。

2. **中消**　猪肚丸：猪肚一枚，黄连五两，瓜蒌、麦冬（去心）、知母各四两

黄连大苦大寒，力专而清泻中焦实火，为方中主药；麦冬甘寒而养阴生津，不令苦寒过伤阴液；瓜蒌、知母为辅，佐助以清热生津；中消病在脾胃，火热燔灼、阴津耗伤俱损脾胃，而猪肚为猪之胃，全方以清热泻火为主，仍不忘固护阴液，强健根本。

3. **肾消**　《黄帝素问宣明论方》人参散：人参、砂仁各三钱，白术、泽泻、瓜蒌、桔梗、栀子、连翘各半两，葛根、黄芩、大黄、薄荷、白茯苓一两，甘草一两半，石膏二两，滑石、寒水石三两

滑石、寒水石、甘草（甘露饮）甘寒泻热，白术、泽泻、茯苓（五苓散）甘淡清利，两组药物均走下焦，引热从小便而出，为本方之大主；大黄、石膏、黄芩、栀子、连翘清泻三焦炽热；瓜蒌、葛根、人参生津润燥；桔梗、薄荷和砂仁调畅上中二焦气机，以助通利小便。全方清利下焦为主，辅以滋阴润燥。

4. **三消兼证**　人参白术汤[2]：人参、白术、当归、芍药、大黄、山栀子、荆芥穗、薄荷、桔梗、知母、泽泻各半两，茯苓、连翘、瓜蒌根、干葛各一两，甘草二两，藿香叶、青木香、官肉桂各一分，石膏四两，寒水石二两，滑石半斤

1　高妍. 刘完素诊治消渴之经验探讨［J］. 甘肃中医，2008（4）：7-8.
2　陈瀚宇. 刘完素李东垣火热证认识之异同［J］. 世界中医药，2018，13（5）：110.

大黄、栀子解中焦郁热,石膏、寒水石、滑石导热外出,芥穗、薄荷、连翘、藿香退风散热,当归、芍药、泽泻、知母、干葛、瓜蒌根养液润燥,木香、桔梗布湿。

第三节 张锡纯学术理论及经典方药

张锡纯,字寿甫,清末民初人,是中西医汇通学派的代表人物之一,也是近代中医科学化的先驱。

一、建立中医"消渴"与西医"糖尿病"的联系

彼时,西医已发现糖尿病发病机制为胰腺功能缺陷,张锡纯受西医医理启发[1],寻找古籍关于胰腺的记载,于《难经》中寻得脾"有散膏半斤",并认为"其尾衔接于脾门,其全体之动脉又自脾脉分支而来,故与脾有密切之系",推论"盖脺为脾之副脏,在中医书中,名为散膏"。换言之,脺相当于西医之胰腺。同时,张锡纯注意到"消渴"与"糖尿病"存在相似之症状,如口渴多饮、多食、溲数,在《医学衷中参西录·治消渴方》开篇即提出"消渴,即西医所谓糖尿病",从消渴其证起于中焦而极于上、下发挥,认为"脺脏发酵,多酿甜味,由水道下陷,其人小便遂含有糖质。迨至脺病累及于脾,致脾气不能散精达肺则津液少,不能通调水道则小便无节,是以渴而多饮多溲也"。张锡纯认为消渴之病源于脺,脺病及脾,脾不用而成消渴,这与时下西医明确提出"胰腺功能缺陷为糖尿病的病理机制"相切合。

二、中焦不运、元气不升为消渴的一大病机

1. "大气者,诚以其能撑持全身,为诸气之纲领" 张锡纯继承并发扬了大气理论[2-3],"大气者,原以元气为根本,以水谷之气为养料",认为元气乃大气之根,大气充养于中焦之水谷精微。"人腹中之气化壮旺,清阳之气息息上升,其中必挟有氢气上升,与自肺吸进之氧气相合,亦能化水。着于肺胞之上,而为津液。津液充足,自能不渴……因腹中气化不升,氢气即不能上达于肺,与吸进之氧气相合而生水者",结合当时的化学理论,张锡纯通过观察壶壁之水与火炉的关系,认为消渴病起于体内清阳不升,轻气无法随之上升,难以于肺中化水生津,故而口渴。"然氢气必随清阳上升,而清阳实生于人身之热力,犹炉心有火,而炉心始有氢气上升也。"中医藏象理论认为"脾主升清",脾气升发,主上输水谷精微、清阳轻气,清阳上焦心肺、头目五官,故张锡纯推论:"消渴之证,多由于元气不升""消渴一证,古有上中下之分,谓其证皆起于中焦而及于上下",即中焦脾虚,元气不升,清气下陷,津液生成、输布障碍,故发消渴。

2. 治消渴方

(1)玉液汤:治消渴。

生山药一两　生黄芪五钱　知母六钱　生鸡内金二钱(捣细)　葛根钱半　五味子三

1　杨富志.张锡纯先生消渴证诊疗学术经验探析[J].中医药管理杂志,2007(8):624.
2　王泽,王秋虹,林兰.《医学衷中参西录》消渴治疗思想探微[J].河北中医,41(3):456-458,462.
3　林上助.张锡纯治疗消渴的学术特色探析[J].江苏中医药,2008(2):12-13.

钱 天花粉三钱

黄芪甘温,升阳利水,善补脾肺之气,为方中君药,"能补气,兼能升气,善治胸中大气下陷";葛根甘凉,入脾胃经,升阳举陷,生津止渴,《本草经疏》载其"发散而升"。"因腹中气化不升,氢气即不能上达于肺,与吸进之氧气相合而生水者,当用升补之药,补其气化,而导之上升",故玉液汤以黄芪为主,配伍葛根则元气得补、得升;佐以山药、知母、天花粉以润燥止咳,大滋真阴,使之阳升而阴应,不致阳升无源,乃云行雨施之妙。张锡纯认为此证尿中含有糖质,为脾胃失运、水谷津液未化而直下之故,所以一用鸡内金以强健脾胃、运化精微;二用五味子,取其酸收之性,封固肾关,不使水饮急于下趋。两药相合,分别从源流上固精缩尿。

(2)滋膵饮:治消渴。

生箭芪五钱 大生地一两 生怀山药一两 净萸肉五钱 生猪胰子(切碎)三钱

上五味,将前四味煎汤,送服猪胰子一半,至煎渣时,再送服余一半。若遇中、上二焦积有实热脉象洪实者,可先服白虎加人参汤数剂,将实热消去强半,再服此汤,亦能奏效。

黄芪补元气、提中气,起复脾升清、助脾散精之用,为本方之主药;干地黄助肾中之真阴上潮以润肺生津,又能协同山茱萸以封固肾关;生怀山药善补脾胃,治消渴"屡试有效""以其能补脾固肾,以止小便频数,而所含之蛋白质,又能滋补膵脏,使其'散膏'充足,且又色白入肺,能润肺生水,即以止渴也"。生猪胰子"为化食之物""俗传治消渴方,单服生猪胰子可愈""盖猪胰子即猪之膵,是人之膵病,而可补以物之膵也"。

综观两方,黄芪、山药之用量皆为最,实为大补脾气、健运中焦之善举,确切印证了张锡纯"消渴之证多由于元气不升,此方乃升元气以止渴者也"之要旨!

三、继承"三消",辨证论治

张锡纯继承方书"三消"之说[1],上消者,主症见口干舌燥,饮水不能解渴,病机多为肺金有热或胃火蒸腾上炎,无以生水,故口干舌燥,饮水不能解渴,当清热泻火、生津润肺,"胃腑兼有实热者"可治以白虎加人参汤,或病机"因心火热而铄肺者,更当用清心之药"。中消者,主症见多食犹饥,多系脾胃蕴有实热,热则消谷,多食而易饥,当用调胃承气汤轻下实热,"以泻代清",此法用之犹慎,若其右部之脉滑而且实,用此方尚可,但若在多食之外,可见不食则心中怔忡、脉象微弱者,乃胸中大气下陷,应该用益气补中之药佐以收涩、健脾、补胃之品,升陷汤有治验之案以供参考,如果误用承下,则误证接踵。下消者,主症见小便频多、饮一溲一,病机责之于相火虚衰,气化失司、肾关不固,张锡纯以"炉上壶热,水升气化"为例形象阐述[2],即"消渴之证,恒有因脾胃湿寒、真火衰微者",腹中气化之力不足,津液无法随之达肺,继而无法与肺中清气相合化为水液,此即肾气丸中用桂、附,后世用干姜、白术之意,犹如炉中有火,则津液升腾不断,当治以温补下焦、补火升阳之八味肾气丸,"此方不惟治男子消渴,即治女子亦甚效"。张锡纯认为,肾气丸真正替后世开以温补治消渴之先河。此外,湿热郁于中焦,阻碍中焦气机转输,发为口渴者,可予苍柏二妙散、丹溪越鞠丸等,以恢复中焦气化为要,此皆辨证论治的生动体现。

---

1 田风胜,李文东.张锡纯治疗消渴病经验及理论探析[J].中华中医药杂志,201(11):2726-2727.

2 郑言.张锡纯中西医汇通思想研究[D].济南:山东大学,2012.

第三章
中医药防治糖尿病大血管病变方法及效用

本章从临床研究和基础研究的角度,阐明中药复方防治糖尿病大血管病变的作用机制;并从单味中药自身功效、古医籍中所记载的相关条文及现代研究三方面考究,展示中医药在防治糖尿病大血管病变方面的显著优势。此外,还分析总结中医非药物疗法——经络疗法、饮食疗法、传统运动疗法、情志疗法防治 2 型糖尿病及糖尿病大血管病变的相关理论及研究现状。

第一节　中药复方防治糖尿病大血管病变研究

糖尿病大血管病变中医病机为本虚标实,以气阴两虚为本,脉络瘀阻为标,痰浊、瘀血是脉道瘀阻的主要病理因素。痰浊瘀血阻滞经络脉道,有形之邪蓄积留滞,导致脉壁增厚、管腔狭窄,临床上表现为动脉粥样硬化、狭窄、闭塞等病变。中医药以辨证论治、整体调节为主要手段,通过益气养阴、活血化瘀等方法在防治大血管并发症方面取得了良好的效果。相关研究表明[1],中药复方能有效降低血糖、改善脂代谢紊乱、提高胰岛素敏感性、降低胰岛素抵抗,同时能通过清除异常产生的氧自由基,保护受损的血管内皮细胞,参与损伤血管的修复,调节血液动力学等途径防治和延缓糖尿病血管并发症发生和发展。

糖尿病大血管病变的整体病机为气阴两虚、痰瘀互结,因痰浊、瘀血痹阻血脉不同,而临床表现为相应器官功能及结构改变。结合心、脑、下肢血管疾病相应病机可知,心脉痹阻时,痰浊瘀血等病理产物的产生不乏心阳不振、寒凝血瘀为因,临床表现为胸闷、心悸、胸痛等症状,当以益气养心,活血通脉,佐以温阳通痹,散寒止痛为基本治疗原则;脑血管痹阻时,风火痰瘀相兼为患,临床表现为神志昏蒙、半身不遂、口舌㖞斜、舌强言謇等症状,治宜滋养肝肾,潜阳息风,化痰祛瘀通脉;下肢及周围血管痹阻时,气血亏虚,痰瘀阻络为本,湿、热、火毒相兼为害,益气养阴、化痰祛瘀的同时结合清热、除湿、解毒散瘀之法,并结合外科清创、中药等外治疗法。

一、中药复方防治糖尿病心血管病变

气阴两虚、痰瘀互结、心络痹阻是糖尿病心血管疾病的基本病机[2-3],其主要证型有痰浊瘀阻型、气滞血瘀型、气阴两虚兼瘀型、寒凝血瘀型等。根据糖尿病心血管病变相应病机,现

1　胡艳红,杨静,修成奎,等.益气活血方治疗糖尿病血管病变的研究进展[J].中国实验方剂学杂志,2020,26(8): 1-12.

2　赵玉珂,陆峰.冠心病合并糖尿病的中医病机及证治规律研究进展[J].中医药临床杂志,2022,34(4): 775-779.

3　李蕾蕾,符宇,邵明义,等.从"气血津液-癥瘕积聚-脉积"探讨糖尿病合并冠心病防治思路[J].中国中医基础医学杂志,2021,27(10): 1560-1563.

代中医应用中药复方进行系列研究,证实中药复方在改善糖尿病心血管疾病症状及预后方面有着良好的效果。

汤晓[1]将 100 例糖尿病伴有冠心病心绞痛患者随机分为实验组和对照组,实验组使用生脉散汤剂,对照组使用复方丹参滴丸,研究发现生脉散汤剂组糖尿病伴有冠心病心绞痛患者治疗总有效率(96.00%)高于复方丹参滴丸组(74.00%),治疗后生脉散汤剂组中医症状积分低于复方丹参滴丸组,并且生脉散汤剂组患者空腹血糖、糖化血红蛋白以及餐后 2h 血糖均低于复方丹参滴丸组,差异均有统计学意义($P<0.05$),表明在治疗糖尿病伴有冠心病心绞痛方面益气养阴法优于单纯活血化瘀法。

涂云明等[2]运用中医导痰祛瘀药治疗糖尿病合并冠心病,将 104 例患者随机分为常规治疗组及加用导痰祛瘀药组,研究发现加用导痰祛瘀药组能显著改善临床症状及改善目标血糖、总胆固醇、甘油三酯和低密度脂蛋白值。由此可知,活血通络、导痰祛湿对糖尿病合并冠心病有明显的治疗效果。

刘莉[3]等探讨加味黄连温胆汤对代谢综合征合并 2 型糖尿病痰热互结证患者心血管危险因素的影响,研究发现,治疗 8 周后使用加味黄连温胆汤组中医证候积分、空腹血糖、空腹胰岛素、稳态模型胰岛素抵抗指数、低密度脂蛋白胆固醇、肿瘤坏死因子 α、瘦素和内皮素 1 水平均低于常规治疗组,血清脂联素和一氧化氮水平均高于常规治疗组(均 $P<0.05$),表明加用加味黄连温胆汤清热化痰利湿治疗效果更显著,且能够减轻炎症反应,改善血管内皮功能,从而控制心血管危险因素。

孙术宁等[4]总结中医药治疗糖尿病合并冠心病的用药规律发现,丹参、黄芪、半夏、茯苓、当归为使用频次前五的药物;使用频次前 3 位药物类别为补虚药、活血化瘀药、清热药;药性以温性和寒性为主;药味以甘味、苦味、辛味为主。关联规则分析结果显示,常用药对和药组主要由活血化瘀药、补虚药、化痰止咳平喘药、利水渗湿药等组成,如活血化瘀药 - 补虚药(丹参 - 黄芪)、化痰止咳平喘药 - 利水渗湿药 - 补虚药(半夏 - 茯苓 - 当归)。上述结果体现了中医药治疗糖尿病合并冠心病以补虚、活血、化痰等治法为主。

糖心平主要成分为黄芪,具有活血化瘀、扩张血管、增加血流量等功效。林兰等[5]研究发现,糖心平可改善血糖、甘油三酯、胆固醇水平,可降低全血黏度、纤维蛋白原、全血高切还原黏度、红细胞最大聚焦指数,从而改善血液高黏、高凝、高聚状态,使血流加速,血管阻力降低,增加冠脉血流量及心肌营养血流量,以修复受损心肌。提示糖心平可以通过上述机制减少心肌损伤,保护血管,从而减少糖尿病血管并发症的发生。

纵观近现代中医药治疗糖尿病心血管疾病的临床研究,不难发现,在中医辨证论治理论指导下,符合糖尿病心血管疾病病机的基础上,使用益气、养阴、活血、化瘀、温阳、清热类中药,均对糖尿病心血管疾病临床症状、糖脂代谢指标有一定改善。

1　汤晓.生脉散治疗糖尿病合并冠心病心绞痛临床观察[J].光明中医,2022,37(3):373-374.
2　涂云明,胡凤,魏淑琴,等.导痰祛瘀药治疗糖尿病合并冠心病临床观察[J].光明中医,2020,35(20):3139-3141.
3　刘莉,杨跃光,邹国良,等.加味黄连温胆汤对代谢综合征合并 2 型糖尿病痰热互结证患者心血管危险因素的影响[J].中国医药,2021,16(10):1562-1566.
4　孙术宁,黄华鑫,黄超原,等.糖尿病合并冠心病用药规律文献研究[J].中医杂志,2018,59(14):1236-1240.
5　林兰,李鸣镝,高齐健,等.糖心平胶囊治疗糖尿病冠心病的临床观察[C]//第六次中国中西医结合糖尿病学术会议,2002:414-416.

二、中药复方防治糖尿病脑血管病变

糖尿病脑血管病变是在糖尿病气阴不足、肝肾亏虚的基础上,夹杂风、火、痰、瘀等因素,表现为肝阳上亢,气血逆乱,夹痰夹火,横窜经络,蒙蔽清窍。可根据病情的动态演变[1]辨证为气虚血瘀证、风痰阻络证、肝阳上亢证、痰热腑实证、肝肾阴虚证。中药复方在改善糖尿病脑血管疾病症状及预后亦有着良好的效果。

现代研究表明,中药复方可通过降压、降糖、降脂、促进血管再生、改善血管内皮功能、抗凝血、抗血栓、改善神经功能缺损、缩小梗死体积、改善血液流变性、抑制炎症反应、抑制血小板聚集、促进侧支循环建立等方面改善糖尿病脑梗死,其临床疗效显著,多靶点起效,副作用小,药物依赖性低,患者认可度高,社会需求量大,临床应用广泛[2]。

曹文斋[3]利用数据挖掘技术评价中药治疗急性脑梗死合并糖尿病的疗效及安全性,发现治疗糖尿病合并急性脑梗死方剂中最常用的前十种药物为黄芪、地龙、川芎、生地黄、赤芍、当归、桃仁、红花、丹参和水蛭。高频中药类别为活血祛瘀药、补虚补气药、清热凉血药、平肝息风药、补虚补血药等,常用治法为益气活血、清热解毒、健脾通络、镇肝潜阳及镇肝息风法,其中益气活血法使用最频繁。用方中,自拟养阴活血通络方和补阳还五汤的使用最频繁。养阴活血通络方、化浊毒方等可能改善血糖、血脂水平,补阳还五汤可能通过改善血流动力学和炎症因子水平发挥功效。

常杰[4]应用补阳还五汤治疗糖尿病合并短暂性脑缺血发作 39 例患者发现,补阳还五汤联合阿司匹林比单用阿司匹林治疗总体有效率高($P<0.05$),且可显著改善 TCD 流速(椎动脉以及后循环探测基底动脉的舒张期流速、收缩期流速 VP)及血液流变学(血清甘油三酯、总胆固醇、低密度脂蛋白、高密度脂蛋白以及空腹血糖 FPG),由此可知补气、活血、通络法可治疗糖尿病合并短暂性脑缺血发作。

彭天忠[5]等观察益气养阴解毒通络法治疗糖尿病性脑梗死急性期患者的临床疗效,发现解毒降糖复瘫汤可改善糖尿病性脑梗死急性期患者脑卒中残损评定法评分(SIAS)、Barthel 指数评分(BI)、简明精神状态检查表评分(MMSE)及炎性因子水平(TNF-α、hs-CRP)。

总结近现代中医药治疗糖尿病脑血管疾病的相关基础及临床研究可知,中药复方可显著改善糖尿病脑血管疾病临床症状及预后,基于糖尿病脑血管疾病病理基础,多采用益气养阴、活血化瘀通络之品,且化瘀通络中药占比更重,说明糖尿病脑血管病变中血脉瘀阻为发病主要因素,重用化瘀药能取得良好的治疗效果。

三、中药复方防治糖尿病下肢血管病变

糖尿病下肢血管病变属"消渴"中后期变证,此时机体阴阳皆虚,血行无力,燥热侵扰,

1　衡先培,倪青.糖尿病性脑血管病证结合诊疗指南[J].世界中医药,2022,17(21):2985-2991.

2　邓冬,周爽,叶苗青,等.中药复方治疗糖尿病合并脑梗死机制的研究进展[J].中国实验方剂学杂志,2019,25(13):214-223.

3　曹文斋.基于数据挖掘技术对中药治疗急性脑梗死合并糖尿病的评价[D].成都:成都中医药大学,2017.

4　常杰.补阳还五汤治疗糖尿病合并短暂性脑缺血发作39例[J].光明中医,2022,37(9):1588-1590.

5　彭天忠,万青,谢桂,等.益气养阴解毒通络法治疗急性期糖尿病性脑梗死临床观察[J].光明中医,2021,36(22):3739-3742.

阴血煎灼,瘀血内结,痰瘀互阻,阻塞血脉,迫血妄行,血不循经,血败肉腐,发为下肢动脉狭窄、闭塞甚至皮肤溃烂、坏死。现代医学[1]将糖尿病下肢血管病变的病因病机概括为湿热毒盛、湿毒瘀滞、气阴两虚、血瘀经脉、气滞血瘀、阳虚血瘀、寒湿痰瘀凝滞等。基于糖尿病下肢血管病变生理病理特点,中医多采用中药口服联合外用的方法防治糖尿病下肢血管病变。

（一）口服中药

屈信慧等[2]观察活血解毒汤对 60 例老年糖尿病周围血管病变瘀毒阻络证的临床疗效,研究发现,活血解毒汤能改善老年糖尿病周围血管病变瘀毒阻络证患者的临床症状,降低血清 CRP 水平和改善血流动力学情况,初步揭示活血解毒汤改善临床症状的机理可能与减轻血管炎性反应,改善血液动力学有关。

黄亚莲等[3]运用温阳祛风活血法组方治疗糖尿病周围血管病变,发现温阳祛风活血法组方可改善患者踝肱指数、足背血流量、脂蛋白胆固醇、血流动力学、踝壁脉搏传导速度等指标。

郑晓东[4]观察养阴活血通络法治疗糖尿病周围血管病变的临床疗效,发现相较于常规治疗组,加用中药口服组更能有效改善患者股动脉、腘动脉、足背动脉血流速度,降低血清 IL-6、TNF-α、CRP 水平,改善血管炎症状态。

王华等[5]观察黄连温胆汤合四妙勇安汤对糖尿病下肢血管病变相关因素的影响,发现该疗法可降低血糖、血压,调节血脂紊乱,改善肾功能指标,显著降低患者血清胱抑素水平,改善踝肱指数,降低身体质量指数,改善临床症状。

于国庆等[6]观察黄芪桂枝五物汤加减治疗糖尿病周围血管病变的疗效,研究发现黄芪桂枝五物汤加减可改善糖尿病周围血管病变患者血液流变学指标(血浆黏度、全血黏度高切、纤维蛋白原)和踝/肱指数(ABI),可知和血通痹、益气温经法可进一步缓解糖尿病周围血管病变。

（二）外用中药

杜旭勤等[7]使用温经通络散治疗 40 例糖尿病下肢血管病变,发现封包热熨温经通络散可有效提高糖尿病下肢血管病变临床疗效、中医证候疗效,改善 HbA1c、ABI、腘动脉、足背动脉血流速,温经通络法可有效缓解糖尿病下肢血管病变。

徐瑞颜[8]外用养阴通络方治疗糖尿病周围血管病变,发现在常规治疗的基础上加用养阴通络方中药足浴可有效改善糖尿病周围血管病变患者肱踝指数、神经传导速度、温痛触觉、

1　解雄利,张彩霞,王娟.中医药治疗糖尿病周围血管疾病研究进展[J].中国社区医师(综合版),2007(4):3.

2　曲信慧,李晓.活血解毒汤治疗老年糖尿病周围血管病变的临床观察[D].昆明:云南中医学院,2018.

3　黄亚莲.温阳祛风活血法治疗早期糖尿病周围血管病变[J].中国实验方剂学杂志,2015,21(13):178-181.

4　郑晓东.养阴活血通络法治疗糖尿病周围血管病变及对患者 IL-6、TNF-α、CRP 的影响[J].中国医药科学,2017,7(8):64-66.

5　王华,袁士良,张舒,等.黄连温胆汤合四妙勇安汤对糖尿病下肢血管病变相关因素的影响[J].中药材,2017,40(12):2968-2970.

6　于国庆,李淑娟,杜金梅.黄芪桂枝五物汤加减治疗糖尿病周围血管病变的疗效观察[J].中西医结合心血管病电子杂志,2015,3(19):34-35.

7　杜旭勤,石立鹏,李新华,等.温经通络散治疗糖尿病下肢血管病变的临床疗效及安全性观察[J].中医药导报,2018,24(12):84-86,91.

8　徐瑞颜,李乐愚.外用养阴通络方治疗糖尿病周围血管病变的临床研究[J].中床研究,2016,8(28):15-17.

振动觉指标,对糖尿病周围血管病变有良好的疗效。

中药复方防治糖尿病下肢及周围血管病变多采用益气、养阴、活血、化瘀、温阳、通络之品,主要通过改善 ABI、血液流速及炎症指标等机制来提高临床疗效。

四、中药复方防治糖尿病大血管病变的基础研究

现代研究对于中医药防治糖尿病血管病变方面主要关注其改善糖尿病血管病变相关机制,证实中药复方可通过改善糖脂代谢、胰岛素抵抗、氧化应激、炎症因子、血管内皮损伤、微循环障碍及纤溶系统和凝血系统等进一步改善糖尿病血管病变。针对研究中药复方改善糖尿病大血管病变基础病理机制而非分别论治心、脑、下肢及周围血管病变这一情况,本文在此论述现代研究治疗糖尿病血管病变相关中药复方及机制。

1. 丹蛭降糖胶囊 方朝晖团队[1-2]观察应用丹蛭降糖胶囊(牡丹皮、水蛭、菟丝子、泽泻等)能显著改善 2 型糖尿病大鼠血糖水平、血清纤溶酶原激活物抑制物 1(PAI-1)水平,提高血清脂联素水平,抑制抵抗素的过度分泌,改善外周组织的胰岛素敏感性,并显著改善糖尿病患者血浆纤维蛋白原水平,提高抗氧化能力,改善血液流变学特性的药效作用,保护受损的血管内皮,激活糖尿病血管病变状态下被抑制的 VEGF/Akt/eNOS 及 Ang/Tie2 信号通路,促进血管基底膜的解离,为血管新生的启动做准备,促进下肢血管新生,从而有效改善糖尿病患者气虚阴亏血瘀症状,防止或延缓糖尿病血管病变的发生与发展。

通过 UPLC/QTOF-MS 技术研究了丹蛭降糖胶囊用于治疗糖尿病血管病变的血清代谢组学特征[3],鉴定出了苯丙氨酸、异亮氨酸、LPC、LPE、胆酸等差异性生物标志物。这些生物标志物参与了氨基酸代谢、胆汁代谢、脂代谢。通过试验分析,发现丹蛭降糖胶囊回调此类代谢产物,调节氨基酸代谢、胆汁酸代谢和脂代谢,从而改善糖尿病血管病变。

丹蛭降糖胶囊治疗糖尿病的关键成分槲皮素、木犀草素、山柰酚等可能通过对 AGE-RAGE、IL-17、TNF、HIF-1 等信号通路的调控,最终达到治疗糖尿病的效果[4]。其作用机制可能与抗炎,降低氧化应激水平,参与细胞的凋亡与损伤有关。

2. 活血降糖胶囊 活血降糖胶囊(血竭、三七、太子参、石斛、枸杞、丹参)可改善糖尿病高脂血症大鼠血糖、血清总胆固醇(TC)、甘油三酯(TG)和高密度脂蛋白(HDL-C)水平,并可升高 HDL-C/TC 比值,可保护内皮细胞形态,对主动脉粥样斑块形成有明显的抑制作用[5-6]。

3. 参芪复方 参芪复方(人参、黄芪、山药等)具有益气养阴、活血化瘀的作用。基础

1 倪英群,方朝晖,施慧.丹蛭降糖胶囊调控 VEGF 信号通路促糖尿病大鼠血生的作用机制[J].北京中医药大学学报,2020,43(2):141-147.

2 尹昀东,方朝晖,尤良震.丹蛭降糖胶囊对糖尿病 GK 大鼠肝脏胰岛素受体的影响[J].中华中医药杂志,2019,34(9):4033-4037.

3 高家荣,方朝晖,庄星星,等.基于 UPLC/QTOF-MS 技术的丹蛭降糖胶囊 2 型糖尿病血管病变大鼠的血清代谢组学研究[J].中国医院药学杂志,2016(11):878-883.

4 庞静雯,王丹慧,徐梅月,等.基于网络药理学研究丹蛭降糖胶囊治疗糖尿病的分子机制[J].安徽中医药大学学报,2020,39(6):50-56.

5 李迎新,黄霖.活血降糖胶囊对糖尿病大鼠糖脂代谢及主动脉内膜粥样硬化影响[J].中西医结合心脑血管病杂志,2007(7):599-601.

6 黄霖,李迎新,刘华,等.活血降糖胶囊对动脉粥样硬化大鼠早期血管壁组的影响[J].中国心血管病研究,2007(8):607-609.

实验研究表明,参芪复方能够改善"代谢记忆"模型鼠糖脂代谢紊乱、胰岛微循环障碍、氧化应激状态及主动脉病理损伤,有效抑制糖尿病"代谢记忆",从而延缓动脉粥样硬化的发生发展[1-2]。参芪复方能够调节多种已知的代谢记忆损伤因子,如低度炎症、氧化应激、内质网应激、表观遗传、区域免疫等[3-4]。

4. 加味桃核承气汤　研究发现,加味桃核承气汤(桃仁、桂枝、大黄等)含药血清可能通过抑制胰岛素诱导兔血管平滑肌细胞增殖作用,而发挥抗糖尿病动脉粥样硬化所致的大血管病变的作用;桃核承气汤含药血清可以抑制 TRIB3 表达,促进 PI3K、Akt 和 TGF-β 表达,促进损伤内皮细胞新生[5]。

徐阳等[6]研究证明,桃核承气汤通过对糖尿病鼠大血管病变中 TOLL 样受体(TLR)、转化生长因子(TGF-B)、胰岛素样生长因子 I(IGF-1)表达的调节,早期应用可以显著减轻糖尿病大血管纤维化。

丁志明等[7]对中药干预下的糖尿病大鼠动脉损伤模型的胶原蛋白的表达进行研究,研究发现胶原蛋白 I、Ⅲ在中、晚期糖尿病大鼠的大血管中显著增加,提示糖尿病大血管病变可能与胶原蛋白有关;中药组方加味桃核承气汤能有效降低致纤维化因子胶原蛋白在实验性糖尿病大血管病变中的表达,对糖尿病大血管病变有改善作用。

古玉梅等[8]研究发现,加味桃核承气汤防治糖尿病大鼠大血管病变机制可能与抑制 PI3K/Akt 信号通路,减少 PI3K、AktmRNA 的表达以及降低血糖、血脂有关。

5. 复方苦荞麦　周艳萍等[9]观察复方苦荞麦(苦荞麦、黄芪、太子参等)对糖尿病大鼠症状、血糖及血管内皮细胞分泌功能的影响,结果表明,复方苦荞麦能明显改善糖尿病大鼠症状,降低血糖,降低血浆内皮素水平,提高血清一氧化氮合酶水平,对血管内皮细胞具有保护作用,对糖尿病血管并发症的早期防治具有较好疗效。

6. 三黄消渴片　三黄消渴片(生黄芪、地黄、山楂、黄连等)具有清热消渴、益气养阴的功效。薛洁等[10]利用三黄消渴片治疗糖尿病高脂血症大鼠的实验研究发现,三黄消渴片组降低血糖、胆固醇、糖化血红蛋白作用明显优于模型组,对预防糖尿病血管病变的发生有一定

1　富晓旭,周飞,高泓,等.参芪复方对糖尿病大血管病变 KKAy 小鼠主动表达影响的拆方研究[J].四川中医,2016,34(10):28-31.

2　Fu X,Zhou X,Liu Y,et al. Exploration of SQC Formula Effect on Type 2 Diabetes Melli Whole Transcriptome Profile in Rats.[J]. Endocrine,metabolic & immuorders drug targets,2021.

3　马晖,谢春光.参芪复方对糖尿病大血管病变大鼠胸主动脉差异基因表达的影响[J].中医杂志,2017,58(10):863-867.

4　张翕宇,王鹤亭,富晓旭,等.养阴益气活血法对糖尿病 GK 大鼠氧化应激损伤的影响[J].中华中医药学刊,2017,35(8):2066-2069.

5　郭燕玲,周鑫,刘鹏,等.桃核承气汤含药血清对脂多糖诱导的血管内皮细胞及相关因子表达的影响[J].中国中西医结合外科杂志,2022,28(1):5.

6　徐阳,王军.桃核承气汤对大鼠糖尿病大血管 Toll 样受体表达的影响[J].中国结合外科杂志,2017,23(1):60-64.

7　丁志明,武海阔,王军.胶原蛋白 I、胶原蛋白Ⅲ在糖尿病大鼠血管病变中及中药的干预[J].天津中医药,2012,29(6):573-575.

8　古玉梅,朱章志,许帅,等.加味桃核承气汤对糖尿病大鼠血糖、血脂及大血管病变的影响[J].中药新药与临床药理,2017,28(5):583-587.

9　周艳萍,张正浩.复方苦荞麦对糖尿病大鼠血管并发症早期防治的研究[J].辽医药大学学报,2007(6):185-186.

10　薛洁,张海英,韩荣.三黄消渴片治疗实验性糖尿病高脂血症的药效学研究[J].陕西中医,2008(8):1094-1096.

作用。

7. 左归双降方　左归双降方(以熟地黄为君,山茱萸和枸杞子为臣,杜仲、黄芪、夏枯草、钩藤等合用而成)具有滋养肾阴、益气助阳、清泻痰火等功效。喻嵘等[1]观察左归双降方提取液对葡萄糖(Glu)、胰岛素(Ins)、氧化低密度脂蛋白(Ox-LDL)联合诱导下血管内皮细胞损伤的干预作用与作用机理,研究发现左归双降方对血管内皮细胞具有一定的保护作用,而这一作用可能是通过促进内皮细胞分泌舒张性因子NO、减少血管收缩因子ET-1的分泌、抑制与炎症反应相关的细胞黏附过程等途径,从而改善糖尿病合并高血压的血管损伤。

8. 复方连竹胶囊　复方连竹胶囊是由黄芪、黄连、大黄、玉竹、葛根、蜂胶等组成,具有补气养阴、活血化瘀、软坚散结等功效。段文卓等[2]观察复方连竹胶囊对糖尿病大鼠微血管病变防治作用的实验研究发现,该胶囊能显著降低大鼠的血糖、尿蛋白含量和醛糖还原(AR)活性,减少血管平滑肌细胞(VSMC)的增殖,增加血浆NO含量,降低血清丙二醛(MDA)和糖化血红蛋白(GHb)含量。由此提示复方连竹胶囊可能通过抗脂质过氧化、抑制蛋白非酶基糖化和AR活性,从而达到保护血管内皮细胞,减少糖尿病血管并发症的产生。

9. 二黄活血汤　二黄活血汤(黄芪、生地黄、麦门冬、天花粉、丹参等组成)具有益气养阴、清热止咳、活血化瘀等功效,罗雄等[3]运用二黄活血汤探讨其防治糖尿病微血管病变(DMAP)的机制,研究发现,模型组大鼠经中药治疗后,空腹血糖、血浆内皮素(ET)、尿微量白蛋白(UAE)及血清尿素氮(BUN)、肌酐(Cr)含量降低,血清NO含量及NO/ET明显升高。表明二黄活血汤可以通过降低血糖,提高NO含量,改善NO/ET,调节微血管的舒张异常和保护血管内皮细胞,进而有效地防止糖尿病血管病变的发生。

10. 抵当汤　张英俊等[4]探讨抵当汤早期干预对2型糖尿病大鼠血管内皮细胞(vascular endothelial cells,VEC)黏附连接作用的影响,证实抵当汤早期干预可增强VEC间黏附连接,增强血管稳定性,改善血管通透性,延缓糖尿病大血管病变的发展。

任秋月等[5]研究抵当汤对糖尿病大血管病变小鼠的影响发现,抵当汤早期干预可通过上调血清中基质金属蛋白酶(MMPs)、基质金属蛋白酶组织抑制因子(TIMPs)蛋白表达,改善细胞外基质合成分解失衡,延缓2型糖尿病大血管病变纤维化进展;降低实验2型糖尿病大鼠MCP-1、CD68、E选择素表达,延缓糖尿病大血管病变进展。另一方面研究发现[6],抵当汤在降糖、降脂的基础上,改善糖尿病大血管病变,可能与下调主动脉NOD样受体3(NLRP3)、半胱氨酸天冬氨酸蛋白酶-1(Caspase-1)蛋白表达,减轻炎症级联反应相关。

1　喻嵘,陈大舜,邓奕辉,等.左归双降方对葡萄糖、胰岛素、低密度脂蛋白诱导人脐静脉内皮细胞损伤的干预作用[J].中国中医药信息杂志,2005(1):17-19.

2　段文卓,宫海民,王家富,等.复方连竹胶囊对糖尿病大鼠微血管病变的疗效观察[J].中华老年心脑血管病杂志,2002(4):262-265.

3　罗雄,凌湘力,贺志光.二黄活血汤防治糖尿病微血管病变的实验研究[J].天津中医药,2007(5):405-407.

4　张英俊,常柏,谭力子.抵当汤早期干预对2型糖尿病大鼠血管内皮细胞黏附连接的影响[J].西部中医药,2021,34(9):18-22.

5　任秋月,刘鹏,姚蓉飞,等.抵当汤早期干预调节MMPs/TIMPs平衡对2型糖尿病大鼠大血管纤维化的影响[J].吉林中医药,2020,40(8):1071-1075.

6　傅红敏,任秋月,常柏.抵当汤对糖尿病大血管病变小鼠主动脉NLRP3炎症化炎症级联反应的作用机制[J].中国实验方剂学杂志,2021,27(11):1-8.

11. 通络玉液汤　杨艳梅[1]等人观察通络玉液汤对糖尿病大鼠大血管纤维化的影响,研究发现,通络玉液汤可明显降低血糖、血脂,并通过恢复性升高大鼠血清脂联素(APDN)、降低血管紧张素(Ang)Ⅱ和大动脉血管平滑肌细胞内的 Ca^{2+} 浓度来改善糖尿病的大血管纤维化。

12. 祛痰清瘀方　寇鑫晖等[2]探讨祛痰清瘀方(由桃红四物汤及二陈汤化裁而成)缓解糖尿病大鼠大血管并发症的机制,研究发现,祛痰清瘀方通过干扰丝裂原信号转导蛋白 Erk1/2,阻碍大鼠内皮 Yes 相关蛋白(YAP)活化,抑制内皮细胞病理性增殖介导的糖尿病大血管病变。

13. 四妙勇安汤　黄金玮等[3]通过观察四妙勇安汤对糖尿病大鼠血管细胞内皮功能的影响发现,四妙勇安汤能显著降低血清血管细胞间黏附因子(sVCAM-1)、血浆肿瘤坏死因子(TNF-α)及内皮细胞素-1(ET-1)的含量,显著提高血浆 NO 含量。四妙勇安汤具有血管内皮保护作用,能够阻滞或延缓糖尿病动脉粥样硬化的发展,降低糖尿病大鼠血管并发症风险。

14. 益气活血方　胡艳红等[4]认为气虚血瘀为糖尿病血管病变的主要病机,总结益气活血类组方治疗糖尿病血管病变的作用机制,认为益气活血类组方可通过改善糖代谢、脂质代谢、胰岛素抵抗、氧化应激、炎症因子表达、血管内皮损伤、微循环障碍、纤溶系统和凝血系统平衡,防治糖尿病血管病变。

15. 脉通方　李一北[5]通过脉通方对多阶段和不同类型的糖尿病动物模型的实验,发现脉通方不仅对于糖尿病早期状态动物模型,并且对于 1 型糖尿病动物模型和 2 型糖尿病动物模型均具有明显的预防和修复内皮损伤的作用,其机制是通过改善高血糖状态、保护内皮细胞形态和功能、纠正脂类代谢紊乱、改善胰岛素分泌不足和胰岛素抵抗、清除自由基、平衡血管舒缩因素、抑制血小板凝集、调节血管因子的表达、保护细胞超微结构的完整等途径得以实现。通过提前干预治疗,可以明显减少糖尿病血管内皮损伤的发生,提示脉通方早期应用的必要性。在分子生物学方面,脉通方可能通过多点整合调控糖尿病血管病变血管内皮细胞损伤的关键环节 "PKC-ERK" 信号通路以产生效应。

16. 双参宁心胶囊　王攀[6]研究双参宁心胶囊改善糖尿病冠脉微循环功能障碍的分子机制,研究发现双参宁心胶囊可通过调节 PI3K/AKT/AMPK/eNOS 通路,靶向心肌 capillary EC 糖酵解和功能,改善心肌微血管内皮细胞能量代谢及心肌微血管内皮细胞功能,进而改善糖尿病冠脉微循环功能障碍。

17. 复元醒脑汤　复元醒脑汤[7]可通过改善血管内皮功能、促进血运重建、抑制胰岛素

1　杨艳梅,张山起,李淑贞,等.通络玉液汤干预 APDN、Ang Ⅱ和细胞内 Ca^{2+} 浓度对糖尿病大鼠大血管纤维化的影响[J].中国老年学杂志,2021,41(13):4.

2　寇鑫晖,赵恒侠,陈军,等.祛痰清瘀方通过抑制 ERK-LATS-YAP 信号缓解糖尿病大鼠大血管并发症的临床研究[J].中国实用医药,2020,15(34):202-206.

3　黄金玮,常柏.四妙勇安汤对 2 型糖尿病大鼠血管内皮细胞功能的影响[J].天医药,2010,27(6):499-500.

4　胡艳红,杨静,修成奎,等.益气活血方治疗糖尿病血管病变的研究进展[J]实验方剂学杂志,2020,26(8):1-12.

5　李一北.脉通方对糖尿病血管内皮损伤预防和修复的作用及机制研究[D].成都:成都中医药大学,2014.

6　王攀.双参宁心胶囊改善糖尿病冠脉微循环功能障碍的分子机制研究[D].北京:中国中医科学院,2022.

7　邓冬,叶苗青,陈振翼,等.复元醒脑汤治疗糖尿病合并脑梗死作用机制的研究进展[J].中西医结合心脑血管病杂志,2019,17(18):2774-2778.

抵抗、修复神经功能缺损、改善大鼠神经行为、保护血脑屏障、改善缺血脑组织病理结构、抗炎、抗凝等改善糖尿病合并脑梗死症状及预后,促进机体功能恢复。

复元醒脑汤可改善糖尿病脑梗死患者的胰岛素敏感指数、糖脂代谢指标,使大鼠脑组织 SDF-1、CXCR4、VEGF 蛋白明显提高[1],表明其可促进局部血管和神经的再生,加快神经功能的恢复,进而改善受损血管内皮功能。赵平等[2]采用糖尿病大鼠制作自体血栓性脑梗死模型,评价复元醒脑汤对脑梗死体积的干预作用,测定大鼠脑部梗死体积,发现治疗组的坏死范围较模型组改善,且治疗组的脑梗死体积显著小于模型组,证明复元醒脑汤可缩小糖尿病脑梗死大鼠脑组织的梗死体积。

综上,中药复方可通过改善糖脂代谢、胰岛素抵抗、氧化应激、炎症因子、血管内皮损伤、微循环障碍及纤溶系统和凝血系统等进一步缓解糖尿病血管病变。

第二节　单味中药防治糖尿病大血管病变研究

人参　其具有补益元气、固脱生津及安神之效。可用于治疗气血津液不足等病症,如疲劳损伤,倦怠乏力,神疲健忘,大便滑泄,尿频,妇女崩漏,小儿慢惊及消渴等。医圣张仲景在《金匮要略》中用"白虎汤加人参汤",益气生津治疗消渴。《名医别录》认为人参"调中,止消渴"。在《本草纲目》《珍珠囊》等古籍中都有人参"止渴""止消渴"的记载。现代研究表明,"人参皂苷 Rb1"可降低血糖、OGTT、血清胰岛素水平、HOMA-IR 及胰腺损伤、可逆转糖尿病小鼠的肠道菌群紊乱[3]。相关研究显示"人参皂苷"可能通过调节 VEGFA、Caspase 3、TNF-α 等相关蛋白来抗糖尿病,可正调控活性氧代谢过程,并且发现"人参皂苷"作用的发挥与胰岛素信号通路、TNF 信号通路、AMPK 信号通路相关[4]。

麦冬　麦冬具有养阴润肺、益胃生津、清心除烦的功能。《药鉴》记载:"(麦冬)气微寒,味甘平,无毒……微阴去肺中之伏火,火去则肺金生,金生则烦渴止,而心亦清矣,心清而神亦保安矣。"临床常用麦冬来治疗肺燥干咳、喉痹咽痛、肠燥便秘、胃阴不足、津伤口渴、内热消渴等。研究表明,麦冬的有效成分"麦冬皂苷 D",具有上调细胞色素 P450 表氧化酶 2J2 表达、催化花生四烯酸、增加环氧二十碳三烯酸含量、抑制 c-Jun 氨基末端激酶通路激活、抗炎、抗氧化、抗凋亡的作用[5]。

黄芪　具有补气升阳、固表止汗、利水消肿、生津养血、托毒排脓、敛疮生肌等功效。《本

1　沈俊逸,方邦江,凌丽,等.复元醒脑汤对糖尿病脑梗死大鼠脑组织 SDF-1,CXCR4,VEGF 基因及蛋白表达作用的研究[J].中国中医急症,2016,25(8):1457-1460.

2　赵平,沈俊逸,魏俊平,等.复元醒脑汤对糖尿病脑梗死大鼠脑组织梗死体积的影响[J].上海中医药大学学报,2013,27(5):66-69.

3　ZHOU R,HE D,ZHANG H,et al. Ginsenoside Rb1 protects against diabetes-associated metabolic disorders in Kkay mice by reshaping gut microbiota and fecal metabolic profiles [J]. J Ethnopharmacol,2023,303:115997.

4　LI MH,JIN MH,HU RY,et al. Exploring the mechanism of active components from ginseng to manage diabetes mellitus based on network pharmacology and molecular docking [J]. Sci Rep,2023,13(1):793.

5　黄小燕,王宇光,王怡,等.麦冬皂苷 D 通过上调 CYP2J2/EETs 抗 Ang Ⅱ诱导的内皮细胞凋亡[J].中国中药杂志,2018,43(2):377-384.

草纲目》记载其主治"萎黄焦渴"。《景岳全书》载:"因其味轻,故专于气分而达表。"《神农本草经》及《名医别录》均有其"止渴"的记载。临床常用于治疗气虚无力,少食便溏,中气下陷,久泻,体虚自汗及内热消渴等。魏爽等[1]研究证明"黄芪多糖"(APS)具有降低血糖的作用。现代研究表明,"黄芪甲苷"可使小鼠线粒体自噬水平升高,起到保护肾脏细胞的作用,小鼠体内 PINK1 及 Parkin 蛋白表达亦均有上升趋势,提示"黄芪甲苷"有可能通过增强 PINK1/Parkin 信号通路,从而促进自噬小体的形成[2]。

生地黄　具有清热凉血、养阴生津的功效。日中曝干者为生地黄,又称干地黄。《神农本草经》认为生地黄能"逐血痹"。《药性论》及《名医别录》中都有生地"通血脉"的记载。生地黄为养阴生津、清热凉血之品,对于热入营血,温毒发斑,热病伤阴,津伤便秘,阴虚引起的发热及内热消渴等症效果极佳。《药鉴》谓生地黄"性虽大寒,较熟地则犹宣通而不泥膈,故能凉心火之血热,泻脾土之湿热……除五心之发热"。现代研究发现,地黄能够降低血糖,可缓解糖尿病大鼠三多症状,降低血液中 TNF-α、Hs-CRP、IL-6 因子的含量,改善糖尿病的微炎症状态,改善高血糖对肾脏组织的损伤,降低大鼠尿液中水通道蛋白 AQP2 浓度[3]。其有效成分"地黄梓醇"可上调 VEGFR2(血管内皮生长因子受体 2)表达,促进血管内皮新生[4]。

天花粉　具有清热泻火、生津止渴、消肿排脓的功效,对于热病烦渴,燥伤肺胃,咽干口渴,疮疡肿毒,热毒炽盛,风热上攻,内热消渴等症具有良好的效果。天花粉历来为治渴之要药,针对消渴的口渴症状有较好的疗效。现代研究证明:天花粉 - 黄精药对(1∶3 配伍比例)水提物可促进肝脏糖原合成,减少脂肪变性,能有效降低 KKAy 小鼠 FBG 及 TC、LDL-C、HOMA-IR,其作用机制可能与调节肝脏 PI3K/Akt/FoxO1 信号通路相关[5]。

山茱萸　具有补益肝肾、收涩固脱之功,《本草经疏》言其"气温而主补,味酸而主敛",因其既能补益,又能酸涩收敛,消渴病精微不固,用其固肾涩精,平补阴阳,收效甚好。现代临床常用于治疗肾精亏虚等症,如眩晕耳鸣、腰膝酸痛、阳痿遗精及内热消渴等。环烯醚萜苷、马钱苷、莫诺苷等为山茱萸主要活性成分,现代研究证实:"环烯醚萜苷"能够改善 2 型糖尿病大鼠胰岛素抵抗、调节血脂,恢复 NO 和内皮素的动态平衡,对糖尿病心脏病变具有一定的保护作用;可通过 PI3K-Akt/PKB 信号通路改善糖尿病小鼠的高血糖和高血脂;改善血管内皮细胞的损伤,降低由糖尿病血管并发症引发的氧化应激对机体的损伤[6]。

山药　可补益脾胃,润肺生津,补肾涩精止遗。《本草新编》认为其能"通治三消"。张锡纯《医学衷中参西录》认为山药"可因补气养阴而止渴",并用"薯蓣粥"和"一味薯蓣饮"

1　魏爽,李冀,付强,等.黄芪 - 葛根药对通过 PI3K/Akt/FoxO1 通路调控糖异用治疗糖尿病大鼠作用机制[J].中华中医药学刊,2022,40(8):32-3.

2　裴翔,刘丹,欧阳茹,等.黄芪甲苷对小鼠 2 型糖尿病肾损伤的保护作用及于线粒体质量控制网络的作用[J].中国老年学杂志,2022,42(24):6064.

3　王胜娟.地黄调节 AQP2 效应与其改善微炎症状态(热瘀)的关系研究[D].西安:中国人民解放军空军军医大学,2016.

4　周霞,张文倩,刘炬,等.从血管内皮生长因子及其受体调控角度探讨地黄梓醇促血管新生作用及分子机制研究[J].实用心脑肺血管病杂志,2020,28(2):64-68.

5　毕境新,张秋娥,丁雷,等.天花粉 - 黄精药对糖尿病小鼠糖脂代谢及肝素抵抗的影响[J].中国实验方剂学杂志,2022,28(21):42-49.

6　KANG J,GUO C,THOME R,et al. Hypoglycemic,hypolipidemic and antioxidant effects of iridoid glycosides extracted from Corni fructus:possible involvement of the PI3K-Akt/PKB signaling pathway[J]. RSC Adv,2018,8:30539-30549.

治疗阴虚劳热。临床常用山药治疗脾虚食少、虚热消渴、白带过多、大便溏泻、肺虚喘咳等症。山药多糖、黄酮、皂苷等是有效成分,可起到降糖的效果。现代药理研究发现"山药多糖"能有效缓解糖尿病大鼠症状,明显降低血糖、血脂及 MDA 水平,增强 GSH、T-AOC 活性,升高 HDL-C 水平,上调缺氧诱导因子 -1α 表达,诱导血管内皮生长因子(VEGF)表达[1-2]。

三七 具有散瘀止血、消肿定痛的功效。临床常用来治疗咯血、吐血、便血、尿血、血滞胸腹刺痛、跌打肿痛等。三七止血宜生用,单用或配伍其他行气活血药物,则活血散瘀功效会更加明显。现代研究发现:三七总皂苷(PNS),可使糖尿病模型大鼠 PI3K mRNA 表达上调、抑制 PI3K 上调,抑制 PI3K/AKT 信号蛋白。PNS 可通过下调 PI3K/AKT 信号通路预防糖尿病血管病变[3]。

丹参 治血分既能凉血,又擅活血,走血分能消痈止痛,归心经能养血安神,具有活血化瘀、通经止痛、清心除烦、凉血消痈之功效。临床常用于治疗瘀血阻滞的月经不调、血瘀胸痹心痛、疮疡肿痛等。它对于糖尿病血管病变有广泛的防治作用。现代药理研究发现丹参中的丹参酮ⅡA,能够抑制哺乳动物雷帕霉素靶蛋白(mTOR)/p70 核糖体 S6 蛋白激酶(p70S6K)信号通路,抑制 VSMC 迁移增殖,增加 NO 释放及 SOD 活性,抑制氧化应激。丹参酚酸 B,可激活 AMPK 通路,降低血管超氧阴离子水平,增加 NO 水平,改善血管内皮依赖性舒张功能[4-5]。

川芎 具有活血行气、祛风止痛等功效。临床上常用于治疗血瘀气滞、胸痹心痛、胸胁刺痛、风湿痹痛、头痛等。现代研究发现川芎提取物,可升高 SOD 水平,降低过氧化水平,抑制 p38 丝裂原活化蛋白激酶(p38 MAPK)通路及 Caspase-3 细胞凋亡通路,从而发挥保护血管内皮细胞的作用[6]。王树凤[7]等报道,川芎具有使 2 型糖尿病患者血管性血友病因子(vWF)浓度下降及改善 2 型糖尿病患者血管内皮功能的作用。

葛根 具有解肌退热、生津止渴、通经活络等功效。临床常用于治疗消渴、热病口渴、外感发热头痛、胸痹心痛、中风偏瘫等。现代药理研究发现葛根素可通过激活雌激素受体介导的磷脂酰肌醇 3- 激酶(PI3K)/ 蛋白激酶 B(Akt)、钙 / 钙调素依赖性蛋白激酶Ⅱ(CaMKⅡ)/ 腺苷酸活化蛋白激酶(AMPK)通路,促进内皮型一氧化氮合酶(eNOS)磷酸化和 NO 产生,改善内皮功能[8]。可通过改善胰岛素抵抗、保护胰岛 β 细胞、促进糖代谢、改善氧化应激等多

1　李晓冰,裴兰英,陈玉龙,等. 山药多糖对链脲菌素糖尿病大鼠糖脂代谢及激的影响[J]. 中国老年学杂志,2014,34(2):420-422.

2　唐群,吴华,雷久士,等. 山药多糖对肾缺血再灌注损伤大鼠肾组织缺氧诱导因子 -1α 和血管内皮生长因子表达的影响[J]. 中国中医药信息杂志,2014,2(12):56-58,62.

3　杨春宁,万多,赵鹏,等. 三七总皂苷调控 PI3K/AKT 信号通路预防糖尿病病变的机制[J]. 中华中医药学刊,2021,39(2):118-121,270-271.

4　董宜旋,李静. 丹参酮ⅡA 抑制同型半胱氨酸诱导的大鼠主动脉血管平滑肌增殖和迁移及其机制研究[J]. 中国药房,2016,27(22):3072-3076.

5　侯霁芯,王丹,阚竞宇,等. 丹参酚酸 B 上调 AMPK 改善糖尿病小鼠血管功能[J]. 实用医学杂志,2017,3(320):3367-3371.

6　张一凡,张林. 川芎对 PM2.5 诱导的人脐静脉血管内皮细胞损伤的保护作用和机制[J]. 中药材,2019,4(27):1652-1655.

7　王树凤,卓玉军. 川芎嗪对 2 型糖尿病患者血管内皮细胞作用的研究[J]. 临床医药实践,2009,18(5):340-341.

8　HWANG YP, KIM HG, HIEN TT, et al. Puerarin activates endothelial nitric oxide synthase through estrogen receptor-dependent PI3-kinase and calcium-dependent AMP-activated protein kinase[J]. Toxicol Appl Pharmacol,2011,257(1):48-58.

途径治疗糖尿病及并发症[1]。

石斛　石斛益胃生津,滋阴清热,临床常用于治疗热病津伤,口干烦渴,胃阴不足,肾阴亏虚,骨蒸劳热等。现代药理研究发现:铁皮石斛多糖能够抑制内质网应激及核转录因子-κB(NF-κB)信号通路表达,保护血管内皮依赖性舒张功能,增强血管内皮 B 细胞淋巴瘤-2(Bcl-2)蛋白表达,抑制 Bcl-2 相关 X 蛋白(Bax)表达,抑制血管内皮细胞凋亡,增强内皮细胞活性,增加高糖下内皮细胞产生 NO 含量,降低肿瘤坏死因子-α(TNF-α)、细胞间黏附分子-(1ICAM-1)水平[2-3]。

茯苓　茯苓首载于《神农本草经》,"止口焦舌干,利小便"。《名医别录》"止消渴,好唾",《本草纲目》载(茯苓主治)"心神不定,恍惚健忘""小便频多""小便淋沥不禁"等。现代药理研究显示茯苓提取物,可上调 miRNA-649 表达,下调丝氨酸/苏氨酸蛋白激酶(Akt1)蛋白表达,抑制血管平滑肌细胞(VSMC)异常增殖、迁移和侵袭,发挥抗动脉粥样硬化作用[4]。

酸枣仁　临床常用于治疗虚烦不眠、惊悸多梦、体虚多汗、津伤口渴等症。现代研究发现酸枣仁皂苷 A,可下调 Toll 样受体/NF-κB 炎症通路表达,升高 VEGF 及 6-酮-前列腺素 F1α 表达,降低血清内皮素-1(ET-1)、血栓烷 B_2、血管性血友病因子水平,纠正血管内皮功能障碍[5]。

附子　附子归心、肾、脾经,具有回阳救逆、补火助阳、散寒止痛等功效。现代药理研究发现附子多糖,能够下调 miRNA-135b-5p 表达,抑制血管平滑肌细胞增殖、迁移[6]。

肉桂　《本草新编》记载:"肉桂,坚骨节,通血脉,疗下焦虚寒,治秋冬腹痛、泄泻、奔豚,利水道,温筋暖脏,破血通经,调中益气,实卫护营,安吐逆疼痛。"现代研究发现肉桂提取物肉桂酸,能够抑制 NF-κB 活化,减少 NF-κB 抑制蛋白(IκB)降解,下调内皮细胞组织因子表达[7]。

半夏　具有燥湿化痰、降逆止呕、消痞散结的功效。现代研究发现半夏提取物,能够降低血脂及炎症水平,降低 ET-1 水平,抑制血管内膜增生,促进 VEGF、eNOS 表达,促进损伤内膜再内皮化,促进血管修复[8-9]。

1　张洪敏,曹世杰,邱峰,等.葛根和葛根素治疗糖尿病及并发症的研究进展[J].天津中医药大学学报,2019,38(6):607-615.

2　钟惠娟,陈璐,周洁,等.铁皮石斛多糖对高糖诱导的血管内皮依赖性舒张影响[J].中国新药杂志,2017,2(612):1443-1449.

3　丁艳.铁皮石斛对高糖环境下人脐静脉内皮细胞产生 NO、TNF-α 和 ICAM-1 的影响[D].衡阳:南华大学,2013.

4　姚卫,黄伟,张斌.茯苓提取物以 miR-649/Akt1 通路调控 Ang Ⅱ 诱导血管平滑肌细胞的增殖、迁移和侵袭机制[J].河北医药,2021,43(5):655-660.

5　朱建丽,张娜娜,刘小菊.酸枣仁皂苷 A 下调 TLR/NF-κB 通路改善高脂肥胖幼鼠血管内皮功能障碍[J].中国新药与临床杂志,2020,3(96):374-380.

6　刘雪琼,黄会芳.附子多糖调控 miR-135b-5p 对脂多糖诱导血管平滑肌细胞迁移的影响[J].中成药,2021,4(35):1180-1185.

7　李小飞,文志斌,何晓凡,等.肉桂酸对肿瘤坏死因子诱导血管内皮细胞组表达的作用及其机制[J].血栓与止血学,2004,1(4):148-151.

8　杨广,江巍,张敏州,等.化痰中药半夏及山慈菇抗动脉粥样硬化的作用机制研究[J].中药新药与临床药理,2013,2(43):230-233.

9　黄志新,陶青,刘新通.半夏在动脉粥样硬化颈动脉血管内膜损伤中的修复作用研究[J].现代医院,2017,1(77):1053-1056.

厚朴　具有燥湿、行气、消积、消痰平喘的功效。现代研究发现厚朴有效成分"和厚朴酚"，能促进人脐静脉血管内皮细胞增殖，增加 Bcl-2/Bax，下调半胱氨酸天冬氨酸蛋白酶 -3（Caspase-3）表达，降低 ROS 及丙二醛（MDA）水平，升高超氧化物歧化酶（SOD）、过氧化氢酶、谷胱甘肽水平，抑制蛋白激酶样内质网激酶（PERK）/ 真核起始因子 2α（eIF2α）/C/EBP 同源蛋白（CHOP）通路，阻断 NF-κB 活化，抑制 VSMC 迁移增殖及细胞外基质沉积，抑制内皮细胞凋亡、氧化应激及内质网应激[1-2]。

陈皮　陈皮归脾、肺经，具有理气健脾、燥湿化痰的功效，临床常用于治疗脾胃气滞、湿阻之脘腹胀满、食少吐泻、胸痹、咳嗽痰多。现代研究发现陈皮提取物"陈皮总黄酮"，下调硫酸软骨素蛋白聚糖 5（Cspg5）基因表达，抑制硫酸软骨素合成，上调硫酸乙酰肝素葡糖胺 3-O- 磺基转移酶 3B（1Hs3st3b1）基因表达，促进硫酸乙酰肝素合成，干预 VSMC 的糖胺聚糖代谢，发挥抗动脉粥样硬化作用[3]。

瓜蒌皮　具有清热化痰、利气宽胸的功效。适用于痰热咳嗽，胸闷胁痛。《药笼小品》记载："（瓜蒌皮）能和肝阳，开胸涤痰。"现代研究发现瓜蒌皮提取物，上调 eNOS mRNA 表达，下调原癌基因 Fos 家族 c-Fos mRNA，Myc 家族 c-Myc mRNA 表达，抑制 VSMC 由 G0/G1 期进入 S 期而控制增殖，降低非对称二甲基精氨酸、MDA、TNF-α 水平，升高 NO 水平及二甲基精氨酸二甲胺水解酶活性[4-5]。

桃仁　具有活血祛瘀、润肠通便、止咳平喘的功效，临床常用桃仁治疗瘀血阻滞之经闭痛经，产后腹痛，癥瘕痞块，肠痈肺痈，肠燥便秘等。现代研究发现，桃仁提取物，改善血流速率，降低全血黏度，增强 Bcl-2 蛋白表达，抑制血管内皮细胞凋亡[6-7]。

红花　具有活血通经、散瘀止痛的功效，可用于治疗经闭、痛经、恶露不行、热郁血瘀、胸痹心痛、癥瘕痞块等。现代研究发现红花有效成分羟基红花黄色素 A，可降低血液黏度，抑制血小板聚集，下调细胞外信号调节激酶 1/2（ERK1/2）通路，抑制 VSMC 增殖，抑制肿瘤坏死因子 α 受体（1TNFR1）/NF-κB 信号通路，抑制 ICAM-1 和 E 选择素 mRNA 表达[8-9]。

地龙　具有清热定惊、通络、平喘、利尿等功效，临床常用于治疗高热神昏、惊痫抽搐、癫狂、关节痹痛、肢体麻木、半身不遂、肺热喘咳、湿热水肿、小便不利等。现代药理研究表明，

1　朱为勇，唐元升，盖延红，等 . 和厚朴酚对 ox-LDL 诱导的血管内皮细胞损伤的保护作用及其机制研究［J］. 中国循证心血管医学杂志，2018，10（9）：1079-1083.

2　ZHU X，WANG Z，HU C，et al. Honokiol suppresses TNF-α-induced migration and matrix metalloproteinase expression by blocking NF-κB activation via the ERK signaling pathway in rat aortic smooth muscle cells［J］. Acta Histochem，2014，116（4）：588-595.

3　陈琼，付远飞，刘惠婷，等 . 陈皮总黄酮干预血管平滑肌细胞糖胺聚糖代谢的机制研究［J］. 中药新药与临床药理，2019，30（2）：179-183.

4　杨征，宋淼，陈强，等 . 瓜蒌皮提取物对 Ang Ⅱ诱导血管平滑肌细胞增殖的影响［J］. 临床合理用药杂志，2018，11（1）：44-46.

5　谭斌，刘韵，谷彬，等 . 瓜蒌皮提取物对大鼠血管内皮损伤的保护作用［J］. 现代医药杂志，2010，1（29）：9-11.

6　以敏，邓家刚，郝二伟，等 . 桃仁对血液循环障碍大鼠内皮细胞凋亡及相关达的影响［J］. 中国实验方剂学杂志，2013，19（14）：178-182.

7　以敏，邓家刚，郝二伟，等 . 桃仁提取物对不同病因所致大鼠血液循环障碍的影响［J］. 中草药，2013，4（47）：858-862.

8　董文彬，叶小弟，程敏，等 . 羟基红花黄色素 A 抗心肌缺血作用研究［J］. 临床药理学与治疗学，2014，1（99）：1001-1005.

9　刘金连，王海芳，马淑惠，等 . 羟基红花黄色素 A 通过抑制动脉内皮细胞 FR1/NF-κB 信号通路而发挥抗炎作用［J］. 细胞与分子免疫学杂志，2015（7）：945-948.

蚯蚓蚓激酶,能抑制血小板聚集、调节纤溶系统、降低血液黏度、调控脂代谢紊乱、降低 ET-1 水平、修复血管内皮细胞损伤[1-2]。

莲子心 具有清心安神、交通心肾、涩精止血的功效。适用于热入心包、神昏谵语、心肾不交、失眠遗精、血热吐血。现代药理研究表明,莲子心生物碱可提高 NOS 水平,促进血管内皮细胞 NO 释放,减少血管内皮细胞损伤[3]。

大黄 具有泻下攻积、清热泻火、凉血解毒及逐瘀通经等功效。以酒制后,泻下之力减弱,祛瘀之力增强。临床内服多用于治疗实热积滞之便秘、妇女产后之瘀阻、跌打损伤、痈肿疔疮、湿热痢疾等,外用可治烧烫伤。现代研究发现,大黄有效成分复杂多样,且对血糖、血脂有益,对糖尿病大鼠和临床患者具有降低血浆 ET-1 及升高 NO 的作用,能够保护内皮依赖的血管舒张功能,抑制胸主动脉 ICAM-1 及 VCAM-1 的表达,保护血管内皮细胞功能,具有抗动脉粥样硬化作用[4]。

黄连 《神农本草经》载黄连:"主热气,目痛眦伤泣出,明目,肠澼腹痛下利,妇人阴中肿痛。"《名医别录》载黄连:"主治五脏冷热,久下泄澼、脓血,止消渴、大惊,除水,利骨,调胃,厚肠,益胆,治口疮。"现代研究发现,黄连主要成分小檗碱(黄连素)可增加脂肪细胞的葡萄糖消耗量,提高脂肪细胞对于外源葡萄糖的转运能力,抑制肝脏脂质过氧化过程,减少肝损害,改善胰岛素抵抗,促进胰岛素分泌,改善糖尿病大鼠模型和患者的脂质代谢紊乱,降低血清 TC、TG 含量,减轻氧化应激,抑制动脉粥样硬化炎症反应[5-6]。

枸杞 《神农本草经》载:"枸杞,主五内邪气,热中消渴,周痹,久服坚筋骨,轻身不老。"《食疗本草》载:"叶及子,并坚筋能老,除风,补益筋骨,能益人,去虚劳;根,主去骨热,消渴。"枸杞多糖对 2 型糖尿病早期出现的血管内皮损伤有良好的保护作用,机制与其降糖、降脂,改善胰岛素抵抗及增加机体抗氧化酶活性,减轻脂质过氧化等作用有关,对糖尿病性心血管病变具有一定的防治作用[7-8]。

第三节 其他治法

    2 型糖尿病是一种主要表现血糖异常升高的代谢性疾病,其主要病理特征为胰岛素抵抗伴胰岛素分泌减少。临床上,患者多见烦渴多饮、多尿、多食及不明原因体重下降等症状,

1 许超千,焦军东,孙宏丽,等.蚓激酶对实验动物血栓及相关血液学指标的影响[J].中草药,2005,36(9):91-93.

2 李璐,王永香,王秀海,等.地龙及其复方治疗糖尿病肾病的机制研究进展[J].中国实验方剂学杂志,2017,2(37):227-234.

3 张玉玲,杨光明,李萍,等.四种莲子心生物碱对 H_2O_2 诱导血管内皮细胞保护作用[J].中国生化药物杂志,2015,3(53):1-5.

4 李克明,李桂耘,崔兵兵.中药不同组分防治糖尿病血管病变研究进展[J].辽宁中医药大学学报,2013,15(7):115-117.

5 邹晨辉,申竹芳.黄连生物碱抗糖尿病机制的研究进展[J].中草药,2004(11):122-125.

6 姜小庆,许长青.小檗碱对心血管系统保护作用及机制的研究进展[J].中国药物应用与监测,2020,17(4):272-276.

7 余小平,马正东.枸杞多糖对 2 型糖尿病血管内皮损伤保护作用的实验研究[J].中医药导报,2011,17(5):8823.

8 刘萍,何兰杰.枸杞多糖对糖尿病大鼠糖脂代谢的影响[J].宁夏医学院学报,30(4):427.

疾病后期多见心、脑、眼、肾等并发症。目前国内外防治 2 型糖尿病研究重点逐步落于饮食结构管理及运动调节等方面,皆取得良好的降糖效果,甚至可以使糖尿病达到长期缓解阶段,对心血管病变有着明显的预防作用[1-2]。非药物干预疗法防治糖尿病及糖尿病血管病变安全、简单、方便、有效,其应用潜力高、患者获益大。下列将从中医经络疗法、中医情志疗法、中医传统运动疗法、中医饮食疗法四个方面出发,分析中医非药物疗法防治 2 型糖尿病及糖尿病血管病变相关理论及研究现状。

一、中医经络疗法

中医经络疗法指的是通过一定手段刺激经络穴位而改善疾病症状及预后的治疗方法。现代研究表明[3],中医经络疗法可通过改善糖脂代谢、胰岛素抵抗、胰岛组织活性等方式改善糖尿病血管病变。下文分别阐述通过刺激经络而产生糖尿病及糖尿病血管病变治疗作用的主要治疗手段。

1. 耳穴压豆　李娟等[4]观察耳穴压豆疗法及中药熏洗法对糖尿病血管的影响,研究发现利用王不留行籽对内分泌、胰、三焦、肾上腺、皮质下五个耳穴进行指压刺激手法,并联合使用活血化瘀中药鸡血藤 30g、伸筋草 20g、丹参 25g、桂枝 15g、乳香 10g、没药 10g、地龙 20g以及红花 15g 熏洗,其治疗组总体有效率高于常规治疗组。耳穴压丸疗法及中药熏洗法能够显著改善糖尿病血管病变患者的临床症状及体征,安全性高,为今后临床推广运用中医护理技术治疗糖尿病血管病变提供依据。

2. 耳针　梅志刚等[5]从胆碱能抗炎通路探讨耳针血清对大鼠脑微血管内皮细胞拟糖尿病损伤的保护作用,利用耳针穴位刺激 2 型糖尿病大鼠模型发现,耳针血清能明显增加细胞活性,显著降低糖尿病引起的细胞凋亡(P 均<0.01),改善内皮细胞的超微结构受损情况。但迷走神经阻断后针刺大鼠,其血清培养的细胞活性明显低于针刺组(P<0.01);细胞凋亡率显著高于针刺组(P<0.05)。考虑耳针血清对血管内皮细胞具有显著的形态学保护作用,其作用机制可能与兴奋迷走神经有关。观察耳穴电针血清对糖尿病脑微血管内皮细胞损伤的保护作用发现,耳针刺激具有抑制糖尿病血管并发症炎性反应,抑制细胞黏附等作用,可能是通过激活迷走神经,促进乙酰胆碱与其受体的 α- 亚单位结合而实现的[6]。

3. 艾灸　罗星子[7]采用温和灸背俞穴治疗 2 型糖尿病下肢血管病变(LEADDP),通过观察治疗前及治疗 4 周后中医证候积分、踝肱指数(ABI)、炎症因子(CRP、IL-6)的变化,进一步评价温和灸背俞穴治疗 LEADDP 的临床疗效。研究发现,治疗组可以明显改善患者临床症状及 ABI,降低血清炎症因子(CRP、IL-6)水平,且副作用小、安全性高、操作简便,利于临

1　中华医学会糖尿病学分会 . 中国 2 型糖尿病防治指南(2020 年版)[J]. 国际内科学杂志,2021,41(5): 482-548.

2　邹大进,张征,纪立农 . 缓解 2 型糖尿病中国专家共识[J]. 中国全科医学,2021,24(32): 4037-4048.

3　刘娟,马晓军 . 针灸治疗 2 型糖尿病及其并发症实验研究进展[J]. 中医药临床杂志,2011,23(2): 122-124.

4　李娟,李海霞,陈涛,等 . 耳穴压丸及中药熏洗对糖尿病血管病变的治疗作用的临床观察[J]. 血管与腔内血管外科杂志,2017,3(5): 985-987,1014.

5　梅志刚,刘晓洁,曾永保,等 . 耳针血清对大鼠脑微血管内皮细胞拟糖尿病的保护作用[J]. 中国老年学杂志,2013,33(23): 5890-5892.

6　梅志刚,曾永保,王明智,等 . 电针耳甲区对糖尿病大鼠脑微血管内皮细胞死因子 -αmRNA、细胞黏附因子 -1 和血管间黏附分子 -1 蛋白表达的影响[J]. 针刺研究,2012,37(6): 440-446.

7　罗星子 . 温和灸背俞穴治疗 2 型糖尿病下肢血管病变临床观察[D]. 合肥: 安徽中医大学,2020.

床推广应用。

王洁[1]探讨艾灸三阴交穴对 0 级糖尿病足血管病变干预的效果，对照组入院接受评估后给予常规治疗和预防糖尿病足的知识教育，干预组在对照组的基础上，每日给予艾灸两足部三阴交，每穴灸 15min，每天 1 次，10d 为 1 个疗程，共艾灸 3 个疗程。研究发现，艾灸三阴交穴可更好地改善 0 级糖尿病足血管病变体皮肤温度、疼痛程度、皮肤色泽、间歇性跛行等临床症状，防治糖尿病足病。

4. 温针灸 彭玉莹[2]观察脂三针温针灸疗法对早期糖尿病下肢动脉粥样硬化性疾病（DLEAD）的影响，采用基础治疗联合脂三针（足三里、三阴交、内关）作为主穴交替温针灸，每周 3 次，4 周为一个疗程，共 3 个疗程。研究发现，脂三针温针灸联合基础治疗能有效改善 DLEAD 患者空腹血糖水平，有助于改善糖代谢紊乱，能减轻早期 DLEAD 患者的临床症状，尤其对肢体麻木、疼痛、肢冷、足背动脉搏动减弱疗效显著，优于单纯基础治疗，还能提高患者生活质量，安全有效，值得推广。

5. 毫针刺 杨元庆[3]观察"调理脾胃针法"对 2 型糖尿病足大鼠血管内皮因子及创面愈合情况的影响，研究发现，"调理脾胃针法"可有效降低大鼠空腹血糖及血清胰岛素水平，通过调节糖脂代谢、血液流变性、血管内皮细胞功能促进 2 型糖尿病足创面愈合。

吴哲[4]在"烧山火"针刺法与普通针刺法治疗阳虚寒凝证糖尿病周围神经病的临床观察中，通过测量治疗前后右侧胫神经运动神经传导速度（MCV）和腓肠神经感觉神经传导速度（SCV）以评估患者神经功能情况，发现治疗后两组胫神经 MCV、两组腓肠神经 SCV 均升高，治疗前后对比，差异均有统计学意义（$P<0.01$），说明"烧山火"针刺法与常规针刺法均能有效改善胫神经传导功能及腓肠神经传导功能，且治疗后两组间比较（$P<0.05$），表明"烧山火"针刺法在改善胫神经传导功能及腓肠神经传导功能方面均优于常规针刺法。

祁燕等[5]研究针刺对 2 型糖尿病大鼠动脉粥样硬化的作用及机制，结果显示针刺可明显改善糖尿病动脉粥样硬化，这与针刺降低甘油三酯、胆固醇、低密度脂蛋白胆固醇、游离脂肪酸、一氧化氮、TNF-α、白介素 -6、C 反应蛋白、血浆纤溶酶原激活物抑制因子 1 等有关。

6. 电针 张业辉[6]研究电针对糖尿病大鼠血管内皮细胞（VBC）的影响，发现电针治疗后大鼠血糖显著下降，大鼠腹主动脉 VEC 的一氧化氮合酶 NOS 活性增强，针刺能降低血糖，有效地保护 VEC 功能，从而防治糖尿病及血管并发症。

7. 穴位注射 王景等[7]研究足三里穴位注射银杏叶提取物对糖尿病周围血管病变（DPVD）患者血管新生指标的影响，将 94 例患者随机分为两组，对照组予以西医综合治疗，观察组加用足三里穴位注射银杏叶提取物，共治疗 2 周。治疗 2 周后发患者外周血内

1 王洁,黄香妹,金瑞芬,等.0 级糖尿病足血管病变患者艾灸三阴交穴的效果观察[J].护理学报,2012,19(7):70-72.

2 彭玉莹.脂三针温针灸干预糖尿病下肢动脉粥样硬化性疾病疗效观察[D].广州:广州中医药大学,2019.

3 杨元庆,李思,张智龙,等.针刺对 2 型糖尿病足大鼠血管内皮因子的影响[J].中华中医药杂志,2018,33(6):2332-2335.

4 吴哲."烧山火"针刺法治疗阳虚寒凝证糖尿病周围神经病的临床观察[D].哈尔滨:黑龙江中医药大学,2020.

5 祁燕,韩燕铃,曾小云等.针刺对 2 型糖尿病大鼠动脉粥样硬化的作用及机制[J].中国动脉硬化杂志,2008(5):361-364.

6 张业辉.电针对糖尿病大鼠血管内皮细胞的影响[J].湖北中医学院学报,2001(3):35-36.

7 王景,于洋,张海丽,等.足三里穴位注射银杏叶提取物对糖尿病周围血管病变患者下肢动脉血流、血液流变学及血管新生指标的影响[J].中国医药导报,2020,17(18):81-86.

皮祖细胞 EPCs、碱性成纤维细胞生长因子 bFGF、血管内皮生长因子 VEGF、血小板源性内皮细胞生长因子 PD-ECGF 均高于治疗前,且观察组高于对照组,差异均有统计学意义(均 $P<0.05$);观察组不良反应发生率与对照组比较,差异无统计学意义($P>0.05$)。结论:足三里穴位注射银杏叶提取物可改善 DPVD 患者下肢血流动力学,有效缓解患者症状体征,改善患者血液高凝状态,优化微循环,促进血管新生,安全可靠。

刘岐[1]观察黄芪注射液穴位注射对于糖尿病性下肢动脉硬化闭塞症患者下肢血管缺血状态的改善程度及临床疗效。给予患者黄芪注射液穴位注射治疗,疗程为 3 周。研究发现,实验组较常规治疗能有效改善血脂相关指标(TG、CHOL、HDL-C、LDL-C)的情况,降低血液黏稠度,改善血液高凝状态,使肢端动脉狭窄部位血流速度改善,增加血流量。有助于患肢侧支循环的建立,改善病变肢体慢性缺血状态。作为辅助治疗糖尿病性下肢动脉硬化闭塞症疗效明确、操作简单、应用安全。

赵秋波等[2]观察双侧足三里穴位注射胰激肽原酶治疗糖尿病周围血管病变的临床疗效及对患者踝肱指数(ABI)及血管超声的影响。观察组给予胰激肽原酶双侧足三里穴位注射治疗,对照组施行胰激肽原酶肌内注射治疗。研究发现足三里穴位注射较肌内注射能更显著改善踝肱指数 ABI、足背动脉血流量、腘动脉狭窄程度、收缩期最大血流速度增加程度以及舒张末期血流速度减慢程度,降低 PT 和 FIB,升高 APTT。胰激肽原酶双侧足三里穴位注射治疗可有效改善糖尿病周围血管病变患者的临床症状,并能有效改善其血管病变指标水平,效果确切。

8. 穴位埋线 罗雄等[3]通过研究穴位埋线及中药复方对糖尿病血管内皮功能和胰岛素敏感性的影响,探讨其防治糖尿病微血管病变(DMAP)的机制。研究发现,模型组大鼠较正常对照组血浆内皮素(ET)、尿微量白蛋白(UAE)含量升高,胰岛素敏感指数(ISI)、血清 NO 降低;经治疗后,ET、UAE 明显降低,ISI、NO 明显改善。结论:穴位埋线及中药复方可通过改善血管内皮细胞功能,增强胰岛素敏感性,降低血糖,能有效地防治 DMAP。

二、中医情志疗法

2 型糖尿病属于临床常见的糖脂代谢紊乱综合征,其发病与肥胖、饮食不节、运动不足等因素有关,患者可表现出明显的多饮、多食、多尿及消瘦症状,持续日久可致心脑血管发生病变,引发一系列并发症。同时,情志异常属消渴患者常见表现,《三因方》:"动之则先自脏腑郁发,外形于肢体。"阐明情志不节可导致人体有形病变

传统中医理论对于情志致病十分重视,认为其是影响疾病发生、疾病传变的重要因素。《素问·举痛论》曰:"怒则气上,喜则气缓,悲则气消,恐则气下……惊则气乱……思则气结。"情志各有相对应的脏腑,情志不节,气机逆乱,脏腑功能失调,进而伤其所属脏腑。《素问·上古天真论》:"恬淡虚无,真气从之,精神内守,病安从来。"指出调节情志是疾病防治的

1　刘岐.黄芪注射液穴位注射辅助治疗糖尿病性下肢动脉硬化闭塞症的临床观察[D].哈尔滨:黑龙江中医药大学,2019.

2　赵秋波,徐凤梅,李杰玉.双侧足三里穴位注射胰激肽原酶治疗糖尿病周围变疗效观察[J].上海针灸杂志,2018,37(9):992-996.

3　罗雄,凌湘力.穴位埋线及中药复方对糖尿病大鼠血管内皮功能及胰岛素敏感性的影响[J].中华中医药杂志,2008(1):59-61.

关键。情志协调则脏腑气顺、血行条达、精气旺盛,外邪难侵。故情志调节作为中医防治的重要环节,目前已于临床中有所应用。

2 型糖尿病患者因病程长、治疗持久、反复,兼之久病伤阴,燥热内生,多表现出烦躁、焦虑等不良情志,故需在常规药物干预上予以一定情志调节措施。

1. 情志疏导疗法　虞兰兰[1]等提出"身心合一"理论的干预体系,认为在药物干预的基础上,主动了解患者情感需求,拉近医患沟通距离,采用以下情志疏导方法:①顺意。首先了解患者需求,适当顺其心意,使负面情绪疏泄而出,并以共情方式引导患者敞开心扉,减少因情绪抵触导致的干预效果不佳。②移情。转移患者对不良情志状态的注意。③疏导。增加交流沟通,引导患者主动消解自身不良情绪。改善患者整体感官感受,提高对相关治疗的配合度,提高生活质量与心理弹性。该团队研究发现,在西医干预护理的基础上施加中医情志护理可使血糖控制率改善,生活质量提高。

2. 以情胜情疗法　王瑞华[2]根据中医理论对 2 型糖尿病患者进行喜怒忧思悲恐惊等七情辨证,根据七情特性开导患者,保持患者情绪平稳。《素问·阴阳应象大论》曰:"怒伤肝,悲胜怒……喜伤心,恐胜喜……思伤脾,怒胜思……忧伤肺,喜胜忧……恐伤肾,思胜恐。"具体操作为:以五行相生相克理论为指导,在患者出现不良情绪时有意识地用另一种情志去控制和战胜某种情志所引发的疾病。其研究发现,情志干预对 2 型糖尿病患者血糖控制情况起到积极作用,并能减少血糖波动,对于防治糖尿病大血管病变有一定的临床指导意义。

3. 五行音乐疗法　中医五音疗法是在传统中医理论指导下,运用"角、徵、宫、商、羽"五种音调来防治疾病的一种治疗方法。其强调形神共养,注重因人、因时及因证施乐。《内经》指出肝属木,在音为角,在志为怒;心属火,在音为徵,在志为喜等。五音应五脏,辨证运用五行音乐,可调和五脏气血阴阳,调畅精神,以使人体中正平和。

彭思涵[3]等人将 66 例糖尿病前期患者,按 1 : 1 : 1 随机分为空白组、宫调组、商调组三组,予其共同的糖尿病前期生活方式干预,在此之外,商调对照组和宫调治疗组分别予商调式音乐和宫调式音乐干预,疗程 12 周。研究结果显示:商调对照组和宫调治疗组较空白组,调节空腹血糖、餐后 2 小时血糖效果更佳,为五音疗法可作为糖尿病前期安全有效的干预措施提供了有力依据。

三、中医传统运动疗法

针对 2 型糖尿病,除了中医药内服治疗,中医传统运动的协助治疗也是其综合治疗(五驾马车)方案的重要组成部分。现代机械化以及智能化的发展,在提高人们交流和工作效率的同时,也为人体健康带来了隐患。一则,人们多以脑力劳动为主,多静少动,缺乏体育锻炼;同时,伴随着生活水平的提高,饮食的不节制,导致营养过剩,皆是增加罹患糖尿病风险的罪魁祸首。《吕氏春秋》记载"形不动则精不流,精不流则气郁",《素问·汤液醪醴论》言

1　虞兰兰,秦月华,袁翠萍.基于中医"身心合一"理论结合人文关怀对 2 型糖尿病患者心理弹性、治疗配合度和生活质量的影响[J].四川中医,2021,39(11):214-217.

2　王瑞华,闫镛.中医情志护理对 2 型糖尿病患者血糖波动影响的临床分析[J].药物与临床,2021,21(20):3482-3484.

3　彭思涵,谢子妍,谢菊,等.中医五音疗法干预糖尿病前期 40 例临床观察[J].辽宁中医杂志,2021,48(1):108-111.

"平治于权衡,去宛陈莝,微动四极",强调了运动对血脉流通的重要性。故古人常通过导引、按蹻、太极等运动,动形以调和气血、疏通经络、通利九窍、延年益寿。张泽华等[1]阐述消渴并发症——糖尿病大血管病变病机为"气血壅滞,阻塞脉道",皆可在综合治疗之中加入中医传统运动的治疗,以达到活动肢体使气血流畅、调和脏腑、祛邪化浊的作用。张莹等[2]通过综合分析,得出中医传统功法包括五禽戏、太极拳、八段锦、十八段锦等,对延缓和治疗糖尿病具有一定的积极作用。五禽戏可有效降低 DM 患者血糖及糖化血红蛋白;太极拳及八段锦可有效改善 DM 患者体重指数、血糖、血脂、胰岛素抵抗等状态;十八段锦亦对糖尿病前期患者血糖及血脂改善有着积极的作用。

1. 五禽戏　李兴海[3]选择 60 名 2 型糖尿病患者为研究对象,分为两组,两组均采用常规降糖西药治疗,实验组每天运动 1 次,每次锻炼 60min,持续 6 个月;对照组患者不安排运动,保持正常生活。经 6 个月的五禽戏锻炼后,实验组患者的血液流变性与对照组相比发生了显著性的改变,其中全血低切黏度、红细胞聚集指数、sICAM-1 及 Ps 的水平明显下降,与对照组相比具有非常显著的差异($P<0.01$);全血高切黏度、血浆黏度、血沉和纤维蛋白原的水平也明显下降,与对照组相比具有显著性的差异($P<0.05$)。实验数据提示,五禽戏可以使患者的血液流变性发生良好的改变,具有良好的辅助治疗作用。

2. 太极拳　周清安[4]等研究发现太极拳锻炼可治疗糖尿病周围血管病变,明显提高患者的生活质量,显著改善患者腘动脉、足背动脉管径及流速、血糖(包括空腹血糖、餐后 2 小时血糖)和 HbA1c 水平,显著降低患者的 TNF-α、IL-6、hs-CRP 水平,改善糖尿病炎症机制,临床疗效明显。

3. 八段锦　关务洁等[5]对 60 例老年糖尿病血管病变患者进行传统运动结合现代方法治疗,结果表明坐式八段锦联合血管神经治疗仪能够改善老年糖尿病血管病变、减轻患者疼痛,甚至降低糖尿病足溃疡的发生率,效果显著。

四、中医饮食疗法

2 型糖尿病属中医学中"消渴"范畴,发病与自身禀赋不足、饮食不节、劳欲过度、热病伤阴、情志过极有关。其中过食肥甘、饮食失节为消渴的主要诱因。《素问·奇病论》曰"此肥美之所发也,此人必数食甘美而多肥也,肥者令人内热,甘者令人中满,故其气上溢,转为消渴",故调节饮食是消渴患者的重要手段。近代医家张锡纯《医学衷中参西录》:"病人服之,不但疗病,并可充饥;不但充饥,更可适口,用之对症,病自渐愈,即不对症,亦无他患。"表明食物不但可充饥、疗疾,而且安全性也有保障。控制饮食及饮食疗法成为消渴患者控制血糖、改善症状、防治并发症的关键。

1　张泽华,冷玉琳,杨婵,等.基于"亢害承制"理论探讨内皮功能障碍对糖尿管病变的影响[J].中国实验方剂学杂志,2022,28(4):227-234.

2　张莹,李佳玥,康锴,等.中医传统功法对糖尿病的干预作用的研究进展[J].环球中医药,2020,13(2):334-337.

3　李兴海.健身气功·五禽戏对 2 型糖尿病患者血液流变性研究的研究[J].辽宁师范大学学报(自然科学版),2007(3):369-371.

4　周清安,王献红,祝希泉,等.太极拳锻炼对 2 型糖尿病周围血管病变患者量及血清炎症因子的影响[J].中国疗养医学,2021,30(10):1025-1028.

5　关务洁,陈燕群,何怡,等.坐式八段锦联合血管神经治疗仪对老年糖尿病变的效果研究[J].实用妇科内分泌电子杂志,2020,7(23):187-188.

饮食疗法是在传统中医理论指导下,以药食同源为核心,根据食物不同的阴阳五行及四气五味属性,将其作为日常饮食应用于不同证型、不同体质人群的一种温和治疗方式[1]。《素问·脏气法时论》最早提出"五谷为养,五果为助,五畜为益,五菜为充,气味合而服之,以补精益气"的饮食配伍原则。强调饮食调养不仅应注重主食、辅食的结构搭配,还应关注食材之间的四气五味属性和合,方可达到补益精气的目的。中华中医药学会2016版《药食同源药膳标准通则》提出药食同源药膳调理原则为平衡阴阳、扶正祛邪,进一步指出饮食疗法的根本方法不外乎"以偏纠偏",即以食物之偏性,纠正人体之偏性,以使人体阴阳平和,邪不能干。

辨证施膳是2型糖尿病中医饮食疗法的关键。2021版《2型糖尿病病证结合诊疗指南》推荐山药薏苡仁粥、燕麦饼作为2型糖尿病的降糖辅助治疗(3b级,弱推荐)。张琰[1]总结治疗2型糖尿病常用药食同源食材有:黄芪、山药、玉竹、麦冬、玉米须等,既可对症治疗,相关研究证实又有明确的降糖作用。王征[2]基于上中下三消辨证施膳的原则,根据上中下三消的不同症状,予上消型患者玉米须茶饮清热润肺;予中消型患者萝卜汁以清胃泻火;下消型患者予玉米须茶饮联合枸杞饮等滋阴补肾。

闵瑶[3]应用名医张廷模经验方,将桑叶、葛根、山药、荷叶、山楂等五味药食两用中药材制成葛桑茶代茶饮,在葛桑茶代茶饮联合二甲双胍干预60例气阴两虚型2型糖尿病患者的随机对照研究中发现,与常规二甲双胍治疗组相比较,葛桑茶代茶饮联合二甲双胍组对空腹血糖、餐后2小时血糖的控制有更好的效果。

戴燕铃[4]对中医食疗干预2型糖尿病患者的血糖和生存质量的影响进行系统评价,共纳入12个随机对照试验,包括1 178例患者,中医食疗干预组593例。Meta分析结果显示:中医食疗法可改善2型糖尿病患者空腹血糖、餐后2小时血糖、糖化血红蛋白及生活质量。

虞兰兰[5]等提出:肺燥型患者可用天冬、芦根水、金银花露及鲜茅根煎服,以润肺清热;阴阳两虚型患者则采用枸杞子、金樱子、益智仁煎水代茶饮,调补肾中阴阳,鼓励患者饮用核桃加猪肾炖汤,禁止患者食用生冷的瓜果;胃热型患者多食水果、蔬菜,帮助缓解胃热;同时针对便秘患者采用玄参、黄连、大黄以缓解症状,鼓励患者清淡饮食,有效控制食量,让其食用萝卜汤、番茄汤,以消除胃火,并达到增液养阴的效果;肾阴虚型患者则鼓励患者膳食调理用猪胰加枸杞子煲汤服,起到生津清热、补肾滋阴的效果。

蒋清[6]以上中消、下消分类制作相应的药膳代茶饮,如玉米须茶饮、白萝卜汁、绿豆汤和番茄汤等,对86名糖尿病患者进行随机对照研究,对比常规降糖药物组,血糖指标、糖化血红蛋白下降具有统计学差异。

李辉[7]等使用黄芪、山药的中医饮食疗法干预2型糖尿病(气阴两虚证)患者,采用随机

1　张琰,刘静,夏梦婷,等.2型糖尿病中医食疗研究概况[J].实用中医内科杂志,2017,31(2):83-85.

2　王征.64例糖尿病中医食疗与常规治疗临床效果对比观察[J].临床医药文献杂志,2020,7(34):77,80.

3　闵瑶.桑葛茶联合盐酸二甲双胍治疗气阴两虚型2型糖尿病的临床观察[D].成都:成都中医药大学,2019.

4　戴燕铃,刘蔚楠,庞书勤,等.中医食疗对2型糖尿病患者血糖和生存质量的系统评价[J].广西中医药大学学报,2019,22(1):140-146.

5　虞兰兰,秦月华,袁翠萍.基于中医"身心合一"理论结合人文关怀对2型糖尿病患者心理弹性、治疗配度和生活质量的影响[J].四川中医,2021,39(11):214-217.

6　蒋清.中医食疗应用于糖尿病治疗的临床疗效研究[J].糖尿病新世界,2017,20(11):37-38.

7　李辉.黄芪、山药联合应用的中医饮食疗法对2型糖尿病患者治疗作用观察[D].济南:山东中医药大学,2019.

对照试验,共计 60 人,疗程为 12 周,研究发现黄芪、山药联合应用的中医饮食疗法可降低患者血糖(改善糖化血红蛋白和餐后 2 小时血糖),调节血脂(主要是 HDL 和 TG),改善患者的临床症状,提高患者生活质量。

中医饮食疗法取材方便,经济实惠;操作简单,灵活多变,可根据患者饮食习惯,调整为不同饮食形式,如粥、茶饮、榨汁等;降糖效果佳。食材的选用要遵循中医辨证原则,需要在专业医师指导下进行。

第三篇

糖尿病大血管病变防治现状、重点和难点

第一章
现代医学防治现状与重难点

第一节 临 床 现 状

　　糖尿病大血管病变是由于多种因素共同作用下导致以心血管、脑血管、下肢血管为主要病变部位的糖尿病慢性并发症，主要病理改变为动脉粥样硬化，其具体发病机制尚未完全阐明。大血管病变是糖尿病患者致死、致残的主要原因。随着现代社会饮食结构、生活方式等改变，肥胖和胰岛素抵抗成为糖尿病前期进展为 2 型糖尿病的关键因素。在糖代谢紊乱的基础上，容易伴随高血脂、高血压、高尿酸血症、高凝状态、肥胖等糖尿病大血管病变发生发展的危险因素。糖尿病慢性并发症患者往往缺乏长期、规范的疾病筛查与良好管理，导致患者远期并发症死亡率与不良结局事件发生率居高不下。因此，临床上逐渐形成了以控糖和心血管获益为中心的糖尿病分级诊疗规范与防治策略，并综合大血管病变主要危险因素进行综合干预，成为当前临床防治糖尿病大血管病变的基本准则和核心原则 [1]。

一、糖尿病前期的科学预防

　　中国目前大概有接近 1.5 亿的糖尿病前期人群，造成沉重的公共卫生负担。糖尿病前期包括空腹血糖受损（IFG）和 / 或糖耐量受损（IGT）。过去普遍认为血糖异常如果没有达到损伤机体水平，不需过早应用药物进行干预。然而，越来越多的证据表明，机体早期高糖状态带来的危害是明确的。大庆研究随访结果显示，IGT 一旦进展为糖尿病，心血管事件风险将翻倍，且进展越快风险越大。糖尿病患病 3 年即有一半患者出现并发症，患病 10 年几乎均会出现并发症。这也验证了糖尿病"代谢记忆"学说提出的高糖早期就会对机体产生损伤，即使当前还无法通过定量或是定性来明确"代谢记忆"效应的物质基础。因此，做好糖尿病前期至糖尿病阶段的预防，能够显著减少因糖尿病引发的大血管病变等各类并发症，降低患者因防治并发症、强效控糖而产生的医疗负担。

　　由于糖尿病前期大多在糖尿病筛查中发现，《中国成人糖尿病前期干预的专家共识》推荐利用筛查评估工具 CDRS 对普通人进行风险评估和 OGTT 实验来明确。目前糖尿病前期的个人干预目标是通过生活方式干预（如减重、均衡饮食等）或者药物干预（目前二甲双胍、阿卡波糖治疗糖尿病前期的证据相对充分）使得血糖维持在正常范围内，并通过健康教育认识其危害性，实现患者自我管理，提高依从性，加强干预效果，最终改善临床结局和生活质量。识别糖尿病前期的目的是尽早干预，延缓糖尿病及其慢性并发症的发生。然而，目前对于糖尿病前期的干预现状仍不理想，如何加强预防糖尿病"未病先防"的观念，明确重点

　　1　吴航，孙子林 . 以糖尿病并发症为中心的糖尿病分级管理策略［J］. 中国医学前沿杂志（电子版），2018，10（2）：1-3，5.

人群和具体干预措施,是减少未来更多糖尿病并发症患病率的关键举措,也是当下做好糖尿病等慢性疾病个体化管理的重大要求[1]。

二、综合管理多重危险因素

CAPTURE 研究提示,全球 2 型糖尿病患者心血管疾病患病率为 34.8%,中国为 33.9%。我国大庆研究经随访 23 年则进一步证实,男性糖尿病患者因心血管疾患死亡者占 47.5%,女性糖尿病患者因心血管疾患死亡者占 49.7%。因此,尽早保护糖尿病大血管,最大可能使心血管获益,是防控糖尿病恶化、减少致死率的重要措施。

英国前瞻性糖尿病研究(The UK Prospective Diabetes Study,UKPDS)通过后 10 年的随访结果发现早期改善血糖可以带来大血管的长期获益,提示早期控糖可能对心血管疾病有益。然而,也有其他大型循证研究显示,对于早期或合并 ASCVD,或 ASCVD 高危因素的慢性病程 2 型糖尿病,单纯强化降糖对心血管获益证据不足,即仅改善血糖不能有效延缓糖尿病大血管病变的进展。因此,国内外多项权威机构发布的糖尿病防治指南中均指明,多种危险因素的控制管理是大血管并发症防控策略,强调临床应采用"降糖、降压、调脂、抗凝、体重管理和改善生活方式"等综合控制危险因素的管理方案以延缓糖尿病大血管病变的发生发展,减少不良结局事件的发生,降低致死致残率,提高患者生活质量。降低除高糖之外的多种血管危险因素成为综合防治糖尿病大血管并发症的主要策略,可明显降低糖尿病患者心脑血管病变和死亡发生的风险。

在多项大型循证研究结果的支撑下,由"控糖"为中心的干预理念逐渐转变为"控糖与改善心血管事件和结局并重"的糖尿病综合管理预防模式。降糖药物的心血管风险与获益也成为关注重点。高血糖引发的"代谢记忆"现象指早期高糖刺激导致不良代谢记忆对血管所产生的损害持续存在,因此,早期治疗是防治大血管并发症的重要时机,能给予 2 型糖尿病患者远期临床获益。血糖是防治糖尿病并发症的基石,《中国 2 型糖尿病防治指南(2020 版)》中明确建议,新诊断 2 型糖尿病患者可尽早开展降糖治疗,如果在口服降糖药物和生活方式干预 3 个月不理想情况下,尽早启动胰岛素治疗使血糖达标,可在早期阻断表观遗传机制、炎症、氧化应激和 AGEs 等代谢记忆因素,起到抑制代谢记忆效应而带来的长期获益。除血糖外,综合管理多重危险因素尤为重要,UKPDS、HOT、HPS-DM 等大型临床研究表明,降压、调脂等治疗措施可明显降低心血管事件的风险,因此,即使没有心血管并发症但有心血管高风险的 2 型糖尿病患者也应当定期监测血压、血脂,并及时控制治疗[2]。

近年来,随着大量降糖新药的心血管结局试验的证据公布,以 SGLT-2 抑制剂和 GLP-1 受体激动剂为主的具有心血管获益的新型降糖药逐渐受到各大糖尿病指南推崇。循证证据表明,具有心血管结局获益强证据的降糖药物,除了本身具有稳定且安全的降糖作用之外,还有对多种危险因素的共同作用,如 SGLT-2 抑制剂可以降血压、降尿酸等,GLP-1 受体激动剂有降血压、降血脂和减重等作用。这也佐证了糖尿病大血管病变与多重心血管危险因素有关,多重危险因素的综合干预可以有效减少终点事件的发生,带来结局获益。未来,亟待

1 中华医学会内分泌学分会,中华医学会糖尿病学分会,中国医师协会内分泌代谢科医师分会,等.中国成人糖尿病前期干预的专家共识[J].中华内分泌代谢杂志,2020,36(5):371-380.

2 中华医学会糖尿病学分会.中国 2 型糖尿病防治指南(2020 年版)[J].国际内分泌代谢杂志,2021,41(5):482-548.

明确各降糖药物的具体基础作用机制,去有效支撑临床研究的发展,促进基于疗效机制的精准诊疗策略研究,以便于基础 - 临床更好的转化[1]。

三、早发现、早诊断、早治疗

在糖尿病早期,已发生大血管病变有关的病理改变,可能是处于临床尚未被观察到的无症状期,或是已经发生了血管结构和功能的改变而患者认知程度低或者未及时筛查和规范管理的阶段,这都导致疾病未能及时干预治疗而出现大血管病变的进一步发展。如何尽早发现血管结构或功能异常,是大血管病变的早期诊断、危险分层和预后判断中的关键环节,对于 2 型糖尿病大血管并发症的早期防治具有重要意义。《2 型糖尿病早期大血管病变无创性检查的中国专家共识》中强调,将冠状动脉、颅内动脉、颈动脉、下肢动脉及主动脉等不同疾病情况下相关无创性检查如冠状动脉计算机断层扫描血管成像(coronary computed tomography angiography,CCTA)、磁共振血管成像(magnetic resonance angiography,MRA)、颈动脉超声检查、ABI 等无创性关键检查手段,遵循现有最新循证医学证据,基于诊断价值、安全性和可行性基础上进行了分级推荐,明确大血管病变的部位、性质和程度,对于临床早期 2 型糖尿病的防治水平得到了广泛提升[2]。

第二节　重点与难点

糖尿病患病率逐年上升,以心血管疾病为主的糖尿病大血管并发症是 2 型糖尿病患者的主要并发症和死亡原因。目前,现代医学防治糖尿病并发症的重点在于"以心血管结局事件为主的大血管获益",其中,防治大血管病变的重点在于早期筛查,尽早干预。

然而,难点在于,高糖引发的"代谢记忆"现象仅靠降糖难以有效控制。尽管已经有多项循证研究证实综合控制多种危险因素可以减少糖尿病患者的大血管并发症和死亡风险,但由于慢病管理的复杂性,糖尿病患者的心血管风险因素难以有效控制。虽然目前有证据显示部分药物可以降低糖尿病患者的心血管风险,但对糖尿病患者心血管结局并没有确定证据,并且这些药物的不良反应及潜在的联用风险也大大限制了临床广泛应用。另一方面,仅依靠影像学技术尚不能及时识别大血管并发症。综上所述,如何对心血管高风险的糖尿病人群进行早期识别与干预,并有效阻止心血管事件恶化,是糖尿病心血管病变临床防控工作的重点与难点。

1　魏碧玥,梁梅花 . 糖尿病引起动脉粥样硬化作用机制研究的进展［J］. 心血管康复医学杂志,2021,30(1): 85-87.

2　高丹,李甜,杨继,等 .2 型糖尿病心血管并发症早期临床检测指标的研究进展［J］. 中西医结合心脑血管病杂志,2021,19(20): 3511-3514.

第二章
中医学防治糖尿病大血管病变的重点与难点

第一节 理论阐释及病机辨证分型认识

一、缺乏全面深入的中医理论阐释

中医对于糖尿病大血管病变并无专有病名,虽有较多相关论述,但多靠临床观察,缺乏系统性、全面性,对病机发展变化的认识较为局限,需要进一步总结归纳。以往糖尿病及其并发症的中医防治策略多基于传统病机认识,在一定时期内具有积极的意义。然而,随着人民生活质量极大改善,医学诊疗水平提高以及现代研究的日渐深入,对糖尿病的诊疗重心前移,目前,大量糖尿病患者确诊时临床表现隐匿,不呈现典型"三多一少"症状,且变证复杂多样,因此,固守糖尿病及其并发症的传统认识难以有效发挥中医药在现代糖尿病及相关并发症防治方面的优势,这一点在糖尿病大血管病变的临床诊疗方面表现得尤为突出[1]。目前,糖尿病大血管病变无论是病因还是病机都与古代的消渴病变证有很大不同,所以传统认识难以全面、全程、客观地指导现代糖尿病大血管病变中医临床诊疗。

近现代以来,众多医家在继承总结前人理论的基础上,结合临证经验提出了许多理论学说,如仝小林院士从《内经》络病理论出发,结合历代医家论述,针对糖尿病及其并发症提出了"糖络病"学说,按照病位深浅分为气络和血络两个基本层次,按照病性分为络寒和络热两种性质,按照病情发展程度分为络滞、络瘀和络闭络损三个阶段[2];另有"开阖枢理论""脉积学说""毒邪学说"等。这些理论在一定程度上深化了中医对糖尿病大血管病变的病因、病机及发展变化规律的认识,但是目前仍缺乏中医理论对糖尿病大血管病变核心病机、证治规律及防治策略的系统阐释,严重制约了中医临床服务能力的提升。为充分发挥中医药在糖尿病大血管保护中的优势作用,需要在中医认识与治疗法则等理论上传承精华、创新发展,以更好地进一步指导临床。

二、缺乏对病机及辨证分型统一认识

古代因医疗水平等客观条件限制,不能通过早期的检查手段确诊糖尿病,导致有关消渴病的记载主要为疾病发展到严重高血糖水平或病程较长而出现多饮、多食、多尿、消瘦的典型"三多一少"症状,此时大多符合阴虚燥热、气阴两虚、阴阳两虚等证,以"三消辨证"为主。"三消"分类方法影响深远,以致后世对消渴病的认识未脱离"多饮、多食、多尿、消瘦"的临床表现,以"阴津亏虚,燥热偏盛"为基本病机,以"清热润燥、养阴生津"为基本

1　谢春光.伏邪理论指导下糖尿病大血管病变中医药防治体系的构建[J].中国中医基础医学杂志,2022,28(8):1205-1209.

2　白煜,白宇宁,刘文科,等.从糖尿病络病论治血管并发症探讨[J],北京中医药,2016,35(6):570-572.

治则[1]。但这种认识并不全面,只是对疾病某一阶段的认识,不完全符合糖尿病及其并发症的病因病机。如果现代临床根据"三多一少"症状来进行中医辨证论治,会延误大多数糖尿病及其并发症的诊断和治疗。

经过传承创新,近现代中医家对糖尿病大血管病变有了以下共识:糖尿病大血管病变为本虚标实之证,虚以脏腑气血阴阳亏虚为主,实以脏腑功能紊乱形成水饮、痰凝、血瘀、热毒等病理产物为主。在此基础上,各医家又立足于不同的理论学说和临床经验,产生了不同的病机认识和辨证分型体系。如以"络病学说"立论治疗糖尿病大血管病变的医家,认为糖尿病血管病的病机为因虚致实,气血不足或阴虚燥热,煎熬血液,日久则阴损及阳,阳虚鼓动无力,导致血液运行迟缓,瘀血滞留在脉络,日久致使管腔狭窄,脉络闭阻,变证丛生,其核心环节为血瘀络阻,根据血瘀的程度,可划分为络气郁滞、络脉瘀阻、络脉瘀塞3个阶段[2-3];以"毒邪理论"立论者,则认为糖尿病性大血管的病机关键在于毒损脉络,毒的形成不仅是热盛化火而成,气滞、血瘀、痰凝、湿阻等病理产物结于体内,病程日久化生成毒,随着疾病的发展,毒必损伤络脉,毒邪贯穿于疾病的始终[4]。主编团队通过对中医药诊疗糖尿病大血管病变的原始文献进行研究,并总结糖尿病大血管病变的证候要素分布特征,总共纳入的48篇2型糖尿病大血管病变文献中出现205个证型,发现阴虚、气虚是糖尿病及大血管病变的基础证候要素,血瘀、痰湿证是大血管病变病机转换关键病理要素[5]。总的来说,近现代以来关于糖尿病大血管病变的病机和辨证分型有许多相关论述,但基于医者们不同的中医理论和辨证体系,对病机和辨证分型上不尽相同,缺乏统一认识。因此在传承经典的基础上,结合医家们对糖尿病大血管病变的共性认识,深刻、全面地提出糖尿病大血管病变的病机及辨证分型是中医药防治糖尿病大血管病变优势作用展示和提升面临的重点和难点问题。

第二节　现代中医学诊疗体系

一、缺乏优化的糖尿病大血管病变现代中医学诊疗体系

中医药防治糖尿病大血管病变具有整体观念、辨证论治、个体化诊疗的优势与特色,但是在与现代医学的碰撞融合过程中,展现出对疾病全程把握不足、群体治疗策略难以推广、微观指标靶向性缺乏等局限。虽然在糖尿病大血管病变的临床诊疗实践过程中,许多当代医家均已意识到全程防治与分期辨治的重要意义,但是仍缺乏优化的糖尿病大血管病变现代中医学诊疗体系。未来需要通过中医理论及临床研究,在辨证论治的基础上,结合现代科技手段,探究其在不同分期下的证候演变规律,客观微观指标变化,提出辨证分型与治疗策

1　符宇,邵明义,燕树勋,等.基于"脉积学说"论糖尿病大血管病变[J].中国中医基础医学杂志,2020,26(4):463-465.

2　朱红英,王坤玲.浅谈糖尿病血管病之瘀血络损[J].新疆中医药,2012,30(3):103-104.

3　郑艺,张珊珊.糖尿病大血管病变的中医理论研究概况[J].中医临床研究,2021,13(19):133-135.

4　孙新宇,张良舜.从毒损心络探讨糖尿病性冠心病发病机制[J].中国中医基础医学杂志,2010,16(10):873-874.

5　冷玉琳,富晓旭,高泓,等.糖尿病及其大血管病变证候要素分布特征文献研究[J].成都中医药大学学报,2022,45(3):98-103.

略,同时参照西医诊断体系框架,在中医思维下重新审视疾病全程,构建既具中医特色又与西医接轨的糖尿病大血管病变现代中医学诊疗体系。

二、缺乏高级别循证医学证据

确切的临床疗效证据是中医药的核心竞争力,也是中医药走向国际的必要前提。糖尿病大血管病变是中医药防治慢性重大疾病的优势病种。近年来,中医药针对优势病种开展的临床研究发展迅速,数量与质量同步提升,产出了一批高水平研究成果,获得了国内外的广泛认可,如针刺治疗慢性前列腺炎/慢性盆底疼痛综合征、心绞痛、偏头痛有效性的研究,及中药复方随机对照试验报告规范的发表等[1]。由于糖尿病大血管病变的中医学概念、病机特点、证候演变规律、防治措施等方面始终缺乏公认、客观和规范的标准,极大地制约了中医药防治糖尿病大血管病变的临床研究开展。现代中医学者经过大量临床实践,总结了很多行之有效的干预方法,但由于缺乏规范的临床试验,其证据难以被认可,制约了传统中医药在糖尿病心血管保护方面的临床应用。目前,中医学对糖尿病大血管病变的防治作用展示大部分集中于临床医者个人经验总结或验案报道,未形成统一共识和规范方案,难以广泛推广;相关临床研究方面质量普遍不高,设计、实施、监察和质量控制不到位,缺乏全面、客观、规范的临床疗效评价方法,也缺乏大规模、规范、严谨的临床试验、观察性研究、真实世界研究,因此,缺乏高级别循证证据支持中医药防治糖尿病大血管病变的有效性和安全性,极大地限制了中医药防治大血管病变优势作用的发挥。循证医学的迅猛发展为客观、规范化评价临床疗效提供了重要的方法学支撑,因此,亟待利用现代临床流行病学和循证医学的方法,结合病证结合的诊疗模式,不断完善中医临床疗效评价体系,客观评价中医药防治大血管病变的临床疗效,构建并获得共识性的高级别循证医学证据。

三、缺乏中医药防治大血管病变作用机制作用和靶点的深入探究

除了科学评价中医药临床疗效,深入阐明其药效物质、作用靶点及分子机制也是促进中医药现代化、国际化的关键环节。中医药在治疗2型糖尿病大血管的病变有着较显著的临床疗效,掀起国内探究其机制和作用靶点的热潮。近年来,围绕中医药治疗糖尿病大血管病变开展的相关细胞实验和动物实验,在探究其微观生物学机制方面已取得了一系列研究成果,充分证实了多种复方、单味药和单体对于糖尿病大血管病变血管内皮炎症、细胞凋亡、晚期糖基化终末产物等关键病理机制的直接调控作用,并且筛选出小檗碱、黄芩苷、三七总皂苷等核心药效物质,为糖尿病大血管病变创新药物研发产生重要推动作用。但这些研究仍然处于初期探索阶段,当前研究仍缺乏一定的深入性、系统性和完整性。一方面,随着机制研究的不断深入,参照化药研发思路的"单成分-单途径"的研究模式逐渐显露出脱离中医理论、机制阐释片面等问题。另一方面,用于研究中医药防治糖尿病大血管病变的实验模型一直备受争议,糖尿病大血管病变中医证候具有整体性与复杂性,人和动物病理反应的拟合性存在差异,因此如何构建理想的实验模型和评价造模方法的可靠性和有效性成为该领域

1　CHENG CW,WU TX,SHANG HC,et al. CONSORT-CHM Formulas 2017 Group. CONSORT Extension for Chinese Herbal Medicine Formulas 2017:Recommendations,Explanation,and Elaboration [J]. Ann Intern Med.2017, 167(2):112-121.

的关键问题。此外,目前关于中医药防治大血管病变作用机制和作用靶点更多着眼于细胞和动物实验研究,具有一定的局限性。现代生物学技术迅猛发展,紧跟时代发展的脚步,开拓更多科学的研究技术和方法,开发符合中医药防治糖尿病大血管病变特点的网络药理学、方证代谢组学等新方法,同时结合利用分子生物学、系统生物学、基因分析和基因干预等手段和技术,明确中医药的疗效机制和作用靶点,为临床应用提供科学依据是中医药防治大血管病变的一个契机,同时也是一个挑战。

第四篇

糖尿病大血管病变中医药防治的
现代创新

　　糖尿病大血管病变是糖尿病致死致残的重要原因。目前以控制血糖为中心的临床防治方案难以有效阻止大血管损伤的持续进程,选择综合性整体方案是防控糖尿病大血管病变的迫切需要。中医药具有多靶点、多通路等协同调控优势,可在防治糖尿病大血管病变方面发挥积极作用。当代医家立足传统中医理论,融汇多年临床实践的深厚经验,建立起行之有效的糖尿病大血管病变防治策略。

　　谢春光教授从事中医药防治内分泌代谢性疾病临床工作三十余年,基于对中医传统"伏邪"理论的丰富认识及对现代糖尿病大血管病变"代谢记忆"学说的深入研究,建立了独特的伏邪理论指导下的糖尿病大血管病变中医药防治体系:"伏邪-代谢记忆-糖尿病大血管病变"理论体系。认为脏腑功能衰退,正气亏虚,痰浊瘀血伏邪隐匿滋生、及至显现发病,是直接导致糖尿病大血管并发症的主要病机。伏邪贯穿于代谢记忆始终,是代谢记忆产生、发展、并直接导致糖尿病大血管病变的关键因素。根据伏邪致病特点,糖尿病大血管病变发生发展可归纳为三个阶段:正虚邪伏(虚态)、邪长正损(痰态)、邪盛正衰(瘀态)。在此基础上,提出糖尿病大血管病变的"三态论治"方案,以参芪序贯阶段疗法,打破正虚-邪损致疾病进展的路径,分别采用益气养阴活血、祛浊通络-益气养阴、化瘀通络-益气养阴的治法;选方上以参芪复方为核心方剂,分别以虚态-参芪复方、痰态-参芪消痰方、瘀态-参芪化瘀方的序贯疗法,对糖尿病大血管病变的各阶段进行全程干预。将机体自身功能状态的恢复作为干预重点,不局限于特定临床指标的变化。二十余年来,团队以参芪系列方为载体,从证候、治法、组方、药物、疗效、机制等多角度开展了全多方位的一体化研究,初步搭建起伏邪理论指导下的糖尿病大血管病变中医药防治体系构架,扩展了临床糖尿病大血管病变的防控思路。与此同时,伏邪理论指导下糖尿病大血管病变中医药防治研究形成了丰富的转化成果,得到广泛应用。

　　此外,现代中医药专家如颜德馨、祝谌予、吕仁和、仝小林等,在汲取经典医学知识的基础上,也提出了富有独创性的糖尿病中医治疗方案。这些方案为糖尿病及其血管并发症的治疗提供了新的视角,丰富并拓展了中医药在治疗糖尿病中的理论应用与临床实践。

第一章
近现代名家理论创新与临证经验

当代名医对糖尿病论治的理论颇丰,百花齐放,临证经验丰富,故临床胸有成竹,往往可以立起沉疴。如颜德馨教授根据消渴病的诊治经验,创立专病专方"消渴清",以"脾"论治消渴,注重活血化瘀,强调"脾统四脏",运用助脾健运、活血化瘀来改善糖尿病及其并发症等相关问题;祝谌予教授用活血化瘀治疗糖尿病,重视培补脾肾以扶正祛邪,创立降糖基本方、降糖对药方等方剂;吕仁和教授创立了糖尿病肾病"微型癥瘕"的病理学说,同时提出了化结消癥的治法,总结"六对论治"的辨证方法,并创"活络止消丸""舒肝止消饮""益气止消丸"等中药制剂治疗糖尿病;仝小林教授将现代糖尿病的中医病名概括为"糖络病",用"开郁清热法"治疗早中期糖尿病,运用糖尿病络病理论指导糖尿病并发症治疗,形成了从糖尿病前期到糖尿病早中期至并发症期的中医系统诊疗体系。这些名家经验汇集成祖国医学治疗消渴病不可或缺的瑰宝,故本书对其学术理论与临证经验等进行整理编撰。

第一节　颜德馨学术理论及临证经验

颜德馨教授以气血为纲,认为"气血通畅为生命之本""气为百病之长,血为百病之胎""久病必有瘀,怪病必有瘀""有一分阳气,便有一分生机",并创立了"衡法治则"。在糖尿病方面,颜德馨教授以轻重缓急分消渴,分期治三消,以"脾"论治,注重活血化瘀,强调"脾统四脏",运用助脾健运、活血化瘀来改善糖尿病及其并发症等相关问题,同时颜德馨教授将"胰脏"的生理功能归于"脾",运用改善脾的方法来治疗"胰"的疾病,灵活运用药对降糖。

一、轻重缓急,三消分治

糖尿病多从上、中、下三消分期,颜德馨教授认为虽然从症状来看,三消分期与临床相合,但从病之轻重缓急裁断,则更为明确,病之初、之渐常在太阳阳明,病之末常在厥阴少阴,肝肾阴亏是其本,肺胃燥热乃其标,病势急暴者常初起即有伤及肝肾之兆。消渴之轻者、缓者、早期者,多在中上焦;重者、急者、晚期者多在下焦。颜德馨教授在治疗消渴证时认为,上消、下消用阴药,中消用泻药。重视《内经》中"二阳结谓之消"的理论,病之初起专治中焦,用白虎汤清消阳明胃肠之热结,犀角地黄汤清泄阳明之瘀热,以此清消二阳之结。热结清散,则阴津自复。晚期重症者,颜德馨教授力主用厚重益肾之味,以填补肾元,如龟甲、熟地黄等。此所谓"早期以泻,晚期以补"[1]。

1　沈元良.名老中医话糖尿病[M].北京:金盾出版社,2013.

二、运脾行津，治脾治胰

颜德馨教授认为中焦脾胃是津液输布的枢纽，因而亦是消渴起病的关键，脾的运化输布功能失职，津液不能通达周身，因而变生消渴症。引《灵枢·本脏》"脾脆，则善病消瘅"及《素问·脏气法时论》"脾病者，身重善饥"佐证。颜德馨教授对脾病的治疗主张"补脾不如健脾，健脾不如运脾"，认为"脾胰同源"，治"胰"当治脾。在临床上将苍术作为其首选要药，苍术可运脾开郁，脾气健运，以消阳明之结，不治渴而渴自止。苍术性燥裂，可与知母、生地黄、天花粉相配[1]。

三、活血化瘀，调畅气血

颜德馨教授认为瘀血贯穿糖尿病的始末，也是糖尿病的病理产物。阴虚津亏，燥热内亢，由于津血同源，津亏而致血少，燥热使血黏稠，血液艰涩成瘀，阴津亏耗伤及元气，气虚无力鼓动血行；或多食肥甘，气机郁滞而成痰瘀；或久病入络，均可形成血瘀。这里的瘀是糖尿病病程中的病理产物。血瘀又是新的致病因素，在脑络可致中风，在心脉可致冠心病，在眼睛可致糖尿病视网膜病变，在下肢可致脉管炎，在肾脏可致糖尿病肾病。瘀血是造成糖尿病并发症的重要原因。在诊断上，颜德馨教授强调四诊合参，以实验室检查为辅，结合病史进行综合分析。临床上消渴病常见的口渴、头晕、胸痛、舌紫为瘀血的表现，可治以活血化瘀，调畅气机之法。对于糖尿病并发症治疗重视活血化瘀，如糖尿病酮症以燥热、血瘀、浊邪互结为病机，方用温清饮合四妙丸；糖尿病肾病以气阴两虚夹瘀证为多，方用防己黄芪汤、六味地黄丸、四物汤化裁；周围神经障碍病机多为气虚血瘀，方用黄芪桂枝五物汤；视网膜病变多属肝肾阴虚夹瘀证，方用杞菊地黄丸合芍药甘草汤，眼底出血不止加止血药；脉管炎、疮疽证为燥热夹瘀，方用五味消毒饮加丹皮、赤芍，久不收口加黄芪[2]。

四、常用降糖止渴药

颜德馨教授治疗消渴，喜欢选用各类降血糖之对药。常用地锦草、鸟不宿二药。地锦草其味辛、苦，其性平，无毒，具有清热解毒、活血、止血、通乳、消结等功效；鸟不宿其味辛，其性平，有小毒，具有追风、活血、祛风湿等功效。两药合用，取其清热解毒、活血行血、调和气血、消阳明之结之意。可清热解毒，以助其他清热泻火药物清泄热邪，热邪祛除，则阳明之结可解。其次，二者合用可祛除血脉、脏腑之瘀血，是预防糖尿病并发症的重要举措。糖尿病患者由于脾失健运，气化失常，饮食水谷不能化生精微，蕴而为甘厚湿浊之物，甘厚湿浊随脾胃之络而入于血脉，使血混杂厚腻，加之阳明所结之热邪煎熬血液，使血液更为稠厚，流动滞缓，进而形成高血糖，日久则络生瘀血阻滞脉络，形成血脉闭塞下肢的"糖尿病足"，闭塞肾络的"糖尿病性肾病"等诸多病症[3]。两药可与其他药配伍降血糖，临床用量常达30~60g，亦可单独合用，其中地锦草单用泡茶长期饮用也可降尿糖。除此二药还有木瓜、知母、怀山药、升麻、苍术等药常用。怀山药健脾敛阴，可熬粥长期食用，作为食疗方。木瓜和胃化湿、化食

1　高彦彬.中国糖尿病医论医案精选［M］.北京：中国中医药出版社，2019.
2　韩天雄，颜琼枝.国医大师颜德馨教授辨治糖尿病经验［J］.浙江中医药大学学报，2012，36（10）：1067-1069.
3　屠执中.颜德馨临证实录［M］.北京：中国中医药出版社，2010.

止渴。升麻则上升脾胃之气,导胃气下降,取提壶揭盖、升清降浊之意,是以脾胃气机升降恢复正常[1]。

五、专病专方——消渴清

颜德馨教授根据消渴病的诊治经验,自拟"消渴清",具体方药如下:苍术15g,白术15g,升麻9g,生蒲黄9g,知母30g,地锦草30g,黄芪30g,柴胡9g,川黄连3g,丹参15g,怀牛膝9g,山药9g,熟大黄9g。适用于消渴,证属热盛者,症见口干引饮,体重减轻,消瘦,易出汗,舌淡苔薄,脉沉细无力。方中苍术健脾运脾,为君药,知母清热养阴,为臣药,二者合用可缓苍术燥烈之性;地锦草为经验用药;蒲黄导瘀结;黄芪、升麻升阳止渴;黄连泻火。诸药合用,可达养阴生津、健脾活血之功,尤其适用于消渴证属胃热炽盛、瘀热内结者。其中苍白术配知母、黄芪配黄连、蒲黄配生地黄三组药对,取一运一清之意。体现了颜德馨教授"脾胰同源"学术思想[2]。在消渴清治疗42例2型糖尿病临床观察中可见实验室指标及患者症状均可改善[3]。2000年颜德馨教授将其交于天津天士力集团实施产业化,后名为"消渴清颗粒",用于非1型糖尿病。

六、医案举隅

医案一

患者,女,73岁,1985年6月12日初诊。主诉:尿频,消瘦不适数年。病史:高血压,糖尿病多年,右侧肢体麻木,常服降压降糖药。血糖在12.9mmol/L,口渴多饮,尿频,身体逐渐消瘦,虽经饮食控制,空腹血糖仍未下降。初诊:口渴多饮,尿频消瘦。舌红,脉细数。肾阴不足,肝阳上亢,阳明激越。《内经》曰"二阳结谓之消"。消瘅上损及肺,下殃及肾,治法另辟蹊径。处方:珠儿参10g,北沙参10g,知母30g,生石膏(先煎)60g,甘草4.5g,天花粉30g,地锦草30g,鸟不宿15g,芦根30g,莲子心6g,黄柏6g,赤芍9g,牡丹皮9g,生地黄30g,水牛角(先煎)15g,苍术9g。14剂。

二诊(6月26日):服药后,症情得减,空腹血糖已降至6.1mmol/L,上方去水牛角续服30剂,病情稳定。[3]

【按语】颜德馨教授根据《内经》中"二阳结谓之消",清消二阳之结以治消渴。患者阴虚内热,上损于肺,下殃及肾,出现口渴、多饮、尿频,脾是津液输布的枢纽,故而当以脾论治。结消则气血通畅、脾气健运。方用苍术运脾,激发胰岛功能,为治消渴必用;知母配苍术,以缓燥烈之性;知母配石膏清阳明之热;地锦草、鸟不宿清热解毒,为降糖经验用药;生地黄、牡丹皮、赤芍凉血活血;珠儿参、北沙参养阴。全方清消二阳之结与凉血活血同用,可清除因热所致之血络瘀血,能够防止和延缓消渴病并发症的发生、发展。

医案二

患者,男。历年以膏调治,心悸消失,夜寐亦有好转,腑行正常。血糖偏高,血压尚有

1　吴大真,刘学春,董静,等.现代名中医糖尿病治疗绝技[M].北京:科学技术文献出版社,2003.

2　仝小林.名老中医糖尿病辨治枢要[M].北京:北京科学技术出版社,2017.

3　夏韵,姚德民,韩天雄.消渴清治疗42例2型糖尿病的临床观察[J].甘肃中医,2002(4):37-38.

起伏,口干,舌红,腰脊酸楚,时感不支。阴虚木旺,树欲静而风不止。再拟育阴潜阳,健运中州,殆以脾胰同源,亦防治消渴之上策也。处方:西洋参(另煎冲)90g,桑寄生150g,净萸肉90g,地锦草300g,决明子180g,怀山药90g,川石斛90g,黄芪300g,粉丹皮参各90g,北沙参90g,防风90g,珠儿参90g,苍白术各90g,生蒲黄(包)90g,太子参120g,知母150g,酸枣仁120g,煅牡蛎300g,川断仲各90g,柏子仁90g,泽泻90g,怀牛膝90g,炙远志90g,赤白芍各90g,制狗脊90g,五味子90g,当归90g,肥玉竹120g,麦冬90g,海藻90g,天花粉90g,茯苓90g,灵芝90g,大生地300g,珍珠母300g,炙龟甲150g。上味煎取浓汁,文火熬糊,入龟甲胶60g,整甲胶60g,烊化,再入蛋白糖500g,收膏。每晨以沸水冲饮一匙。[1]

【按语】本案为脾肾不足,瘀热交困。颜德馨教授重视"二阳之结谓之消"的理论,认为脾胰是阳明结热累及的重要器官,运脾以消散结热。膏方以"消渴清"为基础,重用地锦草,苍白术与知母、黄芪与黄连、蒲黄与生地三组药对,均有一运一清的特点,合六味地黄汤、三甲饮辅助育阴滋水。

医案 三

患者,男,50岁,2005年11月24日初诊。病史:患者近两年自觉神疲乏力,工作效率低,记忆力下降,1年前体检时发现糖尿病,平时服用二甲双胍控制血糖,平时空腹血糖6.8mmol/L,餐后2h血糖9.2~9.5mmol/L,体重减轻,近来脱发明显,口干口苦时作,有丙肝病史3年,肝功能尚正常。初诊:始而丙肝,继之发现糖尿病,近年来消瘦,易出汗,口干引饮,体重减轻,脉沉细无力,舌淡苔薄。脾肾同病,脾失健运,治当补肾清热,益气补脾。方药:苍白术各15g,升麻9g,生蒲黄9g,知母30g,地锦草30g,黄芪30g,柴胡9g,川连3g,丹参15g,怀牛膝9g,山药9g,熟军9g,14剂。服药后自汗、口干减轻。又服上方14剂后复查空腹血糖6.1mmol/L,餐后2小时血糖8.9mmol/L。[2]

【按语】本案患者症见神疲乏力,脱发,口干口苦时作,消瘦,易出汗,口干引饮,辨证为脾肾同病,脾失健运,以补肾清热,益气补脾为治法。方用苍、白术运脾健脾;黄芪、升麻、柴胡生元气而止渴;知母清热;熟大黄、黄连、知母解二阳之结;蒲黄、丹参化瘀;地锦草为治疗消渴之经验用药。其中苍、白二术共用,配伍黄连,共奏健脾升清,清热燥湿之功。药后诸证减轻,实验室指标亦获明显改善。

医案 四

患者,65岁。己卯冬至节订。肝家气火本旺,高血压病有年,血糖、血黏度、血脂均偏高,面部潮红,心烦易怒,头晕胸痞,胃痛泛酸,腑行不畅,小溲混浊,夜分少寐,脉弦数,舌苔黄腻。肝旺土弱,痰瘀交搏,肾水不足以涵木,相火上扰心神,亟为平肝抑木,化浊健脾,滋肾安神,药饵外还应咬素养性,弗等闲视之。处方:西洋参90g(另煎冲),粉丹皮90g,云茯苓90g,生山栀90g,川芎90g,紫贝齿90g,柴胡60g,紫丹参150g,生石决明150g,桑叶、桑皮(各)90g,赤芍药、白芍药(各)90g,决明子300g,薄荷45g,杏仁、桃仁(各)90g,蛤粉90g同

---

1 屠执中. 颜德馨膏方精华[M]. 北京:中国中医药出版社,2009:89-90.
2 宓哲伟. 颜德馨老中医治疗消渴症的经验[J]. 新中医,1996(7):4.

拌大生地300g,黄芩90g,红花90g,炒知母、炒黄柏(各)90g,白蒺藜150g,净萸肉90g,莲子心90g,苍术、白术(各)90g,泽泻90g,石韦150g,地锦草400g,双钩藤90g,生蒲黄90g,黄芪30g,白菊花90g,小川连45g,紫草90g,明天麻90g,肥玉竹150g,海藻90g,半夏90g,生牡蛎300g,陈皮60g。上味共煎浓汁,文火熬糊,再入鳖甲胶60g,龟甲胶60g,蛋白糖(糖尿病专用)500g,熔化收膏。每晨以沸水冲饮一匙。[1]

【按语】本案患者患有高血压病、糖尿病、高脂血症等疾病,有心烦易怒、头晕胸痞、小便浑浊等肝火亢盛的表现,肝火旺则克脾土,进而影响心、肾,应用平肝抑木之法。膏方用知柏地黄辅以丹栀逍遥散合桃红四物汤气血双调,二陈汤化浊健中,肝失疏泄,则气血不畅,气滞则瘀血、痰饮、火热之邪丛生。全方以疏肝为主,消痰瘀、补气血、化浊健脾,协调脏腑气机,达到邪去正自安之功效。

第二节　祝谌予学术理论及临证经验

祝谌予教授提倡中西医结合,以治疗糖尿病见长,在学术和临床中积累了丰富的诊疗经验,在继承施今墨先生学术观点的基础上,结合历代医家治疗糖尿病及消渴病的理论与实践,形成了独特的糖尿病辨治体系,并设立了中医治疗糖尿病的专科门诊。祝谌予教授主张辨证与辨病相结合,在此基础上,系统地将糖尿病分为气阴两虚型、阴虚火旺型、燥热入血型、阴阳俱虚型、瘀血阻络型五种。首次将活血化瘀法运用在糖尿病的治疗中,丰富了中医药在糖尿病治疗上的思路。在糖尿病大血管病变的治疗中,祝谌予教授将气血辨证运用于临床实践,开创使用活血化瘀治疗糖尿病,并取得疗效。

一、重视益气养阴

糖尿病病理变化为阴虚火盛,其热主要在肺、胃、肾,古今医家在治疗本病时,采用滋阴清热,从肺、脾、肾三脏治疗。祝谌予教授受其师施今墨先生经验的影响,认为消渴证虽有虚实之分,但三消多表现为虚证,疾病发生的根本在于肾虚,在治疗具有消渴证候的糖尿病时,采用增液汤合生脉散、玉锁丹,加苍术配玄参、黄芪配山药两个药对,以达到改善消渴证候的功效[2]。其中参考了施今墨先生的两个经验药对,苍术配玄参,黄芪配山药。黄芪补中益气升阳配合山药补益气阴,二药合用,具有益气生津、固精涩精之功,以达到降血糖、降尿糖的效果。许多医家认为,消渴病不宜用辛燥之苍术,施今墨云:"用苍术治糖尿病是取其'敛脾精,止漏浊'的作用,苍术虽燥,但伍元参之润,可展其长而制其短。"在祝谌予教授的临床实践中,苍术与玄参相配的运用也获得了降血糖的满意效果。因此,祝谌予教授在治疗糖尿病时,不执着于滋阴清热的治法,而是认为其基本病机是气阴两伤、脾肾俱亏、络脉瘀阻,以益气养阴、培补脾肾、活血化瘀为治法[3]。

---

1 颜乾麟,邢斌,许佳年,等.颜德馨教授应用膏方治疗老年病的经验[J].上海中医药杂志,2003(10):9-10.

2 单书健.重订古今名医临证金鉴·消渴脾瘅卷[M].北京:中国医药科技出版社,2017.

3 董振华,祝谌予.祝谌予治疗糖尿病经验举要[J].中国医药学报,1993(1):43-46.

二、善用活血化瘀法治疗糖尿病

祝谌予教授在临床工作中发现糖尿病患者多有诸如舌质紫暗、舌面有瘀斑瘀点、舌下络脉迂曲扩张、面部瘀斑等血瘀征象,多为血瘀气滞,气阴两伤所致,故而开创使用活血化瘀法治疗糖尿病。气阴两伤可导致气滞血瘀,气滞血瘀亦可加重消渴,瘀血与消渴互为因果,故而在糖尿病血瘀症状突出时,可应用活血化瘀法。此法适用于长期使用胰岛素治疗及合并有冠心病、脑血管意外后遗症、脉管炎等血管病变的糖尿病患者[1]。

在糖尿病的治疗中,祝谌予教授认为消渴病的病理机制为阴虚燥热,最后导致气血阴阳俱衰。其中,"血瘀"是本病的关键因素,治疗时应在辨证的基础上以治本为主,活血化瘀治标为辅,或标本并治。在此基础上,祝谌予教授创制了降糖活血方治疗血瘀型糖尿病,在降血糖、尿糖的基础上治疗合并的血管病变,对于长期注射胰岛素的患者,可以减少胰岛素用量。王清任认为"治病之要诀,在明白气血,无论外感内伤……一所伤者无非气血",将气血理论运用于其活血化瘀的疗法中,将补气同活血融合治疗疾病。在王清任气血理论的指导下及施今墨先生新"八纲"辨证理论中的"气血"辨证思想影响下,祝谌予教授强调气血对瘀血型糖尿病的影响。他认为应用活血化瘀法必须经过中医辨证,有瘀血征象方可使用活血化瘀法,还需注意气血不能分隔,用活血化瘀法应配合理气或益气之法,理清是益气还是要理气[2]。比如对于半身不遂的糖尿病患者,其中血压高者用血府逐瘀汤加味治疗,血压不高有气虚症状者,用补阳还五汤加味治疗。此外,祝谌予教授认为糖尿病患者血瘀症状通常伴随糖尿病全程,活血化瘀法也应当运用于糖尿病治疗的全过程,即使在糖尿病初期,血瘀症状不明显时,也应当防患于未然,此之谓"疏其气血,令其调达"。

三、祝谌予教授活血化瘀法常用方药

祝谌予教授将活血化瘀法用于长期使用胰岛素治疗及合并有血管病变的糖尿病患者。常用的方剂有:①调气活血方,广木香、当归、益母草、赤芍、川芎;②五香散,五灵脂、香附、黑白丑;③血府逐瘀汤;④补阳还五汤。在此基础上,还可以加上两个经验药对:黄芪配山药,玄参配苍术[1]。

在此基础上,祝谌予教授自创降糖活血汤,用于治疗血瘀型糖尿病,具体方药组成为广木香 10g,当归 10g,益母草 15~30g,赤芍 15g,川芎 10g,葛根 15g,丹参 30g,苍术 15g,玄参 30g,生地黄 30g,此方适用于气阴两虚夹瘀型糖尿病。主要的临床表现为多饮、多尿、多食,口干渴,或身有刺痛,或胸腹内某处疼痛不移;舌质紫暗或舌上有瘀斑、瘀点,舌下络脉青紫、迂曲扩张,脉涩。方中丹参、川芎、益母草活血化瘀;当归、赤芍养血通络;木香行气止痛,使气畅血行,增强活血药的化瘀效果;葛根生津止渴,扩张血管;苍术、玄参、生地黄、黄芪益气养阴。在运用此方时,祝谌予教授认为不应立即停用降糖西药,应当在血糖下降的情况下逐渐减量,以致最后停服西药[3]。

祝谌予教授认为糖尿病并发症多为血管病变,且降糖活血汤药味较多,患者承受的经济

1　祝肇刚,祝镕,祝勇.祝谌予［M］.北京:中国医药科技出版社,2010.

2　祝谌予.王清任对活血化瘀的贡献［J］.山西医药杂志,1985(2):109-110.

3　祝肇刚,祝镕,祝勇.祝谌予临床经验辑要［M］.北京:中国医药科技出版社,2002.

压力较大,为患者考虑,祝谌予教授改进了降糖活血汤,创降糖对药方,在为患者减负的同时达到降糖的目的,可谓是一举两得。降糖对药方具体方药为生黄芪 30~50g,生地黄 30g,玄参 30g,苍术 15g,葛根 15g,丹参 30g。其中"葛根、丹参"具有活血化瘀的功效,能有效改善糖尿病血管病变,此对药是祝谌予教授临床用药经验,为糖尿病多夹有瘀血的病机而设立,是治疗糖尿病的基本用药[1]。

西医认为,在糖尿病的进程中,高血压、冠心病、高脂血症的发生率较高,患者常常出现心慌、胸闷、气短、胸痛、头痛、头晕等不适,祝谌予教授观察此类患者后,参考古方生脉散,拟出了降糖生脉方,具体方药为生黄芪、生地黄、熟地黄、沙参、麦冬、五味子、生山楂、天花粉[2]。其中,若合并心绞痛,可加菖蒲、郁金、羌活、菊花;若合并血压高者,可加牛膝、夏枯草、黄芩、钩藤;若合并高脂血症者加制首乌、丹参、决明子等。

祝谌予教授在临床实践中,总结了常用的药物:尿糖不降者,重用天花粉、生地黄,或加乌梅、五味子;血糖不降者,加人参白虎汤(方中人参可用党参代替,知母、生石膏要重用);合并高血压或冠心病,或夜间口干,舌如生刺者,加葛根、夏枯草、石斛、生山楂、丹参等;下身瘙痒者,加知母、黄柏;皮肤瘙痒者,加地肤子、苦参;失眠者,加酸枣仁、女贞子、首乌、蒺藜;心悸者,加菖蒲、远志、生牡蛎、生龙骨;大便溏薄者,加莲子肉、芡实米;自觉燥热盛腰痛者,加肉桂;阴损及阳、阴阳俱虚者,采用阴阳双补,加巴戟天、补骨脂、仙灵脾、附子、肉桂等[2]。

第三节　吕仁和学术理论及临证经验

吕仁和教授以糖尿病、肾脏病、老年病为主要研究领域,基于《内经》,提出了糖尿病的中医病名"消渴病"并进行分期辨证,建立了"二、五、八"方案、"六对论治""十八段锦"等理论,提出"肾风"等肾脏病名并创立糖尿病肾病"微型癥瘕"的病理学说。在糖尿病及其并发症的辨证论治与理法方药基础上形成了特色诊疗体系。

一、糖尿病分期分型

吕仁和教授根据《内经》等中医著作,结合多年的临床经验,以"古为今用,洋为中用"的治学精神,认为现代糖尿病同"消渴病"的症状相似,将两者对应起来,采用《古今录验方》中的描述,对现代医学糖尿病的中医学病名定位于"消渴病"[3]。根据《内经》中所论述的"脾瘅""消渴""消瘅",联系糖尿病疾病的发展规律,主张将消渴病分为脾瘅期、消渴期、消瘅期。脾瘅期是由于"津液在脾",因而"五气之溢",出现"口甘、肥胖",为"肥美之所发",病位在脾,脾瘅即脾热,热移胃腑,耗伤津液,表现为多食易饥、肥胖,是糖尿病前期的表现,脾瘅期除包括糖尿病前期外还包括代谢综合征等疾病,他们都具有脾瘅期的临床表现[4]。消渴期为"甘气上溢,转为消渴",同时二阳(足阳明胃经和手阳明大肠经)有结滞,结而化热,

1　董振华,季元,范爱平.祝谌予经验集[M].北京:人民卫生出版社,1999.

2　庞博,赵进喜,王世东,等.祝谌予诊疗糖尿病学术思想与临证经验[J].世界中医药,2013,8(2):174-178.

3　赵进喜,肖永华.吕仁和临床经验集(第一辑)[M].北京:人民军医出版社,2009.

4　吕仁和.消渴病(糖尿病)的分期[J].中国中医药现代远程教育,2006,4(2):18-19.

致郁热、实热、湿热,胃、大肠结热则出现消谷善饥、大便干、尿多、饮多、消瘦,是糖尿病发病期的表现,病位在心、脾,"甘甜之气"溢出,成为"陈气",当"治之以兰、除陈气也"。消瘅期为"肥贵人则膏粱之疾",由脾瘅、消渴逐渐发展而来,《类经》云"消瘅者,三消之总称","血脉不行""血气逆留"是其主要病机,消瘅期会出现各种并发症,并发症的出现同各个脏腑的脆弱程度有关,消渴之"陈气"蓄积,病及血脉,全身任何部位都可受到损害,与糖尿病并发症期相似[1]。在此基础上,吕仁和教授倡导糖尿病分期分型辨证论治,将中医防治糖尿病的诊疗规范化、标准化。脾瘅期可分为阴虚肝旺型、阴虚阳亢型、气阴两虚型,消渴期可分为阴虚燥热型、肝郁化热型、胃肠结热型、肺胃实热型、湿热困脾型、肺热化毒型、气阴虚损经脉失养型,消瘅期为并发症期,根据全身病变及其主要脏器的损害程度可分为早、中、晚三期,可以出现心、脑、肾、眼底、足等多种血管症,主要分为以下三种:①气阴两虚、痰热瘀结;②痰热互结、阴损及阳;③气血阴阳俱虚、痰湿瘀郁互结[2-3]。

二、防治糖尿病及其并发症的"二、五、八"方案

糖尿病是并发症众多、病因复杂、难以治愈的慢性疾病,根据这一特点,吕仁和教授制定了糖尿病及其并发症的具体诊疗方案,即"二、五、八方案",以患者的长远利益为重,整体认识疾病,进行综合治疗。其中"二"是指两个治疗目标:长寿、健康,治疗目的是改善患者症状,提高生存质量,减少、延缓发生心脑肾脏并发症的时间,降低糖尿病并发症致死、致残率。"五"是指五项观察指标:血糖、血脂、血压、体重、症状改善情况,糖尿病患者应当重视的临床观察指标,需全面、系统、整体的观察,重视糖尿病急性并发症,监测慢性并发症的发生发展。"八"即八项治疗措施:包括三项基本治疗措施——辨证施膳、辨证施动、辨证施教;五项选择治疗措施——口服西药、应用胰岛素、针灸、按摩、气功。在"以人为本"的思想指导下,倡导患者根据自己的生活习惯、生活方式选择合适的饮食和运动,保持积极乐观的心态,同时不拘泥于方药,重视现代医学的治疗方法和手段,中西医结合治疗,优势互补,西药控制血糖,中药改善患者功能状态,提高患者生活质量,防止、延缓糖尿病并发症的发生、发展[3-4]。值得一提的是,吕仁和教授在"八段锦""太极拳"及近代健身运动方法的基础上,结合糖尿病患者的特点,编制了"十八段锦",总结了糖尿病分阶段保健操,配合临床诊疗,能够舒筋通络,调和气血,更好地调节血糖、血脂[2]。

三、"六对论治"的辨证方法

吕仁和教授在临床中根据糖尿病、肾病等病情的变化,采用脏腑辨证、经络辨证、八纲辨证、气血津液辨证等中医辨证论治方法,随机应变、灵活组合。其中"六对"指的是对症论治、对症辨证论治、对症辨病与辨证论治相结合、对病论治、对病辨证论治、对病分期辨证论治。对症论治是指在患者出现症状时直接对症治疗,如糖尿病患者出现四肢麻痛可用蜈

1　傅强,王世东,肖永华,等.吕仁和教授分期辨治糖尿病学术思想探微[J].世界中医药,2017,12(1):21-24.

2　赵进喜,王世东,肖永华.国医大师吕仁和糖尿病诊治"二五八六三"诊疗经验[M].北京:中国中医药出版社,2018.

3　吕仁和,张法荣,高彦彬.消渴病(糖尿病)中医分期辨证疗效评定标准[C]//糖尿病(消渴病)中医诊治荟萃——全国第五次中医糖尿病学术大会论文集,1999:374-376.

4　吕仁和.糖尿病的二、五、八[J].药物与人,2002(7):30-31.

蚣、全蝎、地龙、秦艽。对症辨证论治是针对不易改善的复杂症状进行辨证论治,如对糖尿病咳嗽、便秘等症状进行辨证论治。对症辨病与辨证论治相结合是指症状可能出现在若干种疾病中,故治疗中对症辨病为首要,辨证为指导立法处方。对病论治是较高层次的论治,针对疾病的病因或病机进行治疗。对病辨证论治指证型与证候分开,"以虚定型,以实定候"。在证型固定的情况下辨出证候,调整用药。对病分期辨证论治中多以现代理化检查为基础,对疾病的发展阶段进行分期,四诊合参对每一阶段进行分型,如吕仁和教授对于糖尿病划分的三期十三证[1]。

第四节　仝小林学术理论及临证经验

糖尿病虽为慢性疾病,但不加重视也可发展至致死、致残的地步,糖尿病血管并发症即是直接原因,糖尿病并发症在糖尿病的早期即可出现。流行病学调查发现,不少患者并发症发生的时间远早于其发现糖尿病或出现典型症状的时间。基于此,仝小林教授提出"糖络病"学说,在传统消渴病的基础上结合现代糖尿病的特点及发展规律,同时关注降糖和大血管、微血管并发症的防治,并构建"病 - 类 - 期 - 证"诊疗体系和"态靶因果"辨治方略,针对糖尿病发生发展不同时期的证候归纳相应的靶方、靶药。

一、构建"糖络病"中医辨治体系

结合现代糖尿病的疾病特点和发展规律,仝小林院士将糖尿病重新命名为"糖络病",即由血糖增高等因素引起的络脉损伤,其包括两大方面,即血糖升高和络脉损伤[2]。其中血糖升高是糖尿病之因,强调了在糖尿病的治疗中控制血糖为重点;络脉损伤是糖尿病之果,强调了糖尿病治疗全程应贯穿治络思想,防治络脉损伤所导致的大血管、微血管并发症。因此,相对于传统糖尿病的病名"消渴"来说,"糖络病"的定义涵盖了现代糖尿病发展的全过程,更具有临床指导意义。

脉络是气血运行的主要通路,血管病变,即络脉损伤,是糖尿病多种并发症的共同病理基础,是其致残、致死的重要原因,因此,在糖络病的防治中,除控制血糖外,对络损、脉损也应早期干预、全程干预。糖络病在络脉损伤阶段主要病机为瘀阻脉络,络脉受损。在糖络病发展的全过程中,络脉的损伤主要经历络滞 - 络瘀 - 络闭络损三个阶段[3]。仝小林院士通过多年的临床经验,总结出了糖络病在络滞、络瘀、络闭络损三个阶段的中药运用。应注意的是,在络滞、络瘀、络闭络损三个阶段,临床活血通络药物应用的侧重点亦有差别。络滞阶段尚为轻症,故临床以活血为佳,可用桃仁、红花、当归之类;络瘀乃血气瘀滞进一步发展,当以散瘀、化瘀为重点,可用三七、丹参、赤芍之类;络闭、络损则为糖络病后期重症,此时通络为治疗第一要务,可酌情予以活血通络之峻药如水蛭、大黄等。

1　吕仁和.吕仁和教授治疗糖尿病及其并发症的三高招系列:第二招:六对论治　第三招:三自如意表[J].药物与人,2004(8):16-17.

2　仝小林,胡洁,李洪皎,等.糖尿病中医新论[J].中华中医药杂志,2006,21(6):349-352.

3　郑玉娇,苟筱雯,逄冰,等."糖络病"学说及其诊疗要点发微[J].中医杂志,2019,60(22):1920-1923.

二、构建了糖络病"病 - 类 - 期 - 证"诊疗体系

结合多年临床经验,依据经典细致总结,仝小林院士构建了糖络病"病 - 类 - 期 - 证"诊疗体系。

糖络病的临床诊疗首先当辨病而论治,此时所指之病非传统中医病名,而是指现代医学之病,即基于现代糖尿病的疾病特点及发展规律而论治。由于传统消渴病主要根据外在症状命名,缺乏更加精细的诊断手段和实验室指标,因此,对临床指导意义较为局限。而现代医学定义下的糖尿病临床诊断明确、标准统一,基于现代医学之糖尿病论治糖络病可直接提示治疗的主要方向,提高治疗特异性和针对性[1-2]。

分类,即是将糖络病分为"脾瘅"与"消瘅"两大类。脾瘅主要由过食肥甘厚味而发病,其在脏为脾,其病机为中满内热。脾瘅患者常表现为腹型肥胖,可伴血脂、血压、血尿酸等指标的异常,类似于现代医学中的肥胖型糖尿病。消瘅在脏为脾肾,主要与先天禀赋相关,脏腑柔弱而消瘦是其主要特点。消瘅患者临床常表现为体形消瘦,血糖控制较差,其病因多与遗传、体质和情志等因素相关,类似于现代医学的消瘦型糖尿病。

分期,即是以"郁、热、虚、损"4 期概括糖络病的发展阶段[3]。其中郁、热期相当于现代糖尿病的早中期,虚、损期相当于糖尿病的中晚期,即并发症期。在郁期,患者多因过食、少动或情志不调而产生郁滞状态,其中脾瘅者主要以食郁为先导的六郁为主,此时中满为主要病机;消瘅者则主要因脏腑柔弱、情志不和而外邪入侵机体,久而化郁,此时肝郁可为主要病机。患者进一步发展,郁而化热,则进展为热期。在热期,患者可表现为肝热、胃热、肠热、湿热等,临床常见口苦、口干渴、多食易饥、大便干结或黏臭等症状。糖络病患者历经郁、热两期,脏腑功能持续亢进,进而损耗气血津液,元气受损,则进展为虚期。在虚期,诸脏腑气阴渐虚,但由于上一阶段火热未除,故可伴虚火之象。虚期常是脾瘅向消渴转变的重要标志,亦是糖络病患者开始显现并发症的转折阶段。虚期进一步发展将转为糖络病晚期,即损期。在损期,阴损及阳,阴阳气血皆伤。此时久病入络,络损及脉,故主要分为络损及脉损两大病理阶段,因此,各大血管、微血管并发症出现,变证丛生。

分证,即以糖络病理论为指导,在郁、热、虚、损四期之下,根据临床表现的不同进一步细分证型。郁期包括中土壅滞证和肝郁气滞证;热期包括肝胃郁热证、痰热互结证、肺胃热盛证、胃肠实热证、肠道湿热证和热毒炽盛证;虚期包括热盛伤津证、阴虚火旺证、气阴两虚证、脾虚胃滞证和上热下寒证;损期包括肝肾阴虚证、阴阳两虚证和脾肾阳虚证。除以上主要证型外,糖络病患者根据不同的体质又可兼痰、湿、浊、瘀等[3]。而其各阶段治疗的方药多数从经方而来,常用大柴胡汤、大黄黄连泻心汤和葛根芩连汤等,在辨证准确的情况下,疗效显著。

三、提出"态靶因果"中医临床辨治方法

中医学理论体系的基本特点是整体观念和辨证论治,从糖尿病的中医认识发展中不难发现,在现代医学背景下,中医聚焦于患者的刻下症状,缺少了对疾病动态、态势的把握。由

1　仝小林.论症、证、病结合辨治模式在临床中的应用[J].中医杂志,2010,51(4):300-303.

2　仝小林,刘文科,王佳,等.糖尿病郁热虚损不同阶段辨治要点及实践应用[J].吉林中医药,2012,32(5):442-444.

3　中华中医药学会.糖尿病中医防治指南[M].北京:中国中医药出版社,2007:5-10.

于诊疗手段的精进,现代疾病患者不仅重视临床症状的改善,更关注疾病的微观病理指标,中医虽可以轻松地通过调态改善症状,但难以独立降低客观指标,缺乏对现代指标的靶向治疗。基于临床实践,仝小林院士提出"态靶因果"中医临床辨治方略[1]。即借鉴现代医学对疾病的诊断,按照中医思维,审视疾病全过程,厘清疾病发展各阶段,归纳核心病机,以确定理法方药量,并大力寻找治病的靶方靶药,关注疾病之前的"因态"和疾病预后的"果态",实现对疾病的全方位掌握。

"态"是一个高于"症""证""候"的大概念,是疾病某阶段的整体概括。"态"具有"状态、动态、态势"三层含义,蕴含了"审因论治"中辨其病因,防其恶果的意义。"态"是在一定趋势下不断变化的,体现了矛盾的主要方面。在如何把握疾病的发展态势问题上,要以"病"为纬,以"态"为经。基于"病证结合"思维模式,在疾病纵向认识上层层剥离分析,使治疗有的放矢,提高治疗的针对性,从而实现对疾病的全方位掌握。"态"是人体内环境的状态、动态、态势,是中医认识疾病非常独特的视角。所谓调态其本质是调理人体内环境,通过清理病理产物促使机体自身修复能力的发挥,从根本上执简驭繁地诊治疾病,其优势在复杂的慢性多系统性疾病治疗中尤为突出。仝小林以人类生存的四大基本要素即阳光、空气、水和营养物质为基础,加之人生年老体衰的自然规律,提纲挈领地提出慢性病常见的"十态",即寒态、热态、燥态、湿态、郁态、瘀态、痨态、壅态、老态、虚态;而糖尿病在发展过程中主要表现为四"态",即郁态、热态、虚态和损态,各态可独立存在但常间夹出现[2]。

"靶"这个概念借用了现代医学"靶点"的概念,特指中药在宏观、微观两个层面上的作用点,包括病靶(对疾病具有特定疗效的靶方靶药)、症靶(对临床症状具有特定缓解效果的靶方靶药)、标靶(对理化指标、影像学检查等具有特殊效应的靶方靶药)。需要强调的是,靶方靶药不是机械的药物罗列,而是在获得一组具有相同靶向作用的中药之后,再进行临床回归,即根据中药药性、归经,重新归类,将之充实到态或证中去。

"因"是指导致当下"态"发生的原因;"果"是指当下"态"进一步发展将会产生的结果。比如在糖尿病"郁 - 热 - 虚 - 损"的发展过程中,若患者当下为"热态",那么"郁"就为"热"之"因","虚损"则为"热"之"果",伴随血糖升高、血脂异常等则为"靶"。

"靶方靶药"是仝小林院士所遴选的针对各种"靶"(包括病靶、症靶、标靶)的常用方药,这是"态靶因果"策略在处方中落地的基础。在多年临证的基础上,仝小林院士结合现代药理研究,总结了诸多常用"靶药",比如针对"热态"高血糖的黄连、知母、赤芍、天花粉等;针对"水态"高血压的茯苓、泽泻、茺蔚子等;针对血脂异常(主要指胆固醇升高)的红曲等;针对血尿酸升高的威灵仙等;针对"水湿态"腹泻的茯苓;针对"霾态"情志异常的仙茅、淫羊藿等。此外,仝小林院士还总结了诸多"靶方",比如针对痛风急性发作的当归拈痛汤;针对口腔溃疡的甘草泻心汤;针对糖尿病肾病的肾浊汤;针对代谢性高血压的清肝降浊汤;针对糖尿病周围神经病变的血痹汤等[3]。

在糖尿病这一重大慢病领域中"态靶辨治"体系获得了可靠的实践验证。仝小林院士从 2 型糖尿病的早期 - 中期 - 中后期 - 后期几个阶段的发病特点中归纳出郁、热、虚、损四个

1　徐坤元,姚晨思,李敏.基于"态靶因果"探讨 2 型糖尿病用药策略[J].中华中医药杂志,2021,36(9):5372-5376.

2　张莉莉,王蕾,周毅德,等.仝小林"慢病十态"之调态方略简析[J].中医杂志,2021,62(11):934-938,942.

3　杨浩宇,杨映映,张培.仝小林院士"以方测证 - 以药定靶"传承模式探析[J].中医学报,2021,36(1):103-105.

核心状态,并探索出基于这四态中不同的病机选取调态方剂并加入具有解决症状、指标等靶点的"靶药"从而提高临床疗效的中医用药策略[1]。

肥胖是 2 型糖尿病早期的代表性临床特征,患者多饮食不节而食郁中焦,此后由于自身体质及外界因素影响,导致气、血、痰、湿等郁滞不通,而产生脾胃升降失和、肝疏泄不及等情况,最终郁而化热,进入糖尿病中期——热阶段。此阶段患者多表现为体重增加、倦怠乏力、口中黏腻、胸闷脘痞、不思饮食,或食欲亢进、情绪抑郁。根据病机可选用行气导滞、开郁清热、辛开苦降等方法,以厚朴三物汤、大柴胡汤、半夏泻心汤等调态治疗。桑叶、桑白皮、桑枝为此阶段态靶同调药物中的代表。

若患者郁而日久,则会由郁态会逐渐转变为热态,表现为肝、胃、肠中痰湿热毒聚集,形成内热炽盛象。患者多出现口干口渴、面色红赤、脘腹胀满、大便偏干、舌红、苔黄腻等症状,以肝胃郁热、痰热互结、肺胃热盛、胃肠实热、肠道湿热、热毒炽盛等为主要证候。热者寒之,调态当以清热为主,选方大柴胡汤、小陷胸汤、白虎汤、大黄黄连泻心汤、葛根芩连汤、三黄汤合五味消毒饮等。在用药方面从清胃热、清湿热、清燥热、清血热等方面调态打靶。其中清胃热的代表药物为知母、苦瓜;清湿热的代表药物为黄连、黄芩;清燥热的代表药物为生地黄、天花粉等;清血热的代表药物为赤芍、栀子等。

伤阴、伤阳是糖尿病发展的主线,郁热日久病性由实转虚,热伤气阴,损及阳气,最终阴阳两虚,五脏不足。本阶段的发病特点为病程较长,患者体型偏于瘦弱,部分患者已经出现并发症,故在治疗上应当注意配伍,避免大苦大寒伤及中阳。此时的证型主要为热盛伤津、阴虚火旺、脾虚胃滞、上热下寒等,虚则补之,故调态以补益五脏气血,平调阴阳为主,治疗用白虎加人参汤、知柏地黄丸、生脉散合增液汤、半夏泻心汤、乌梅丸等加减。在用药方面从滋肾阴、补肾阳两方面考虑。滋肾阴可使用知母、生地黄等养阴清热,山药健脾益肾。山茱萸为肾阳虚证态靶同调的药物代表。

损为糖尿病患者随着病情进展气血津液失调,痰湿瘀血等病理产物逐渐产生,出现多个系统并发症的阶段。所谓久病入络,此阶段患者身体络脉逐渐出现络滞、络瘀、络闭的症状,血糖难控因素随之增多。患者火热已消,脉络损伤而脏腑虚衰,基本证型以阴阳两虚和脾肾阳虚为主,但由于病理产物的堆积,状态更为复杂。在治疗方面对并发症的治疗应放在首位,降糖可结合患者的全身状态选用前文提到的态靶同调药物并酌情配合西药共同控制血糖。

1　杨浩宇,杨映映,张培 . 仝小林院士"以方测证 - 以药定靶"传承模式探析［J］. 中医学报,2021,36(1): 103-105.

第二章
伏邪理论指导下糖尿病大血管病变中医防治的理论体系

伏邪理论是中医辨证论治体系中的重要一环,其源远流长,起源于先秦,成熟于明清。经过历代医家的发展与实践,伏邪理论已经广泛运用于五脏六腑、气血津液等各类疾病的诊治之中。糖尿病大血管病变是糖尿病致死致残的主要原因。目前以降糖为核心的临床干预方案并不能有效阻止糖尿病大血管的持续损伤。即使高血糖因素去除,由高血糖诱发的各种不良效应依然存在,仍会持续对血管造成损伤,最终导致大血管病变,此为"代谢记忆"学说,其内在机制可能与氧化应激、炎症反应、表观遗传及糖基化终末产物等有关。

谢春光教授团队立足于传统中医"伏邪"理论,聚焦于现代医学"代谢记忆"学说,建立了独特的"伏邪-代谢记忆-大血管损伤"理论体系,提出"正虚络空,浊瘀伏脉"是糖尿病大血管并发症的关键病机。"伏邪"贯穿于糖尿病整个疾病过程中,脏腑功能衰退,气阴匮乏,正气亏虚是伏邪产生的必要条件,"痰"浊"瘀"血是伏邪的重要组成部分。同时将疾病的发展归纳为三个阶段:正虚邪伏(虚态)、邪长正损(痰态)、邪盛正衰(瘀态)。对"虚-痰-瘀"各个时期伏邪致病特点,应分期论治,序贯治疗。

第一节　伏邪理论概述

伏邪理论历史悠久,起于先秦时期,经过历代无数医家的完善,现已成为"理法方药"完备的中医理论,并且应用广泛,可用于指导各类疾病的治疗。"伏邪"一词,在《中医大辞典》中解释为"藏伏于体内而不立即发病的病邪",《中医药学名词》云"感而不随即发病,而伏藏于体内的病邪"。并且伏邪有狭义、广义之分,狭义伏邪是指伏气温病,广义伏邪是指一切伏而未发之邪。

一、伏邪理论源流

(一)萌芽时期(先秦)

《内经》是我国最早的医学典籍之一,书中虽未明确提出"伏邪"理论,但已有很多关于伏邪理论的描述,是伏邪理论的起源[1]。

《素问·生气通天论》记载:"春伤于风,邪气留连,乃为洞泄;夏伤于暑,秋为痎疟;秋伤于湿,上逆而咳,发为痿厥;冬伤于寒,春必温病。"此条文讲述了伏邪的病因,外感六淫之风暑湿寒,皆可成为伏邪的来源。又如《灵枢·贼风》所言:"夫子言贼风邪气之伤人也,令人病焉……岐伯曰:此皆尝有所伤,于湿气藏于血脉之中,分肉之间,久留而不去……其开而遇风

---

1 赵明芬,安冬青,汪建萍.试论伏邪理论的源流及发展[J].中医杂志,2016,57(3):189-192.

寒,则血气凝结,与故邪相袭,则为寒痹。"湿邪侵袭人体,藏于体内,成为伏邪,后又被新感风寒之邪引动,则发为寒痹。可以看出,《内经》中论述的伏邪的病因多指外感邪气。

此外,《素问·疟论》:"温疟者,得于冬中于风,寒气藏于骨髓之中,至春则阳气大发,邪气不能自出,因遇大暑,脑髓烁,肌肉消,腠理发泄,或有所用力,邪气与汗皆出,此病藏于肾,其气先从内出之于外也。"指出伏邪可以藏匿于骨髓,而病在肾。《素问·痹论》云:"岐伯曰:其入脏者死,其留连筋骨间者疼久,其留皮肤间者易已。"本篇指出伏邪病位可以伏留于表,在皮肤;同时也可潜藏于里而深到脏腑[1]。

书中亦有关于伏邪发病规律的表述,《灵枢·五变》曰:"黄帝曰:人之善病肠中积聚者,何以候之? 少俞答曰:皮肤薄而不泽,肉不坚而淖泽,如此则肠胃恶,恶则邪气留止,积聚乃伤脾胃之间,寒温不次,邪气稍至;稽积留止,大聚乃起。"伏邪致病的发病规律为脾胃虚弱,而又饮食不当,邪气藏伏,积而发病,说明伏邪发病,是以正气虚弱为前提,乘虚而发。

伏邪致病的临床表现,在《素问·至真要大论》也早有记载"太阳之胜……寒厥入胃,则内生心痛";《素问·举痛论》曰"经脉流行不止,环周不休,寒气入经而稽迟,泣而不行,客于脉外则血少,客于脉中则气不通,故卒然而痛",皆是对伏邪致病临床表现的描述,指出伏邪可以影响气血阴阳的运行,从而导致疼痛。

《内经》中虽未确切提出"伏邪"概念,但有诸多关于伏邪的病因、病位、病机、症状、发病规律等描述,为后世伏邪理论的提出提供了较多的参考依据[1-2]。

（二）奠基时期（汉晋隋唐）

汉代张机,在继承了《内经》思想的基础上,首先提出"伏气"说,《伤寒论·平脉法》载"师曰:伏气之病,以意候之,今月之内,欲有伏气。假令旧有伏气,当须脉之",明确提出"伏气致病",此为伏气温病的起源。另外《伤寒论·伤寒例》中还提到"中而即病者,名曰伤寒;不即病者,寒毒藏于肌肤,至春变为温病",不仅区分了感而即发与伏而后发两种发病形式,也成为后世"伏寒化温说"的理论来源。

晋代王叔和,在《伤寒例》中引用《阴阳大论》云:"其伤于四时之气,皆能为病,以伤寒为毒者,以其最成杀厉之气也,中而即病者,名曰伤寒,不即病者,寒毒藏于肌肤,至春变为温病,至夏变为暑病。"和张仲景之言一脉相承,同样描述了伏寒化温的过程。

至隋代,伏邪理论的临床应用得以拓展,巢元方在《诸病源候论》中写道:"寒气客于五脏六腑,因虚而发,上冲胸间,则胸痹。"寒邪藏伏于脏腑,乘虚发为胸痹,此文对寒邪导致胸痹心痛的理论进行了补充,也是早期就将伏邪理论应用于内伤杂病之中的医案之一。

伏邪理论发展到唐代,其适用范围进一步扩大。如唐代王焘将伏邪理论应用于外科疾病,在《外台秘要》中就有记载:"其冬月温暖之时,人感乖候之气,未遂发病。至春或被积寒所折,毒气不得泄,至天气暄热,温毒始发,则肌肉斑烂也。"描述了伏热的发病,乃感受冬月温暖之气,伏而后发,引起皮肤疾患。

此段时期,伏邪理论主要在《内经》基础上,得到了进一步完善,并使伏邪理论在临床上

1　张允奕.对伏邪理论的认识及临证体会[J].北京中医,1998(5):13-14.
2　江顺奎,李雷,侯敏.伏邪理论与临床[M].昆明:云南科学技术出版社,2007.

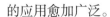

的应用愈加广泛。

（三）发展时期(宋金元)

宋代郭雍，在其编撰的医学著作《伤寒补亡论》中指出："冬伤于寒，至春发者，谓之温病；冬不伤寒而春自感风寒温气而病者，亦谓之温。"他认为发于春季的温病，既有冬季寒邪伏于内而后发者，又有感受春季时令之邪而发者，根据此理论首先将温病分为新感与伏气两种。另外宋代钱乙《小儿药证直诀》有言："小儿在胎十月，食五脏血秽，生下则其毒当出。"这段话明确指出伏邪的另一病因可以包括先天禀赋不足，承受其母。宋代庞安时认为，"伏气为病，谓非时有暴寒而中人，伏毒气于少阴经，始虽不病，旬月乃发。"伏邪的病位可在少阴，伏邪发病时间可至旬月。宋代《圣济总录·心痛门》中有载："阳中之阳，心也，与小肠合，其象火，故其支别络，为风冷邪气所乘，留薄不去，阳气不得宣发，郁滞生热，则心神懊恢而烦痛。"风寒之邪侵入，伏藏心之别络，郁遏阳气化热致病，描述了伏风夹杂伏寒共同致病的表现。

金元四大家之一张从正在《儒门事亲》中云"夫膏粱之人，起居闲逸，奉养过度，酒食所伤，以致中脘留饮，胀闷，痞膈醋心"，扩大了伏邪理论的病因学说，可以是饮食失宜、劳逸失度所致。此段时期，伏邪理论得到了进一步的丰富，伏气温病学说得以完善。

（四）成熟时期(明清)

明代汪石山，在前人总结的伏邪温病理论基础之上，提出新感温病，"有不因冬伤于寒而病温者，此特春温之气，可名曰春温。如冬之伤寒，秋之伤湿，夏之中暑相同，此新感受之温病也"。他将温病以病因分为伏邪、新感、新感引动伏邪三型。明代王肯堂在《证治准绳》"暑气久而不解，遂成伏暑，内外俱热，烦躁自汗，大渴喜冷，宜香薷饮加黄连一钱，继进白虎汤。若服药不愈者，暑毒深入，结热在里，谵语烦渴，不欲近衣，大便秘结，小便赤涩，当用调胃承气汤，或三黄石膏汤"中确定了暑邪内伏及伏暑病名，增加了伏邪病因的描述，且详细记载其症状、演变及治疗方药。明代张介宾所撰写的《景岳全书》则云"然必以积劳积损及忧思不遂者，乃有此病"，指出伏邪与七情及劳损有关，对伏邪导致内伤杂病作了进一步的阐述。

明末吴又可著《温疫论》，首用"伏邪"二字表示伏邪概念。《温疫论·行邪伏邪之别》言："凡邪所客，有行邪，有伏邪，故治法有难有易，取效有迟有速……先伏而后行者，所谓温疫之邪"，阐明了伏邪发病的特点为伏而后发。

到了清代涌现出大批有关伏邪学说的著作，其中以叶天士的《三时伏气外感篇》、吴鞠通的《温病条辨》、戴天章的《广瘟疫论》、雷少逸的《时病论》、柳宝诒的《温热逢源》、何廉臣的《重订广温热论》、刘吉人的《伏邪新书》、叶霖的《伏气解》为代表[1-2]。这些论著主要是关于伏邪病因的扩大、病机的探讨、辨证论治及伏邪学说的广泛应用，由此形成了从理、法、方、药方面都较完备的体系。

经过两千多年的发展，现代伏邪理论已基本完备，近现代医家在前人认识的基础上，再次扩大了伏邪理论的临床应用，主要是在结合现代医学的发展及各个医家自身的临床经验的基础上，进一步完善了伏邪指导内伤杂病的治疗。

1　朱佩轩.伏邪源流及理论发微[J].亚太传统医药,2021,17(7):194-196.

2　袁琳,李宁.伏邪学说溯源及后世研究现状[J].中国民间疗法,2021,29(10):16-18.

二、伏邪致病的病因病机

（一）病因

1. 外感伏邪　外感伏邪，主要是外感六淫，即风寒暑湿燥火，均可在侵入人体后潜伏，正如《灵枢·五变》所说："风雨寒暑，循毫毛而入腠理，或复还，或留止"。其中寒、湿之邪为阴邪，阴主静，易藏匿。这早在《内经》中就有描述，《素问·气穴论》云"积寒留舍，荣卫不居，卷肉缩筋，肋肘不得伸……大寒留于溪谷也"，伏寒之邪留于筋骨，而屈伸不利。《灵枢·贼风》云："此皆尝有所伤，于湿气藏于血脉之中，分肉之间，久留而不去。"湿邪藏匿，成为伏湿之邪。

而风、暑、燥、火均为阳邪，阳邪主动，不易伏藏。关于风邪的藏匿，《内经》中记载"春伤于风，邪气留连，乃为洞泄""春伤于风，夏生飧泄"，风邪伏于肠道，导致泄泻。《素问·疟论》中载"此皆得之夏伤于暑，热气盛，藏于皮肤之内，胃肠之外，此荣气之所舍也。此令人汗空疏，腠理开，因得秋气，汗出遇风，及得之以浴，水气舍于皮肤之内，与卫气并居"，指出"暑热之邪"潜伏的机制。

2. 杂病伏邪　杂病伏邪，主要指的是摄生不当及先天禀赋不足。其中摄生不当包括七情内伤、饮食失宜和劳逸失度[1]。

喜怒忧思悲恐惊，此乃七情，七情失调，脏腑气机紊乱；《素问·举痛论》"怒则气上，喜则气缓，悲则气消，恐则气下……惊则气乱……思则气结"，情志影响气机的运行；"喜伤心……怒伤肝……思伤脾……忧伤肺……恐伤肾"，脏腑功能失调，津液代谢紊乱，易生痰、湿之邪，藏匿于经络、血脉之中。

饮食失宜，五味偏嗜，各有所伤。《素问·五脏生成论》："是故多食咸，则脉凝泣而变色；多食苦，则皮槁而毛拔；多食辛，则筋急而爪枯；多食酸，则肉胝䐢而唇揭；多食甘，则骨痛而发落。此五味之所伤也。"饮食不调，包括饥饱失常、饮食不洁、嗜食肥甘等，最易损伤脾胃，脾胃运化功能失调，水湿停聚，湿聚成痰，痰湿之邪弥漫，伏藏于体内。

先天禀赋不足指的是秉承父母之精缺乏，《素问·奇病论》云："病名为胎病，此得之在母腹中时，其母有所大惊，气上而不下，精气并居，故令子发为癫疾也。"是说在怀孕期间母亲受惊之后，其邪可影响其子而发为癫病。另明代万全《幼科发挥》："男女交媾，精气凝结，毒亦附焉。"以上皆指明父母之精气不足或者在孕期受邪，均可导致其子先天不足，而成为伏邪一种。

3. 其他伏邪　除上述常见的病因之外，外伤、毒邪、医过、药邪等也均可成为伏邪来源。如外伤可导致出血、瘀血，瘀血阻滞经络，藏伏于内，阻碍新血生成，久之可致疼痛、中风等其他疾患。又如《诸病源候论》载"凡猘犬啮人，七日辄一发，过三七日不发，则无苦也。要过百日，方为大免耳。当终身禁食犬肉及蚕蛹，食此，发则死不可救矣"，表明了狂犬病毒藏匿发病的过程。

（二）病机特点

1. 伏邪病位　伏邪的病因广泛，各位医家对于其病位的认识也不一。其中"邪伏少阴"是主流认识，为大部分医家所接受。《内经》便偏向于认为邪气伏于少阴经系。《素问·金匮

1　丁宝刚，张安玲. 伏邪理论初探［J］. 山东中医药大学学报，2010，34（1）：38-40.

真言论》有言"夫精者,身之本也,故藏于精者,春不病温",《灵枢·岁露》提出"虚邪入客于骨中而不发于外",又《素问·疟论》中提出"温疟者,得之冬中于风,寒气藏于骨髓之中……此病藏于肾",肾藏精,属少阴,且主骨生髓,乃精之本,是伏邪藏伏的主要病位。后吴鞠通在《温病条辨》中提出的"其不即病者而内舍于骨髓",乃是对"邪伏少阴"的继承与发展。

"伏于膜理"是不同于邪伏少阴的又一种认识,最早同样见于《内经》,如《素问·疟论》篇认为寒疟"藏于膜理皮肤之中"。

"邪伏于少阳半表半里"则是吴又可在《温疫论》中提出的理论"邪伏在膜原",张锡纯在《医学衷中参西录》中也提出"因所受之寒甚轻,不能即病,惟伏于半表半里三焦脂膜"。

此外,还有医家认为伏邪的部位可同时见于多处,如《诸病源候论》认为"不即病者为寒毒藏于肌骨"。

2. 病机 无论是外感或是内伤,导致邪气潜伏,其发病均与正气虚损相关,正如《灵枢·百病始生》"邪不能独伤人……此必因虚邪之风,与其身形,两虚相得,乃客其形",又如"正气存内,邪不可干;邪之所凑,其气必虚"。故伏邪致病的前提是正气亏虚,伏邪致病的核心病机为正气亏虚,邪气伏藏,感而后发。

三、伏邪致病的临床特点、传变规律

(一) 致病特点

伏邪具有隐匿潜藏的特点,可藏匿于络脉、经脉等,如《灵枢·百病始生》云:"是故虚邪之中人也,始于皮肤……留而不去,则传舍于络脉……留而不去,传舍于经……留而不去,传舍于输……留而不去,传舍于伏冲之脉。"

伏邪具有遇感而作,因加而发的特点,《灵枢·贼风》云:"此皆尝有所伤,于湿气藏于血脉之中,分肉之间,久留而不去;若有所堕坠,恶血在内而不去。卒然喜怒不节,饮食不适,寒温不时,腠理闭而不通……虽不遇贼风邪气,必因加而发焉。"即描述了新感触动伏邪而发病。

伏邪致病具有广泛性,清代刘文范在《羊毛瘟疫新论》中记载:"夫天地之气,万物之源也,伏邪之气,疾病之源也。"

(二) 转化特点

伏邪的转化并无定式,或从阳化,或从阴化,可分为寒热两端[1]。

伏邪化热,如冬季感寒之后,或经过少阳热化而发为黄芩汤证,如叶天士在《三时伏气外感篇》中所说"寒邪深伏,已经化热,昔贤以黄芩汤为主方,苦寒直清里热";或经过阳明热化而成为白虎汤证,诸如雷少逸在《时病论》中解散表邪后使用的"凉解里热法""清凉透邪法""清凉荡热法"与"清热保津法"俱是从阳明论治。若是所受为水湿之邪,经外感引动,最典型者莫过于《伤寒论》之小青龙汤证,但若是伏饮化热,则仲景又出小青龙加石膏汤以应之。更有甚者,厚朴麻黄汤全无热象,仲景仍加石膏一味,足可见其对"伏饮化热"病机的重视程度。推至现代疾病的认知,寒饮化热,饮热夹杂也是哮喘发作期的重要证型之一。

伏邪寒化,如"春伤于风,夏生飧泄",纵然是感受阳邪,但风气留连,中伤胃肠,终寒化

---

1 李坤宁,张庆祥,徐成岩,等.伏邪病因病机特点的探析[J].中国中医急症,2019,28(12):2170-2173.

为飧泄,正所谓"胃中寒则腹胀,肠中寒则飧泄"。至若"秋伤于湿,冬生咳嗽",则类似于《伤寒论》中小青龙汤证,其转化机理是秋季所受湿气潜伏太阴,更伤脾气,继而脾虚生湿,上犯于肺,内外合邪,引发咳嗽,正如《素问·咳论》中所说"其寒饮食入胃,从肺脉上至于肺则肺寒,肺寒则外内合邪,因而客之,则为肺咳"。

四、治疗

基于伏邪致病正气亏虚,邪气伏藏,感而后发的病机特点,当以扶正祛邪为其最主要的治疗原则。

扶正,即扶助正气,增强体质,提高机体抗邪能力。五脏为人之根本,《灵枢·天年》"五脏坚固,血脉和调,肌肉解利,皮肤致密,营卫之行,不失其常,呼吸微徐,气以度行,六府化谷,津液布扬,各如其常,故能长久";五脏不坚,则百病由生。其中肾乃五脏之根,肾中阴阳为人一身之真阴、真阳,当肾阴不足时,阴虚燥热,灼伤津液,痰自内生,易致伏痰产生,故应滋阴润燥;肾阳不足,阳虚则寒,应温阳散寒。脾为后天之本,脾气散精,运化水谷,当脾阳不足,温化水湿不足,易能聚而成痰,应补脾助阳,温化水湿。

祛邪,即运用相应治法去除藏匿于各部之伏邪。伏邪可以是一切藏匿之邪,主要有外感之伏寒、伏湿、伏风、伏燥、伏火;内伤之伏痰、伏瘀、伏毒等。针对不同种类的邪气,采用不同的祛邪手段,如辛温散寒、温阳散寒、温化水湿、清热燥湿、平息内风、滋阴润燥、清热泻火、健脾化痰、活血化瘀、清热解毒等,因伏邪致病特点,病势缠绵,久病入络,病位较深,可加以虫类药以搜剔深部之邪。

五、伏邪理论的临床意义

伏邪理论广泛应用于临床指导疾病的治疗。因伏邪理论的病因最先描述为外感,而最初也多应用于外感疾病的诊治中,随着伏邪理论在温病学说中得到深入的发展,伏邪理论后也多用于指导治疗温病。后续医家进一步扩大了伏邪理论的应用范畴,现今多应用于内伤杂病的诊疗体系之中。

(一)肺系疾病

以慢性支气管炎为例,该病属于中医学中的咳嗽、痰饮、喘促等疾病范畴,是一种反复发作的慢性迁延性疾病,其发病特点是冬季发病,夏季症状缓解,发作时表现为发热、咳嗽、咳痰、胸闷、喘息等症状,其病机为痰浊阻肺,肺失宣肃,气道不畅。根据其发病规律和临床表现,一般认为属于伏痰为患,与伏邪发病规律相似。至于邪伏的时机,长夏季节为伏邪形成并潜伏于体内之时,因为长夏季节属土气当令,气候溽暑,湿热易困阻中焦脾胃,脾胃功能呆滞,脾虚生痰,伏藏于肺,时至冬季,风寒之邪诱发,机体抵抗能力下降而发作。正如吴瑭所说:"湿承长夏,冬伸痰饮"。治疗上根据冬季发病,夏季缓解的规律,从邪正方面进行分析,邪胜正则发病,正胜邪则不发病。在夏季缓解期,反而正是机体酿痰之时,此时攻逐在里之伏痰,驱除体内宿根,即可减少邪发的次数,缓解发作时的症状,这也符合中医药"冬病夏治"的理论,但又与"急则治标,缓则治本"的治疗原则有所区别,此正是用伏邪理论指导"伏邪"发病前治疗的应用。

(二)心系疾病

冠状动脉粥样硬化性心脏病归属于中医胸痹心痛范畴,是由于寒冷、饮食、情志等因素导致邪毒内伏,痰瘀阻络,脉道不通[1]。人体正气不足或冒触风寒,引动体内伏邪,阻塞脉道,不通则痛。伏邪致痹,治疗应先治其标,后治其本,宣痹豁痰达邪为主,结合活血化瘀通脉与补气温阳辨证应用。

病毒性心肌炎——王小玲等[2]认为邪毒留恋伏藏是病毒性心肌炎的基本病机,清除伏邪为治疗病毒性心肌炎的关键,早期应用清热解毒之品,有伏瘀者配合活血化瘀之法,同时要益气养阴,使邪祛而正安。

（三）脾胃系疾病

吕文亮教授[3]致力于温病理论与临床的研究,在中医辨治脾胃系疾病方面经验丰富,在临床实践中提出了以"湿热伏藏,化瘀酿毒"为基础的湿热伏邪理论。湿热伏邪理论是在温病伏邪理论基础上的拓展和延伸,吕教授认为"湿热伏邪"具有郁热、耗阴、瘀阻、潜伏、缠绵的特点,而幽门螺杆菌感染具有隐匿、伏藏、热郁、湿阻、耗气、伤阴、化瘀、酿毒、反复、缠绵的特点,因此,可认为幽门螺杆菌也是湿热伏邪的一种。吕文亮教授归纳其病机具有阶段性特点,分析幽门螺杆菌感染初始病机为湿热蕴阻脾胃;基本病机为湿热伏藏,阻滞气机,耗阴伤阳;转化病机为湿热酿毒损络。针对幽门螺杆菌的治疗,吕文亮教授主张采取分阶段论治,以祛邪、扶正、透邪为治疗原则,以"治未病"思想为指导,临床上要尽早截断、既病防变、瘥后防复。

杜晓泉教授[4]擅长运用温病理论辨治溃疡性结肠炎,临证提出"湿热伏邪"理论,认为"湿热伏邪"具有郁热、耗阴、潜伏、缠绵的特点,是导致溃疡性结肠炎病情反复的关键。杜教授针对溃疡性结肠炎"湿热内伏,脾胃虚弱"的病机特点,确立透邪、除邪、扶正的治疗原则。急性期治以清透湿热,佐以调气行血;缓解期注重扶助正气,治以健运脾胃,酌情清利湿热;并结合患者病情变化灵活化裁,使湿热伏邪得以清解。

（四）肝胆系疾病

周智慧等[5]从伏邪理论出发,对胆石症的发生原因和发展特性进行了探讨,为胆石症的中医药防治提供了理论指导和诊疗思路。他认为,伏邪致病的过程可以总体反映胆石症发生发展的规律,胆石症早期即为伏邪发病初期,常无任何明显症状,或仅有轻微症状,具有很强的隐匿性。正气虚弱,邪伏胆腑,气血阻滞;伏邪伤阳,阳化气受损,阴成形太过;情志之邪伏藏,疏泄失常,胆气郁结;饮食之邪伏藏,内生湿热,熏蒸肝胆,终发为胆石症。胆石为有形之邪,藏伏机体,阻滞气血,日久化热;邪伏日久入络,水液代谢受阻,痰浊内生,伏于血脉而生瘀血,致使痰瘀互结。

（五）肾系疾病

原发性肾小球肾炎发病前多有上呼吸道感染病史,多为溶血性链球菌所致,导致人体的免疫反应,中医学认为本病多属六淫外邪侵袭入里,邪气伏藏少阴,不即时发病,因"外邪乘之,触动邪气而发",新感引动体内伏邪,有血尿、水肿等肾损害表现。治疗应以扶正达表透

1　罗思宁.伏邪学说的理论发展与临床应用[J].中医学报,2012,27(12):1600-1601.
2　王小玲,张军平,吕仕超.病毒性心肌炎从伏邪论治探析[J].中医杂志,2011,52(10):826-827.
3　杨琼,张思依,段妍君,等.吕文亮运用湿热伏邪理论论治幽门螺杆菌感染[J].时珍国医国药,2020,31(10):2521-2523.
4　郭星,田云,王延秋,等.杜晓泉运用湿热伏邪理论辨治溃疡性结肠炎临床经验[J].江苏中医药,2020,52(8):24-27.
5　周智慧,闵莉.基于"伏邪"理论探讨胆石症发生发展的规律[J].福建中医药,2020,51(6):40-41,45.

邪为原则,方用麻黄附子细辛汤[1]。

（六）气血津液疾病

内伤发热是以内伤为因,脏腑功能失调、气血阴阳失衡所导致的发热,国医大师徐经世教授创新性地从"伏邪致热"认识内伤发热疾病,认为病因病机与"热毒内伏,邪及少阳;郁热内伏,邪及少阳;余邪内伏,邪伏阴分"有关,治以转枢少阳、益气养阴、清热解毒等[2]。谢宝真等[3]从"伏邪理论"认识,微小残留既可能是新感温病,也可能为伏气温病,其病理特点为"邪伏少阴",应在补虚基础上,针对伏邪分期论治,分为伏而未发,托其伏毒;感而复发,透其邪热;调节体质,遏制复发。

（七）肢体经络疾病

类风湿关节炎为风寒湿热痰瘀闭阻经脉,应贯彻宣痹达表清透达邪外出的治法,活动期应清热利湿解毒为主,缓解期透解中佐以益气养血,标本兼顾。儿童抽动障碍多与风痰虚瘀有关,病位在肝肺,与风关系密切,治宜宣降肺气疏散外风同时疏肝通络以息内风。

（八）妇科疾病

伏邪理论可用于月经不调、原发性痛经、经前期紧张综合征、子宫内膜异位症、多囊卵巢综合征等多种妇科疾病[4]。

黄英等[5]从正虚、伏郁、伏痰、伏瘀四个方面探讨了多囊卵巢综合征（PCOS）与伏邪的关系,其病因病机为肾、肝、脾功能失调,导致气血失和,形成气滞、痰湿、瘀血等病理产物,使肾气 - 天癸 - 冲任 - 胞宫轴功能紊乱而发病,治疗的基本思路为顾护正气（补肾为根本,并贯穿始终）、清除伏邪（痰瘀气并治）、疗程宜久（防治结合,以防为主）。韩延华等[6]基于伏邪理论探讨了青春期 PCOS 的病因病机,认为青春期 PCOS 主要发病机制为肾、肝、脾功能失调,形成痰、湿、瘀的病理产物。

（九）儿科疾病

基于伏邪理论,胥晓琦等[7]认为儿童过敏性紫癜的关键病机为伏邪潜内、外因触发。根据伏邪在体内具有"动、留、伏"的变化特点,结合临床症状,将儿童过敏性紫癜分为急性期、缓解期、稳定期。急性期"引而邪动",应祛除外感邪气,并区分内因之伏风、伏热、伏积、伏湿、伏瘀,分别治以祛风邪、清伏火、消积滞、利湿热、通血络;缓解期"余邪留存",应扶助正气、清除余邪,治以补肾固本、顾护脾胃、解毒化瘀通络;稳定期防止"伏而后发",应祛除外感时令之邪,调整体质偏颇,预防紫癜复发。

（十）其他

噬血细胞综合征属于中医学"伏邪温病"范畴,治疗应采用直清里热、养阴托邪、引邪外

1　刘晨光,范慧慧,许二平.伏邪理论辨析及其临床应用[J].中医学报,2013,28(4):515-516.

2　蔡红妹,张进军,张莉,等.国医大师徐经世从"伏邪"论治内伤发热的经验探析[J].中国民族民间医药,2018,27(16):64-66.

3　谢宝真,廖斌.以"邪伏少阴"论治微小残留白血病[J].中医临床研究,2020,12(14):37-39.

4　张智华,郭淑允,朱庭轩,等.伏邪理论在妇科的应用[J].湖北中医药大学学报,2022,24(4):127-129.

5　黄英,王媛媛,刘丽娟,等.从伏邪理论探讨多囊卵巢综合征的治疗思路[J].云南中医中药杂志,2015,36(7):9-12.

6　韩延华,孙美娜,韩亚光,等.基于伏邪理论探讨青春期多囊卵巢综合征[J].河北中医,2020,42(6):941-944.

7　胥晓琦,孙宇莹,任献青,等.基于伏邪理论探讨儿童过敏性紫癜的分期防治[J].中医杂志,2022,63(17):1691-1694.

出的原则,对于热灼营阴者,应养阴透热,方用清营汤;热盛迫血者,应清热凉血,方用犀角地黄汤;热入心包者应开窍醒神,方用安宫牛黄丸、紫雪丹、至宝丹。

任继学[1]认为缺血性脑卒中的反复发作、治疗始效渐差主因是伏痰、伏瘀、伏寒三种伏藏邪气隐匿于脑络,且伏邪致病易损伤脾胃,使发病趋向于年轻化。提出未病时调控身心;急性期活血化瘀为主,兼以扶正;恢复期健脾强胃;后遗症期防治复中。为缺血性脑卒中的预防、治疗、康复等提供了新的临床理念,以期增进防治缺血性脑卒中的临床疗效。

第二节　糖尿病大血管病变"代谢记忆"学说概述

研究发现,糖尿病患者若长期处于高血糖状态,即使血糖水平降低或回归正常,高血糖产生的不良效应持续存在,仍易发生糖尿病相关并发症,这种现象被称为血糖的"代谢记忆"效应。"代谢记忆"效应是糖尿病及其并发症间的桥梁,对糖尿病患者的血糖管理提出了新的挑战。

一、"代谢记忆"的发现

尽管 1922 年胰岛素治疗的问世延长了糖尿病患者的预期寿命,但在此之后,糖尿病患者的微血管和大血管病变已逐渐成为最严重的并发症。微血管并发症导致糖尿病患者出现残疾,而大血管并发症引起的动脉粥样硬化甚至会危及患者生命。科研人员对糖尿病的严重并发症进行了一系列深入研究,并对其发病机制展开了激烈辩论。在 20 世纪,大部分研究人员认为糖尿病患者的高血糖状态是致病源头,将其称为"血糖假说"。为了验证这一假设,众多研究人员针对血糖开展了一系列的研究。

（一）"代谢记忆"学说源流

早在 19 世纪 80 年代初就有细胞实验与动物实验,发现了类似代谢记忆的现象。Engerman[2]等人建立了血糖控制不良 2.5 年的糖尿病狗模型,然后使用胰岛素治疗以维持良好的血糖情况 2.5 年,发现之后仍会出现糖尿病视网膜病变。与之相比,在糖尿病成模 2 个月后就开始使用胰岛素维持血糖情况的糖尿病狗视网膜病变发病率明显降低。在此之后,Roy 等人进一步研究,短暂的高血糖刺激会增加人内皮细胞中纤连蛋白和胶原蛋白Ⅳ mRNA 的表达。同时,Hammes 等人发现[3],对患糖尿病 6 周内的大鼠使用胰岛移植治疗可以有效缓解糖尿病视网膜病变的发展并预防视网膜血管闭塞的发生,但患病 12 周的糖尿病大鼠使用胰岛移植治疗后仅缓解部分大鼠糖尿病视网膜病变的进展,且未能预防视网膜血管闭塞。尽管这些创新性的研究共同暗示了代谢记忆的概念,但直到 21 世纪初,多个研究机构开展的大规模临床试验中才确定了代谢记忆在临床中的影响,这些基础研究才得到了

1　冯志涛,邱占爽,杨新月,等.任继学依据伏邪理论防治缺血性脑卒中[J].吉林中医药,2022,42(4):405-407.

2　ENGERMAN R L,KRAMER J W. Dogs with induced or spontaneous diabetes as models for the study of human diabetes mellitus[J]. Diabetes,1982,31(Suppl 1 Pt 2):26-29.

3　HAMMES H P,LIN J,RENNER O,et al. Pericytes and the pathogenesis of diabetic retinopathy[J]. Diabetes,2002,51(10):3107-3112.

足够的重视。

（二）"代谢记忆"学说发展

糖尿病控制与并发症（DCCT）研究组于 1982 年至 1993 年设计并进行了 1 项随机对照临床试验[1]。该实验共纳入 1 441 名新诊断的 1 型糖尿病患者（年龄 13~39 岁），随机接受强化或常规治疗，强化治疗旨在尽可能安全地使血糖水平接近正常人水平，而常规治疗旨在维持安全的无症状血糖范围。经过 6.5 年的治疗期后，强化治疗方案比起常规治疗方案，能减少早期微血管并发症的风险达 35%~76%，患者糖尿病并发症的进展显著降低，提示早期强化治疗对 1 型糖尿病患者的意义。

在 DCCT 研究结束后，为了进一步研究强化治疗效果的长期影响，特别是对糖尿病并发症的后续影响，启动了一项 DCCT 的观察性随访研究，即糖尿病干预及并发症流行病学（EDIC）[2]。旨在研究 DCCT 中强化治疗是否会影响糖尿病微血管病变的发生发展以及在 DCCT 中未观察到的糖尿病大血管病变的发病率。该研究中，研究人员保持 DCCT 研究中强化治疗组患者的治疗保持不变，但是将常规治疗组的患者改用强化治疗方案，进行了为期 10 年的随访。发现在 EDIC 阶段两个治疗组间的糖化血红蛋白（HbA1c）差距（7%：9%）逐渐消失，最终均保持在 8% 左右，但强化治疗组的糖尿病并发症风险仍显著低于常规治疗组（心血管事件风险降低 58%，视网膜病变风险降低 70%，糖尿病肾病风险降低 53%~86%，神经病变风险降低 31%）。

在此之后，英国前瞻性糖尿病研究（UKPDS）[3]，在 2 型糖尿病患者中开展了 1 项随机对照临床试验。从 1977 年至 1991 年，UKPDS 试验共纳入 4 209 例新诊断 2 型糖尿病患者（年龄 25~65 岁），随机分为强化和常规治疗两组，强化治疗组使用胰岛素或磺脲类药物，维持空腹血糖<6mmol/L，常规治疗组使用正常治疗并维持空腹血糖<15mmol/L。治疗 20 年，结果发现与常规治疗相比，强化治疗可明显改善 2 型糖尿病患者微血管（视网膜病变风险降低 68%，蛋白尿风险减少 74%）和大血管并发症结局（HbA1c 下降 1%，相应的心肌梗死风险降低 14%，卒中降低 12%，心力衰竭降低 16%，所有糖尿病相关终点降低 21%）。20 年治疗期结束后又进行了长达 10 年的随访，基线 HbA1c 在原强化和常规治疗组间的差异（7.9%：8.5%）在随访 1 年后消失，此后两组间 HbA1c 水平相似，但随访 10 年后，相比于常规治疗组，强化治疗组的患者糖尿病相关终点风险降低 9%，微血管病变风险降低 24%，心肌梗死风险降低 15%，全因死亡风险降低 13%。

与 UKPDS 研究相似，退伍军人糖尿病研究（VADT）[4]纳入 1 791 例 2 型糖尿病患者，随机接受强化或常规治疗，持续 6 年，后续随访 3 年后，强化治疗和常规治疗组的 HbA1c 水平差异从 1.5% 降至 0.2%~0.3%。最近报道了观察 9.8 年后的数据结果，强化治疗组首发主

1 BOULTON A J. DCCT: Implications for diabetes care in the UK [J]. Diabet Med, 1993, 10(8): 687.

2 WRITING TEAM FOR THE DIABETES CONTROL AND COMPLICATIONS TRIAL/EPIDEMIOLOGY OF DIABETES INTERVENTIONS AND COMPLICATIONS RESEARCH GROUP. Sustained effect of intensive treatment of type 1 diabetes mellitus on development and progression of diabetic nephropathy: the Epidemiology of Diabetes Interventions and Complications(EDIC)study [J]. Jama, 2003, 290(16): 2159-2167.

3 KRENTZ A J. UKPDS and beyond: into the next millennium. United Kingdom Prospective Diabetes Study [J]. Diabetes Obes Metab, 1999, 1(1): 13-22.

4 SCHATZ H. 2008——The year of the big studies about the therapy of type-2-diabetes. ACCORD, ADVANCE, VADT, and the UKPDS 10-year follow-up data [J]. MMW Fortschr Med, 2009, 151(12): 42-43.

要心血管事件的风险显著降低（每 1 000 名患者年减少 8.6 次大血管事件,暴露风险比降低17%）,但两组间心血管死亡或全因死亡率无差异。

由于这些临床试验和随后的 1 型糖尿病及 2 型糖尿病流行病学研究揭示了一种持久的记忆现象,并将这种早期控制血糖对糖尿病并发症发生发展的长期影响称为"代谢记忆"。

虽然这些结果证明了控制血糖、降低 HbA1c 可以减少微血管并发症,但能否降低大血管事件尚不明确,有待大规模的临床试验验证。

（三）"代谢记忆"学说在大血管并发症的应用

在代谢记忆这一现象被发现后,目前国内外糖尿病大血管病变防治研究大都围绕高糖所引发的血管损伤进行,强化降糖一直是临床延缓血管损伤最主要的治疗途径。

为了进一步探究积极控制血糖对 2 型糖尿病患者并发症的影响,在 2001 年,美国哥伦比亚大学主持开展了 ACCORD 研究[1],旨在探讨更积极的降血糖、降血压与降血脂治疗对 2 型糖尿病患者预后的影响。该研究共纳入 10 251 名较危险的 2 型糖尿病患者,平均年龄为62 岁,平均病程大于 10 年,至少已有一种明确的心血管疾病（占 37%）或具备 2 项心血管危险因素（如高血压、高血脂、吸烟、肥胖等）,同时 HbA1c 值相对较高（平均 8.3%）。然后为患者随机分配治疗方案,包括降血糖治疗方案（10 251 人）、降血压治疗方案（4 733 人）、降血脂治疗方案（5 518 人）,同时每个治疗方案又分为强化治疗组与常规治疗组。在 ACCORD- 血糖实验中发现,强化控制血糖组（HbA1c<6.0%）反而比常规治疗组（HbA1c 为 7.0%~7.9%）的死亡率还高了 22%,有明显的统计学意义,而且研究的主要终点也未得到改善。基于伦理方面的考虑,在 2008 年 2 月提取终止了强化血糖治疗方案。其他两部分研究（降血压治疗与降血脂治疗）仍按计划进行,但降血糖都改为常规治疗。

此结果经媒体报道后一度引起广大糖尿病患者对降血糖治疗的误解,事实上ACCORD- 血糖实验中每年纳入 1 000 多例患者只发生 3 次死亡事件,相比起以往观察到的2 型糖尿病患者死亡率（每年每 1 000 人 50 例死亡）降低了很多。其死亡率甚至比 UKPDS还低,且后者还是新诊断的年轻糖尿病患者。目前死亡率增高的原因尚不清楚,研究人员初步推测与血糖降低速度太快及体重增加有关,但多数人质疑是低血糖所致。ACCORD 研究的后续分析认为死亡率增加并不是低血糖引起的,而是出现在强化治疗后仍无法将 HbA1c降到 7% 以下的患者中,即是说死亡率增加并非是因为强化治疗本身,而是因为强化治疗失败,在强化治疗控制血糖组的死亡风险从（HbA1c）6%~9% 呈正线性相关,对治疗的反应不佳与常规组比较,才出现死亡率增加,与强化治疗本身无关。

此分析也显示死亡率到第二年才明显上升,且第一年的死亡率与 HbA1c 呈线性相关。但这仍无法解释强化治疗组能减少 21% 非致死性心肌梗死,死亡率为何反而增加? 严格控制血糖能否改善 2 型糖尿病患者大血管病变的预后成为 2008 年争论不休的话题。

Ray 及其同事在 Lancet 发表了综合 ACCORD 等 5 项 2 型糖尿病强化治疗降血糖的综合分析指出,与常规治疗相比,强化降血糖使心血管事件发生概率降低了 15%,有统计学意义。

2008 年 6 月 6 日,在美国旧金山召开的第 68 届美国糖尿病学会（ADA）年会上,大规模的 2 型糖尿病前瞻性研究——ADVANCE 研究[2]（Action in Diabetes and Vascular Disease:

1　SCOPP A J. The ACCORD project［J］. AMHC Forum,1982,34（2）: 47-49.

2　EMANUEL L L. Advance directives［J］. Annu Rev Med,2008,59: 187-198.

Preterax and Diamicron Modifed Release Controlled Evaluation）的降糖组试验结果正式公布：以格列齐特缓释片（达美康缓释片）为基础的强化治疗方案可安全有效地将血糖长期控制在目标值，并具有直接的血管保护作用。这一结果受到与会各国专家的高度关注，被誉为 2 型糖尿病治疗领域里又一"里程碑式研究"。《新英格兰医学杂志》也同步在线刊登了 ADVANCE 的最新研究成果。

就 ADVANCE 研究的病例数而言，是迄今为止已公布的全球规模最大的 2 型糖尿病前瞻性随机、对照临床研究。其降糖组研究共纳入 11 140 例 2 型糖尿病患者，平均年龄 65.8 岁，女性占 43%。平均基线 HbA1c 水平为 7.5%，平均糖尿病病史为 8 年，32.2% 患者具有大血管病变史，10.4% 患者具有微血管病变史。受试者随机分为标准血糖控制组（5 569 例）与强化血糖控制组（5 571 例），HbA1c 目标值 =6.5%，进行为期 5 年的干预。

经过 5 年的随访研究，ADVANCE 研究得到以下主要结果：强化降糖方案可显著减少糖尿病患者的血管并发症，主要研究终点（大血管和微血管事件的复合终点）发生率比标准降糖组下降 10%，主要微血管事件发生率降低 14%；新发或恶化肾病事件比标准降糖组减少 21%，大量白蛋白尿显著下降 30%；两组患者的大血管事件总发生率未达到统计学意义上的显著差异，强化降糖组的发病率略低于标准降糖组，特别是心血管死亡相对危险率比标准降糖组下降了 12%。

ACCORD、ADVANCE 等多项大型临床循证研究证实，强化降糖对微血管病变有持续获益，但在大血管的保护方面作用有限，部分研究还发现强化降糖甚至增加糖尿病患者大血管事件的死亡风险。如何有效保护大血管成为临床糖尿病防控中亟待解决的难题。

在 EDIC 研究期间，有研究者在 DCCT/EDIC 的研究基础上探索了"代谢记忆"的机制。Genuth 等人研究发现，糖化胶原蛋白与糖基化终末产物水平的早期检测与 DCCT 结束 10 年后视网膜病变和肾脏病变发生发展密切相关。这表明糖尿病后期的糖基化终末产物形成可能是糖尿病微血管并发症的主要机制。在此之后，"代谢记忆"及其机制引起了广泛的研究。

二、"代谢记忆"的机制研究

目前的研究一直把氧化应激、表观遗传学、AGEs 以及慢性炎症认为是"代谢记忆"的主要影响因素，然而调控"代谢记忆"的确切分子机制还不是很清楚。诸多研究人员对其机制进行了一系列的探索。

（一）氧化应激在代谢记忆中起到核心作用

众多学者研究了"代谢记忆"效应的机制，其中 Ceriello 提出的"代谢记忆"学说[1]，认为氧化应激是多种"代谢记忆"有关因素的中心环节，氧化应激可能通过涉及多元醇通路、糖基化终末产物（AGE）形成、蛋白激酶 C（PKC）通路激活、己糖胺通路、基因表达等多个途径最终导致血管内皮功能障碍的产生。到目前为止，该学说仍然是研究"代谢记忆"发生机制中最广为人知的机制假说，并且通过更多新的研究发现将其内涵不断扩展，涉及的机制也愈加复杂。

---

1 CERIELLO A. The emerging challenge in diabetes: the "metabolic memory"［J］. Vascul Pharmacol, 2012, 57(5-6): 133-138.

氧化应激及凋亡氧化系统与抗氧化系统失衡导致的氧化应激在"代谢记忆"的发生发展中起着关键性作用。高糖代谢产生的活性氧是氧化应激导致组织损伤的中心环节,线粒体是活性氧产生的主要场所,高血糖时通过级联放大效应使线粒体氧化呼吸链产生过多的活性氧,比如超氧阴离子(O^{2-})等。O^{2-}是H_2O_2、过氧亚硝基及其他强活性氧类的前体,产生过多可造成线粒体损伤。线粒体是细胞内ATP生成的主要场所,其功能失调是糖尿病并发症产生的重要原因。高糖刺激可促进线粒体被动力相关蛋白1(Drp1)和分裂蛋白(Fis1)切割为颗粒状,使得线粒体内呼吸链活性增强,线粒体膜通透性增加,活性氧产生增加。另外,高糖刺激可使Rho相关的卷曲蛋白激酶1(Rho-associated,coiled-coil-containing protein kinase1,ROCK1)激活,使Drp1-Ser600磷酸化而导致线粒体分裂,ROS产生增加。活性氧介导多元醇通路、己糖胺途径、RAGEs及其相关配体、蛋白激酶c等多个与糖尿病肾病(Diabetic nephropathy,DN)相关的生物途径激活,这些代谢异常又可进一步产生活性氧。活性氧可造成DNA链断裂、碱基修饰、DNA-DNA交联和DNA-蛋白质交联等多种形式的DNA损伤,还可引起DNA甲基化状态改变,在表观遗传水平引起基因转录激活或抑制。线粒体介导的细胞氧化损伤是肾小管上皮细胞凋亡的主要原因之一。线粒体活性氧可激活p38丝裂原蛋白激酶(p38MAPK)及TGF-AP,促进肾小管上皮细胞转分化、间质细胞增生、细胞外基质聚集,最终导致肾纤维化。线粒体功能与内质网功能紧密相关,内质网应激亦是细胞损伤的重要原因。内质网是细胞内蛋白质合成折叠、钙离子储存、脂质合成的重要部位。正常情况下,内环境的稳定是内质网发挥正常功能的基本条件。在氧化应激导致蛋白质损伤时,可激活未折叠蛋白应答(unfolded protein response,UPR)以重建内质网稳态,而过度的UPR则可导致内质网应激(endoplasmic reticulum stress,ERS)使细胞功能失调并激活内质网跨膜蛋白肌醇酶1(inositol-requiring enzyme 1,IRE1)等促凋亡因子。抗氧化应激药物、Drp1及ROCK1基因敲除可抑制线粒体分裂,减少活性氧产生,是延缓"代谢记忆"进展的潜在靶点。此外,蛋白质C是内皮细胞表面的一种酶原,当其被凝血调节酶/凝血蛋白激活后可抑制血液凝固、调节细胞内信号,具有细胞保护功能。

在2007年,2个研究组分别证明了持续性氧化应激在高血糖细胞记忆中的核心作用。Ihnat等人发现[1],ARPE-19视网膜细胞及糖尿病大鼠的视网膜细胞在高糖培养皿中培养2周,又在普通培养皿中继续培养1周后,其中氧化应激和线粒体损伤的标志物(例如:PKC-β,NADPH oxidase p47phox,PARP,3-nitrotyrosine,Bax)仍保持上升,以及虽然阻断线粒体外活性氧的来源可以在一定程度上减少标志物的生成,但在正常血糖下,线粒体呼吸链解偶联蛋白UCP2或α-硫辛酸的过表达减少了应激蛋白的诱导,这表明氧化应激在此过程中持续存在。

同时,Kowluru等人研究发现[2],糖尿病大鼠维持血糖控制不良6个月后,大鼠视网膜微血管中过氧亚硝酸盐积累显著增加,之后严格控制血糖饲养6个月,过氧亚硝酸盐的含量也未能回到正常水平,同时负责清除线粒体超氧化物的锰超氧化物歧化酶的活性仍处于抑制状态,总抗氧化能力仍低于正常水平。随后,Kowluru及其同事进行了一系列关于糖尿病大

1　IHNAT M A,THORPE J E,KAMAT C D,et al. Reactive oxygen species mediate a cellular 'memory' of high glucose stress signalling［J］. Diabetologia,2007,50(7):1523-1531.

2　KOWLURU R A,KANWAR M,KENNEDY A. Metabolic memory phenomenon and accumulation of peroxynitrite in retinal capillaries［J］. Exp Diabetes Res,2007,2007(6):21976.

鼠视网膜的研究。结果表明,虽然血糖得以控制,但线粒体的结构与机体仍持续受损。

在 2012 年,郑志教授及其团队进行的一项研究[1],进一步扩展我们对糖尿病视网膜病变中氧化应激介导的代谢记忆的理解。他们对牛视网膜毛细血管内皮细胞和糖尿病大鼠视网膜细胞进行了两周的高血糖干预及一周的正常血糖培养。发现由高血糖诱导的 Bax 和 NF-κB 升高在血糖恢复正常后仍有上升的趋势。通过小干扰 RNA 介导敲低 SIRT1 增加了对高血糖应激的敏感性。而 SIRT1 的过表达抑制了线粒体活性氧的过度生成,最终通过 SIRT1/LKB1/AMPK/ROS/PARP 通路抑制 Bax 和 NF-κB 的表达。这表明机体的自动反馈会增加线粒体活性氧的过度产生并加剧细胞内氧化应激。

Isermann 等[2]发现,依赖凝血调节蛋白激活的蛋白质 C 被破坏后,糖尿病小鼠足细胞凋亡增加、氧化应激加剧、蛋白尿增多。那么蛋白质 C 抗氧化应激、行使细胞保护功能的机制何在？ 这一问题引发了研究者们的进一步探索。这些研究不仅为氧化应激参与糖尿病足细胞损伤提供了有力证据,同时也证明氧化应激与表观遗传调控密切相关,为抗氧化应激提供了实验依据。

（二）炎症与代谢记忆的关联

越来越多的研究证据表明,糖尿病的发病机制与先天免疫系统的激活和慢性亚临床低度炎症状态密切相关。炎症在糖尿病代谢记忆的发病机制中扮演着重要角色,主要通过氧化应激、转录因子、转录激活因子（JAK/STAT）途径和炎症细胞因子等因素发挥作用。

核因子 κB（nuclear factor-κB,NF-κB）是一种转录因子,也是炎症的核心因子。高糖条件下,能够激活内皮细胞和血管平滑肌细胞中的 NF-κB。在那些可能导致代谢记忆的因素、分子和作用途径中（例如 RAAS 的激活、糖基化终产物的晚期积累和 NADPH 依赖的氧化应激等）,NF-κB 扮演着核心的角色。

慢性炎症是糖尿病大多数血管并发症的标志,在肾脏、血管、眼睛和其他靶器官中观察到了巨噬细胞浸润和炎症基因表达的增加。高葡萄糖介导的 NF-κB 激活是血管细胞和单核细胞中炎症基因表达的主要机制,一些研究表明,表观遗传修饰和组蛋白修饰在这些过程中发挥了作用[3]。在单核细胞中,高糖处理增加了共激活因子 HATs CBP 和 p300 的募集,并增加了炎症基因启动子处活性标记 H3Kac 和 H4Kac 的水平,从而增强染色质松弛和基因表达[4]。通过与微阵列连接的 ChIP（ChIP-on-chip）分析方法,发现在高葡萄糖处理的 THP-1 单核细胞中,H3K4me2 和 H3K9me2 标记在几个基因的基因体上有差异富集[5]。在从糖尿病患者获得的血液单核细胞中,也观察到关键基因的 H3K9/14ac、H3K4me2 和 H3K9me2 的类似变化,证明了它们与糖尿病的直接相关性。此外,对来自 1 型糖尿病患者和健康对照的血液

1　ZHENG Z,CHEN H,LI J,et al. Sirtuin 1-mediated cellular metabolic memory of high glucose via the LKB1/AMPK/ROS pathway and therapeutic effects of metformin［J］. Diabetes,2012,61（1）: 217-228.

2　ISERMANN B,VINNIKOV I A,MADHUSUDHAN T,et al. Activated protein C protects against diabetic nephropathy by inhibiting endothelial and podocyte apoptosis［J］. Nat Med,2007,13（11）: 1349-1358.

3　REDDY M A,NATARAJAN R. Epigenetic mechanisms in diabetic vascular complications［J］. Cardiovasc Res,2011,90（3）: 421-429.

4　MIAO F,GONZALO IG,LANTING L,et al. In vivo chromatin remodeling events leading to inflammatory gene transcription under diabetic conditions［J］. J Biol Chem,2004,279（17）: 18091-18097.

5　MIAO F,WU X,ZHANG L,et al. Genome-wide analysis of histone lysine methylation variations caused by diabetic conditions in human monocytes［J］. J Biol Chem,2007,282（18）: 13854-13863.

淋巴细胞进行的 ChIP-on-chip 表观基因组分析显示,在与 1 型糖尿病、炎症和自身免疫相关的基因子集上,抑制性 H3K9me2 标记存在显著差异。单核细胞中 H3K9ac 的关键变异也在与 1 型糖尿病密切相关的 HLA 基因的单核苷酸多态性(SNP)中观察到[1],这表明表观遗传变异和遗传变异之间存在串扰。其他研究指出,SET 甲基转移酶 7(SET domain containing lysine methyltransferase 7,SET7)在单核细胞中对 NF-κB 诱导性炎症基因子集的最大激活起着必要的作用[2],同时也参与调节肾脏纤维化基因。在血管内皮细胞中,高糖处理通过促进 SET7 募集和 H3K4me1 在其启动子处的富集来增加 NF-κB 活性亚基(p65)和炎症基因的表达[3],并直接促进 SET7 的核定位和活性。对血管平滑肌细胞的研究发现高葡萄糖通过降低抑制性标记 H3K9me3 和相应的 HMT SUV39H1 在启动子处的水平,上调各种炎症基因。总之,这些研究证明了高葡萄糖在调节组蛋白修饰中的直接作用,并且 SET7 已成为许多与糖尿病并发症相关的细胞类型中基因表达的关键表观遗传调节因子之一,包括系膜细胞、单核细胞 / 巨噬细胞和内皮细胞。因此,可以评估 SET7 抑制剂作为治疗糖尿病并发症的潜在治疗方法。最近一项研究观察到,在经过两种精氨酸甲基转移酶抑制剂处理的内皮细胞中,与 IL-6 和激活蛋白 -1(AP-1)信号通路相关的基因表达下调,其中一种抑制剂可能对 SET7 具有抑制作用[4]。

（三）表观遗传机制在代谢记忆中的作用

在过去的 20 年中,人们逐渐发现了表观遗传机制与血糖水平之间的关联,许多研究人员开始探讨代谢记忆是否与表观遗传机制存在关联。表观遗传是指一种不改变基因的 DNA 序列,而通过调控基因表达的可遗传或可继承机制的统称。它包括 DNA 甲基化、组蛋白修饰、染色质重塑、非编码 RNA 等。调控基因表达的表观遗传在稳定发育及分化细胞中基因表达模式、基因组印记、X 染色体失活、干细胞可塑性、同卵双胞胎之间的差异疾病易感性以及细胞对环境信号的反应等方面发挥着重要作用。

在哺乳动物细胞中,染色体的 DNA 被紧密地包装成染色质,染色质由被称为核小体的亚基阵列组成。这些核小体是由核心蛋白 H2A、H2B、H3 和 H4 复制的八聚体蛋白质复合物组成,周围包围着 147 个碱基对的染色体 DNA。核小体组蛋白和 DNA 甲基化的翻译后修饰代表表观遗传修饰。这些修饰与非编码 RNA(包括短的编码 miRNA 和 lncRNA)一起染色质的结构和功能,以及细胞类型特异性的基因表达模式,共同构成了表观基因组。通量全基因组分析和测序的最新进展,深入了我们对表观基因组各个方面及其与表型相关性的了解。表观基因组状态的改变对基因调控和生物学结果具有深远的影响。此外,即使在原始刺激去除后,长期存在的表观遗传修饰也可能导致慢性疾病的发生,例如糖尿病并发症和对常规治疗的抵抗。营养过剩或不良、体力活动和环境因素都可能影响成人和后代的表观

1　MIAO F,CHEN Z,ZHANG L,et al. Profiles of epigenetic histone post-translational modifications at type 1 diabetes susceptible genes [J]. J Biol Chem,2012,287(20): 16335-16345.

2　LI Y,REDDY M A,MIAO F,et al. Role of the histone H3 lysine 4 methyltransferase,SET7/9,in the regulation of NF-kappaB-dependent inflammatory genes. Relevance to diabetes and inflammation [J]. J Biol Chem,2008,283(39): 26771-26781.

3　EL-OSTA A,BRASACCHIO D,YAO D,et al. Transient high glucose causes persistent epigenetic changes and altered gene expression during subsequent normoglycemia [J]. J Exp Med,2008,205(10): 2409-2417.

4　OKABE J,FERNANDEZ A Z,ZIEMANN M,et al. Endothelial transcriptome in response to pharmacological methyltransferase inhibition [J]. ChemMedChem,2014,9(8): 1755-1762.

遗传机制,导致代谢和心血管疾病相关基因的异常表达。表观遗传标记的可遗传性也可能使后代易患代谢异常,并可能使他们在以后的生活中容易出现糖尿病并发症。

糖尿病的几种并发症似乎具有遗传倾向性,并且发现了与疾病相关的致病基因或相关的 SNP。然而,由于这些成果和全基因组关联研究(GWAS)仅发现了有限的候选基因位点,通过表观基因组关联研究(EWAS)来评估表观基因型可以提供关于糖尿病并发症和代谢记忆发病机制的重要新信息,这可以进一步为早期干预确定更新的治疗方式和诊断生物标志物提供指导。此外,多数与疾病相关的 SNP 存在于基因组的非编码区域或其他调控区域,例如增强子,它们可以通过改变转录因子结合来影响基因表达。

人们对代谢记忆的机制非常感兴趣,特别是与表观遗传学相关的分子机制。近年来,与并发症相关的关键基因组蛋白 Kme 变异的潜在持续性已被评估为慢性错误调节和代谢记忆的机制。H3K9me3 是一种关键且相对稳定的表观遗传染色质标记。研究表明,相对于对照组 db/+ 细胞,培养的 db/db 小鼠血管平滑肌细胞(VSMC)中关键炎症基因启动子处的 H3K9me3 水平显著降低[1]。免疫印迹结果显示,db/db 小鼠 VSMC 中 H3K9me3 甲基转移酶 Suv39h1 的蛋白水平也降低。此外,db/db 小鼠 VSMC 对 TNF-α 炎症刺激高度敏感,这会导致启动子处 H3K9me3 和 Suv39h1 占用率急剧且持续下降。同样,在正常人血管平滑肌细胞(HVSMC)中,通过 shRNA 沉默 SUV39H1 会增加炎症基因的表达。在高葡萄糖条件下培养的 HVSMC 也显示出炎症基因表达增加,同时启动子处的 H3K9me3 减少。这些结果证明了 H3K9me3 和 Suv39h1 对于糖尿病 VSMC 预激活状态的保护作用。表观遗传组蛋白修饰的失调可能是糖尿病细胞代谢记忆和持续促炎表型的主要潜在机制。进一步研究发现,miR-125b 可能通过下调 Suv39h1,在 db/db 小鼠血管平滑肌细胞中发挥新的上游作用,对炎症基因的表观遗传调控起作用[2]。总之,这些研究表明表观遗传组蛋白修饰的改变可能会形成糖尿病并发症的代谢记忆。需要进一步的研究来了解高血糖和糖尿病如何引发这些表观遗传事件,以及如何逆转这些事件,以防止并发症在血糖得到控制的情况下的进展。

重要的是,对糖尿病患者的适当调查可以帮助将这些观察结果推广到临床代谢记忆和血糖变化中。有研究对经历代谢记忆的 1 型糖尿病患者进行表观基因组分析,患者来自前 DCCT 常规治疗组,比较了 EDIC 参与者的病例组收集的白细胞中几种组蛋白修饰,发生肾病进展和视网膜病变与前 DCCT 强化治疗组的对照组相比,未显著进展。结果显示,与对照组相比,病例单核细胞中关键炎症基因和与糖尿病并发症相关基因的启动子 H3K9ac 显著富集。对 DCCT 和 EDIC 的长期观察结果证实,单核细胞 H3K9ac 与平均 HbA1c 水平显著相关。

一般而言,表观遗传机制可分为三种途径。第一种是通过高甲基化的 CpG 二核苷酸抑制基因启动子的转录。第二种是通过组蛋白尾部的乙酰化或甲基化来激活或抑制转录。第三种是通过转录后的 miRNA 来进行抑制。

---

1 VILLENEUVE LM,REDDY MA,LANTING LL,et al. Epigenetic histone H3 lysine 9 methylation in metabolic memory and inflammatory phenotype of vascular smooth muscle cells in diabetes[J]. Proc Natl Acad Sci U S A,2008,105 (26):9047-9052.

2 VILLENEUVE LM,KATO M,REDDY MA,et al. Enhanced levels of microRNA-125b in vascular smooth muscle cells of diabetic db/db mice lead to increased inflammatory gene expression by targeting the histone methyltransferase Suv39h1 [J]. Diabetes,2010,59(11):2904-2915.

在当前糖尿病研究的背景下,这三种途径均与代谢记忆直接相关。例如,钟清教授及其团队在 2012 年进行了一项研究,他们将链脲佐菌素诱导的糖尿病大鼠先置于高血糖状态维持 2 个月,然后严格控制血糖维持在正常水平,继续维持 2 个月。研究结果发现,在最初的 2 个月高血糖水平下,基因的启动子和增强子区域中的 H4K20me3、乙酰化组蛋白 H3 和核因子活化 B 细胞 κ 轻链的表达增强。而之后 2 个月的正常血糖状态无法逆转这一趋势。此外,人源重组蛋白是三甲基组蛋白三甲基化的主要酶之一,可用于介导三甲基组蛋白 H4 赖氨酸 20 的表达,从而导致代谢记忆的发生。在同一研究组的另一项研究中,他们检测了 H3K4me1、H3K4me2 以及赖氨酸特异性去甲基化酶 -1 在类似的实验环境中的表达情况(高血糖状态下维持 3 个月,严格控制血糖在正常水平维持 3 个月)。结果显示,在最初的高血糖环境下,H3K4me1 和 H3K4me2 的表达下降,而赖氨酸特异性去甲基化酶 -1 的表达增加。值得注意的是,即使在恢复正常血糖后,这种趋势仍未得到逆转。总而言之,H3K4me1 及 H3K4me2 属于活性标记,而 H4K20me3 是基因转录的抑制性表达遗传标记,这一研究结果表明,代谢记忆导致视网膜锰超氧化物歧化酶持续下降的现象可能受到一系列复杂的转录后组蛋白修饰的调控。子组蛋白乙酰化是表观遗传学组蛋白修饰的重要内容。在正常情况下,机体内组蛋白的乙酰化和去乙酰化保持平衡,以维持众多基因的表达和沉默处于平衡状态。然而,糖尿病的高血糖氧化应激状态导致组蛋白乙酰化增强,去乙酰化减弱,破坏了正常的基因激活和沉默平衡,导致与糖尿病慢性并发症相关的基因(如纤维蛋白、内皮素 1、血管内皮生长因子等)的激活,从而影响并发症的发生和发展。

高糖诱导的氧化应激可能还通过调节 miRNA 的表达参与糖尿病慢性并发症的发病机制。miRNAs 是一种长约 22 个核苷酸的单链内源性非编码小 RNA。已有研究表明,miRNAs 通过与目标基因的 3' 非翻译区(3'-UTR)结合,对基因表达进行负调控。多项研究显示,糖尿病视网膜病变与血液中 miRNAs 谱的明显改变相关,有时甚至可以在疾病出现前几年就进行检测。因此,miRNAs 可以作为生物标志物,用于预测糖尿病视网膜病变的发生。

氧化应激可能上调 miRNAs 的表达,增强对保护性基因的抑制作用。例如,在糖尿病模型中观察到 miRNA377 的过表达,使得在糖尿病肾病中具有保护作用的超氧化物歧化酶 2 的转录不稳定,导致锰超氧化物歧化酶活性降低。另一方面,氧化应激也可能下调 miRNA 的表达,减弱对致病基因(如生长因子、炎症介质等)的抑制作用,导致致病基因的激活。例如,在糖尿病模型中观察到 miRNA-146a 的表达下调,减弱对纤维蛋白的抑制作用,导致纤维蛋白的过表达,这与糖尿病视网膜病变的发生有关。

尽管糖尿病视网膜病变的相关机制研究取得了一系列的进展,但我们对于糖尿病微血管病变中代谢记忆的机制研究仍处于初始阶段。与此同时,关于糖尿病大血管病变的代谢记忆研究取得了巨大的进展。Paneni 等研究人员[1]将人主动脉内皮细胞与糖尿病小鼠主动脉细胞放在高糖环境中培养了 3 天,随后在正常血糖环境下继续培养了 3 天。线粒体通过激活 PKC-β Ⅱ 引起的 p66^{Shc} 表达上调,这种上调趋势在血糖恢复正常后仍然存在。持续的 p66^{Shc} 上升和线粒体易位会进一步导致活性氧产生、一氧化氮减少和细胞凋亡。此外 p66^{Shc}

---

1 PANENI F,VOLPE M,LüSCHER T F,et al. SIRT1,p66(Shc),and Set7/9 in vascular hyperglycemic memory:bringing all the strands together [J]. Diabetes,2013,62(6):1800-1807.

的激活也解释了糖化终产物的持续升高。更重要的是,p66^{Shc}基因被沉默后,再将细胞放置于正常培养基中,内皮功能障碍和血管凋亡得到改善。因此,p66^{Shc}在促进糖尿病大血管病变研究中扮演着关键的角色,可作为减少代谢记忆不良影响的新治疗靶点。

在另一个代谢记忆的糖尿病大血管细胞模型中,研究人员将人脐静脉内皮细胞放置在高糖环境中培养了14天,然后在正常环境中继续培养了7天。治疗组使用格列齐特和格列本脲,来研究氧化应激和细胞凋亡标志物的变化。该研究发现,使用格列齐特干预的培养基能有效减少细胞中的氧化应激并改善内皮细胞凋亡,而使用格列本脲干预的培养基没有这些效果。这表明活性氧生成的增加可能是可逆的现象。因此,越来越多的关注集中在活性氧相关的下游靶点是否会影响血管细胞的代谢记忆。

而且,Siebel等人研究发现[1],将人微血管内皮细胞在高糖环境下培养16小时后,NF-κBp65基因的表达增加,并持续维持了长达6天。该研究团队还选择在非糖尿病小鼠的离体主动脉中,每隔2个小时注射1次高葡萄糖溶液,连续进行4次,也观察到了同样的趋势。由于相关组蛋白甲基转移酶(SET7和SUV39h1)的改变,NF-κBp65的持续表达与基因转录的活性标志(H3K4m1)上调及抑制标志(H3K9m2和H3K9m3)下调相关。在后续研究中,该研究团队进一步发现,NF-κB的靶基因也可能受到表观遗传修饰的影响,以反馈之前的高血糖状态。基于这些发现,可以推测短时间的高血糖影响可能同时或分段诱导多个基因的表观遗传变化,这些基因协同作用以维持高血糖对微血管或大血管内皮细胞的恶性记忆效应。

除了内皮细胞,大血管中也有其他细胞类型,如巨噬细胞和血管平滑肌细胞,也与表观遗传调节的代谢记忆相关。REDDY等人研究发现[2],他们从9~11周的雄性db/db小鼠中分离出血管平滑肌细胞,并将这些细胞放在体外正常环境下培养8周。在这一过程中,细胞仍然表达炎症基因、单核细胞趋化蛋白-1(MCP-1)和白细胞介素-6(IL-6)。这种记忆现象是由H3K4me3水平持续下降及SUV39h1在基因片段中启动子的占比所决定的。此外,该研究组的其他研究人员发现,由于高血糖刺激而增加的miR-125b可以通过靶向影响SUV39h1 mRNA来促进MCP-1和IL-6的表达。目前尚不清楚miR-125b是否会在高血糖逆转后持续存在并持续促进代谢记忆的发生。尽管如此,不同类型的表观遗传调控之间的这种串扰调控强烈暗示动态变化的miRNA可以在微调长期表观遗传密码的功能(例如组蛋白修饰和DNA甲基化)中发挥关键作用,因此可以协同调节糖尿病血管并发症的发展。

（四）AGEs与代谢记忆的关联

AGEs是指一类由蛋白质、脂质和核酸等大分子的游离氨基与还原糖的醛基在非酶促条件下形成的一组稳定的终末产物,这些分子在糖尿病并发症的发生发展中发挥重要作用。AGEs与衰老过程、肿瘤转移的促进以及阿尔茨海默病的发展相关。此外,越来越多的研究表明,AGEs的累积与糖尿病并发症相关,并在糖尿病相关的心血管疾病的发生及发展中起重要作用。AGEs通过三种主要的分子机制发挥致病作用:细胞外蛋白的修饰、细胞内蛋白的修饰及通过与细胞表面受体RAGE结合激活信号级联反应。其中,AGEs与其受体

1　SIEBEL A L,FERNANDEZ A Z,EL-OSTA A. Glycemic memory associated epigenetic changes［J］. Biochem Pharmacol,2010,80(12): 1853-1859.

2　REDDY M A,NATARAJAN R. Epigenetic mechanisms in diabetic vascular complications［J］. Cardiovasc Res, 2011,90(3): 421-429.

RAGE 结合可能在心血管疾病的发生发展中起重要作用。

然而,AGEs 修饰的蛋白不容易被降解,如 AGEs-胶原,它们在糖尿病血管、肾脏和心脏中较长时间内保持稳定。从这个角度来看,由于 AGEs 的稳定存在,即便控制住了血糖,AGEs-RAGE 轴还是会处于激活状态,持续激活氧化应激并引起炎症反应。

总而言之,先前的研究已充分认识到线粒体产生的活性氧在糖尿病及其慢性并发症的发病机制中起到统一的作用。自从在临床前和临床研究中发现代谢记忆以来,短暂的高血糖诱导持续性活性氧过度产生与糖尿病微血管和大血管并发症相关。近期的研究还揭示了稳定且可遗传的表观遗传机制,如 DNA 甲基化和组蛋白修饰,增加了一层新的基因调控,不仅涉及氧化应激相关途径,还涉及炎症相关的信号传导。此外,Villeneuve 等人提出了改变 miRNA 来协调细胞记忆形成的新思路[1],这为糖尿病的缓解提供了新的方向。以上这些新发现扩展了我们对糖尿病血管病变代谢记忆潜在机制的理解。

第三节 "伏邪-代谢记忆-大血管损伤"理论体系概述

糖尿病大血管病变是糖尿病致死致残的主要原因。临床及科学研究发现,目前以降糖为核心的临床干预方案并不能有效阻止糖尿病大血管的持续损伤,其原因在于早期高糖引发的级联反应难以通过降糖而逆转,此现象被总结为"代谢记忆"。然而,针对代谢记忆过程中已知因素进行的治疗(抗氧化应激、抗炎、AGEs 抑制剂等),如氨基胍、维生素、白藜芦醇、MCC950 等药物,临床疗效并不理想,无法对代谢记忆的持续损伤进行有效阻断,或仅停留在动物实验阶段。如何重新认识代谢记忆,对糖尿病大血管病变进行早期防控,阻止代谢记忆对大血管的持续损伤是临床亟需解决的重要问题。如何创新有效防治糖尿病大血管病变的诊疗技术,是当今研究热点,也是亟待突破的技术瓶颈。

我们基于对中医经典"伏邪"理论的丰富认识,及对现代糖尿病大血管病变"代谢记忆"学说的深入研究,系统梳理了中医对糖尿病大血管病变发生发展的认识,建立了独特的伏邪理论指导下的糖尿病大血管病变中医药防治体系——"伏邪-代谢记忆-糖尿病大血管病变"理论体系。

一、中医"伏邪"发病观与代谢记忆-糖尿病大血管病变学说

古代医家早已认识到糖尿病与大血管病变之间的关系,但是对消渴与消渴脉痹的内在演变及证治规律缺乏详尽的探析。近现代医家则主要从"脉积学说""玄府郁闭理论""络脉-营卫理论"等传统中医理论治疗消渴脉痹,多着眼已成之邪,对其早期发病基础及全程病机演变缺乏系统认识。糖尿病大血管病变起病隐匿,发病时已成急危重症,若仅着眼于已成之邪,缺乏对消渴脉痹"身未损而邪已留"阶段的早期认识与重视,无法很好地体现中

1 VILLENEUVE L M,REDDY M A,LANTING L L,et al. Epigenetic histone H3 lysine 9 methylation in metabolic memory and inflammatory phenotype of vascular smooth muscle cells in diabetes[J]. Proc Natl Acad Sci U S A,2008,105 (26):9047-9052.

医药在保护糖尿病大血管方面所具有的早期干预、阻止进展的优势,具有一定的局限性。为更精准地预防大血管病变的发生,我们以中医"伏邪理论"阐释该病病机。

饮食失节,脾胃运化失职,脾不散精,气血生化乏源,水湿痰浊内生,积热内蕴,暗消津液,发为消渴,热邪炼液为痰,熬血成瘀,痰瘀相互搏击,伤及脉壁,致脉厚坚硬而道窄,血行阻滞,发为脉痹;或有禀赋不足,先天阴弱,加之调养不当,发为消渴,同时气虚无力推动血行而成瘀,虚热又可灼津为痰,使痰瘀内生,从而促发脉络阻滞。

由此可见,消渴患者发病初期,虽无肢体疼痛、麻木、心胸闷痛、眩晕头痛等血脉不畅之感,然此时水湿痰瘀等浊邪已伏于脉壁之中,暗耗正气,阻遏气血,痼瘵潜藏,伺机而发,致气血津液升降失常,血败脉损;另一方面,痰瘀浊邪互结,胶着黏附脉壁,气血难以充养脏腑,致浊邪内生不断,形成"正虚-邪生"的恶性循环。痰瘀之邪盘踞窝藏,缠绵难去,脉管成巢,脉壁坚脆易折,脉道日趋狭窄,终致气血痹而不行,发为消渴脉痹。正如叶天士在《临证指南医案》所言:"经年累月,外邪留着,气血皆伤,其化为败瘀凝痰,混处经络。"痰瘀伏痹于心脉之中,血络挛急则见胸痹心痛;痰瘀伏痹于脑脉之中,脉折血溢则见中风偏枯;痰瘀伏痹于肢体络脉,血败肉腐则见肢端坏疽。在大血管病变的发生发展过程中,痰瘀伏邪既是病理产物,也是疾病深化的致病因素,特别是在糖尿病进展中,脾胃失职,痰瘀损络,加速了大血管并发症的产生和发展。

我们认为,现代医学发现的所谓代谢记忆是伏邪的进展阶段,引发该状况的高糖现象只是脾胃失职、浊邪内生的一种表现形式,强化降糖可清除高糖(糖毒),而引发血糖异常的始动因素并未完全得到纠正——正气亏虚、脏腑功能失常,依然有大量痰浊瘀阻滋生藏匿,如现代研究所发现的炎症因子、氧化应激因子等损伤物质;因此,代谢记忆的现象持续存在,伏邪积累害正,最终引发了糖尿病大血管病变,表现出身损脉伤的各种变证。由此可见,在整个病程中,伏邪是其中的关键病理因素。因此,除了对已知的损伤因子进行清除,更要关注伏伺之邪毒,治疗应扶正以杜伏邪之源,祛邪以除伏邪之害。

二、"伏邪-代谢记忆-糖尿病大血管病变"理论体系

(一)从伏邪认识代谢记忆大血管损伤现象

在消渴发病之初,浊邪已伏于脉壁之中,暗耗正气,阻遏气血,痼瘵潜藏,伺机而发,致气血津液升降失常,血败脉损。高血糖只是脏腑功能失调后多重邪毒的表现之一,代谢记忆过程中,除高糖外尚有大量邪毒伏藏隐匿,因此单纯强调降糖并不能阻止代谢记忆引发的一系列血管损伤。

机体脏腑功能失调,正气亏"虚",导致"痰""瘀"等伏邪在体内隐匿滋生,表现为机体抵抗力下降,少量致病因子在体内产生,这种损伤因素在早期并不会具有明确的诊断指征,表现为间断性血糖波动等现象;随致病因子累积,最终造成器质性病变,表现为血糖、血脂等临床指标的持续异常,并最终造成大血管损伤,临床症状百出,治疗繁复,预后不良。

(二)正虚络空,浊瘀伏脉是基本病机

现代医学糖尿病大血管并发症是在糖尿病基础之上引发的动脉粥样硬化病变,类似于中医消渴而导致的脉痹。长期过食肥甘,醇酒厚味,饮食失调,致脾胃运化失职,气血生化乏源,水湿痰浊内生,积热内蕴,暗消津液,发为消渴,同时水亏舟难行,与痰浊相互搏击,伤及脉壁,黏附脉道,则会使脉厚坚硬而道窄,使气血流通更受其阻,发为脉痹。或有先天禀赋不

足,父母素体阴虚,津液暗耗,所生子女有先天阴弱者,显现出阴虚内热型体质,后天调养不当,发为消渴,同时可因虚而生血瘀,又可因内热灼津为痰,使痰瘀内生,从而促发脉络阻滞,发为脉痹;在消渴病津液代谢失常初期,肺、脾、肾功能失常,正气亏虚,导致痰浊、瘀血等伏匿之邪产生,随正常水津代谢,由于其质重形厚滞留于血管之中,成为产生脉痹的主要原因,久之脉道不利,脉络痹阻不畅,发为脉痹,变生百病。由此可见,消渴脉痹的产生源头主要在于肺、脾、肾功能衰退,气用乏功,阴充不及,痰瘀之邪在此基础上产生并进行量的积累,伏匿于体内,正虚邪盛,最终表现为脉痹之患。

代谢记忆的本质是浊瘀之邪伏藏体内,"伏"是邪气在正气亏虚基础上逐渐积累的过程。荣卫行涩,血脉不畅,脉管绌急而生瘀;水津失调,气化不行,津液失布而生痰。痰瘀互结,胶着黏附脉壁,不易化解,形成恶性循环,终致气血痹而不行。因此,正虚络空是本病的致病之根,伏邪隐匿是病变之源,痰瘀浊邪是主要的病理因素,脉壁管道为伏邪藏匿之所。

中医伏邪理论认为"虚"(以气阴两虚为主)是糖尿病及其大血管并发症的先决条件,"痰""瘀"是该病潜伏邪气的物质基础,伏邪在体内潜藏、积聚、逐渐"强大",而致机体持续损伤。热邪伤阴耗气,日久正气亏虚,加之脏腑功能失调,水液代谢障碍而生痰,血液停积而生瘀,热邪与痰瘀为伍,共同匿藏于脉道之中,日久脉络痹阻不畅,导致大血管病变。

(三)伏邪存在"正虚 - 邪伏""邪长 - 正损""邪盛 - 正衰"的病理演变规律

目前临床糖尿病诊疗评价体系均围绕血糖为核心进行,但是降低血糖并不能完全控制糖尿病慢性并发症的诸多严重危害。在这一背景下,高糖代谢记忆被提出并得到关注。从中医视角出发,我们认为,代谢记忆的始发高糖现象只是脏腑功能失调的一种表现形式,还有多种损伤病理隐匿未显。其根本在于以脾虚为主的脏腑功能失调、正气亏虚,病之表象包括高糖在内的"痰浊瘀血"伏毒滋生隐匿,继而氤氲蔓延。因此,对糖尿病代谢记忆的干预及大血管的保护不应局限在血糖等临床指标的变化。

目前所认为的代谢记忆 - 糖尿病大血管损伤,其根本是由机体脏腑功能失调、正气亏"虚",导致"痰""瘀"等伏邪在体内隐匿滋生,直至发展壮大的连续动态发展过程;"伏"是邪气在正气亏虚基础上的逐渐积累,由量变最终转变为质变,经历了正虚 - 邪伏、邪长 - 正损、邪盛 - 正衰三个阶段。

如上所述,伏邪是由机体脏腑功能失调,正气亏"虚",导致"痰""瘀"伏邪在体内隐匿滋生,表现为机体抵抗力下降,少量致病因子在体内产生,这种损伤因素在早期并不会具有明确的诊断指征,但会随着致病因子累积,最终造成器质性病变。临床指标如血糖异常升高,其实质是机体失衡最终表现的结果之一,在此之前,各种致病因子持续存在,并对机体造成持续损伤,最终导致糖尿病大血管病变。

在糖尿病大血管病变发生发展过程中,存在正虚 - 邪伏、邪长 - 正损、邪盛 - 正衰三个阶段的划分,我们将其临床进程简要归纳为"虚 - 痰 - 瘀"三态。

1. 正虚 - 邪伏阶段(虚态) 符合中医气阴两虚证候,临床典型表现为口干多饮,神疲乏力,气短懒言,形体消瘦,或见自汗盗汗,心悸失眠,舌红少津,苔薄白或干或少苔,脉弦细。临床指标检测可见血糖异常升高和 / 或间断异常波动。

本阶段的主要病理在于肺、脾、肾功能失常,津液代谢障碍,正气亏虚,虚邪内生,隐匿伏藏,其重点在正虚,虽邪气内生,但其性难明,以浊统称。此时,糖尿病发病初期即出现高糖引发多种不良刺激持续损伤机体引起大血管病变发生,血管内皮逐渐受损。中医从"伏邪"理论认识"代谢记忆",认为正虚是疾病之本,邪气伏络是疾病转归关键因素。因此,保护糖尿病患者大血管的关键在于早期干预抑制"代谢记忆"以延缓并发症发生。

2. 邪长-正损阶段(痰态)　符合中医气阴两虚兼痰浊证候,临床典型表现为形体肥胖,神疲乏力,咽干欲饮,气短懒言,心悸失眠,或见肢体沉重,眩晕头重,舌淡红,苔白厚腻,脉滑或弦滑。临床指标可见血糖、血脂等各种临床检测指标明显异常。

本阶段的主要病理在于气血津液代谢失常,伏邪氤氲蔓延,邪气日益强盛,并加重脏腑功能障碍,其重点在邪长,以痰湿为主的伏邪日益增长,随脉络蔓延。此时,多重危险因素持续损伤血管导致脂质沉积等病理改变,动脉粥样硬化形成,痰浊为有形实邪,表现在临床指标上糖脂代谢异常,影像学可见大血管动脉粥样硬化性病变,如动脉内中膜增厚等。

3. 邪盛-正衰阶段(瘀态)　符合中医气阴两虚兼瘀血证候,临床典型表现为心悸失眠,肢体麻木或疼痛,少力,口干,或见胸闷刺痛,乏力少神,唇舌紫暗,舌有瘀斑或舌下青筋,苔薄白,脉弦涩。临床影像检测可见血管壁的明显损伤,由动脉粥样硬化进展至血管狭窄甚至闭塞,表现出糖尿病大血管并发症的各种临床症状,并造成血流、血运障碍,逐渐加重,甚或导致心、脑、外周血管狭窄、闭塞,引起致死致残事件发生。本阶段的主要病理在于邪势鸱张,伏邪显现发病,其重点在瘀痰邪盛,正气衰弱,预后不良。

三、小结

我们立足于传统中医理论,将经典"伏邪"理论创新性应用于对糖尿病代谢记忆引发大血管病变的临床难点问题的认识中,总结出正气虚损是伏邪产生之本,痰浊瘀血是构成伏邪的重要病理因素,伏邪"虚-痰-瘀"是代谢记忆产生并持续损伤血管的核心环节。代谢记忆的持续存在是毒邪伏藏体内的过程,"伏"是痰浊瘀血等毒邪在正气亏虚下量的积累过程。以脾虚为主的脏腑功能失调、正气亏虚,导致痰浊瘀血伏毒滋生隐匿,继而氤氲蔓延,更加重正气虚损。当正虚邪实,毒邪鸱张,则显现发病,最终导致大血管病变。我们前期经过文献查阅、理论探讨和流行病学调查(临床横断面研究),对糖尿病大血管病变发生发展的中医证候演变做了深入的研究。研究结果证实,在糖尿病大血管病变进程中,气虚、阴虚贯穿始终,痰浊、瘀血早期既已伏匿,并随病程演进不断累积,壮盛显现,进行性侵蚀脉管。随着糖尿病的进程,患者出现正气逐渐亏损,浊邪氤氲滋生,痰瘀内伏于脉,最终显现发病,出现大血管损伤的演变规律。随着糖尿病患者年龄和病程的增加,中医证候由气阴两虚逐渐向痰瘀互结状态转化,通过炎症指标、血液流变学和颈动脉中膜厚度的变化能够部分反映伏邪的发展进程。(详见本篇第四章)

区别于现代医学的高糖-降糖认识基础之上的防控理念,糖尿病大血管病变的伏邪致病认识继承了传统中医的整体观念优势,将机体自身功能状态的恢复作为干预重点,不局限于特定临床指标的变化。"伏邪"贯穿于糖尿病(消渴)整个疾病过程中,脏腑功能衰退,气阴匮乏,正气亏虚是伏邪产生的必要条件,"痰"浊"瘀"血是伏邪的重要组成部分。在消渴发病初期,脏腑功能失调时,痰浊、瘀血等伏邪就已经在体内产生,伺机而发,由于脉管的特殊性,成为伏邪滞留的主要部位,治疗应以益气养阴,匡补正虚为主;中期,气血津液代谢失常是由于痰浊瘀血伏邪氤氲蔓延,邪气日益强盛,影响机体正常功能而导致血糖异常,治疗应以补虚祛邪并重;变病期,邪势鸱张,邪实正虚,此时不祛邪难以恢复机体正常功能,机体受到邪气抑制难以行使正常生理功能,故治疗当以祛邪为主。临床防治糖尿病大血管病变,应着眼于伏伺之邪毒,治疗应益气养阴、扶正固本以杜伏邪之源,活血化浊以除伏邪之害,使血脉通畅,浊毒无所藏,以除伏邪之害,达到保护大血管的目的。针对"虚 - 痰 - 瘀"各个时期伏邪致病特点,应分期论治,序贯治疗。

第三章
伏邪理论指导下糖尿病大血管病变中医防治的应用实践

我们立足于传统中医"伏邪"理论，认为发生糖尿病大血管病变的根本原因是机体脏腑功能失调、正气亏虚，"痰""瘀"等伏邪在体内隐匿滋生，不断发展壮大，最终损伤脉络。根据伏邪致病特点，其病机演变规律可归纳为"虚-痰-瘀"三态。在此基础上创立了糖尿病大血管病变的"三态论治"方案，以参芪序贯阶段疗法，打破正虚-邪损致疾病进展的路径，对糖尿病大血管病变的各阶段进行全程干预。参芪序贯阶段疗法历经随机对照临床试验的宏观研究、基础试验的微观研究，证明其在治疗糖尿病大血管病变方面具有良好获益。

第一节　病因病机认识

一、病因

（一）先天禀赋不足

《灵枢·本神》曰"生之来谓之精，两精相搏谓之神"，《灵枢·决气》"两神相搏，合而成形，常先身生，是谓精"。人之精分先天之精和后天之精，先天之精禀受于父母，其充盈程度由父母决定；若父母阴虚则后代先天禀赋不足，先天阴弱，易成阴虚体质，易受暑、热、燥邪侵袭，损伤津液，而易成阴虚内热之象，易生消渴。一方面阴虚内热，内热灼伤津液，炼液成痰；另一方面因虚致瘀，阴血亏虚，气血运行不畅，易致瘀血生成，痰瘀内结。

（二）饮食不节

《素问·经脉别论》曰："饮入于胃，游溢精气，上输于脾。脾气散精，上归于肺，通调水道，下输膀胱。水精四布，五经并行，合于四时五脏阴阳，揆度以为常也。"饮食的消化吸收与脾气散精之功能息息相关。久食肥甘厚味、嗜酒等均可损伤脾胃，脾气散精功能失调，脾胃运化失司，水湿停聚，湿聚成痰，痰湿内蕴，郁而化热，热灼津液，终致津液亏虚，痰湿内停，引发消渴；与此同时，痰浊互搏，损伤脉壁，黏附脉道，致使脉厚坚硬且道窄，气血流通更加受阻。

（三）情志失调

《素问·举痛论》云："怒则气上，喜则气缓，悲则气消，恐则气下……惊则气乱……思则气结。"早在《内经》中就有记载，情志失调可引起气机运行紊乱。情志失调，气机运行不畅，肝郁气滞，气为血之帅，气行则血行，气滞则血瘀，瘀血阻于脉道，化生脉痹；气郁日久化热，损伤肺、胃、肾之阴，久则阴虚火旺以成消渴。

（四）房事不节、劳欲过度

《素问·上古天真论》云："今时之人不然也，以酒为浆，以妄为常，醉以入房，以欲竭其精，以耗散其真，不知持满，不时御神，务快其心，逆于生乐，起居无节，故半百而衰也。"房事

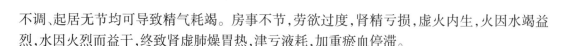

不调、起居无节均可导致精气耗竭。房事不节,劳欲过度,肾精亏损,虚火内生,火因水竭益烈,水因火烈而益干,终致肾虚肺燥胃热,津亏液耗,加重瘀血停滞。

二、病位及病性

糖尿病大血管病变病位主在脉,包括血脉和络脉,与脾、肝、肾、心四脏相关。病性为本虚标实,以脏腑功能紊乱为本,痰、瘀之邪阻于脉络为标。

中医对糖尿病大血管病变可归属于消渴之变证——消渴脉痹,即消渴日久或因失治误治,累及血脉出现的并发症。仝小林教授等认为大血管在体内交错成网,是运行血液的管道,与中医学中"夫脉者,血之府也"的生理功能相似,可归为"脉"的范畴。络脉,为经脉之别出,为运行气血之所,其特点是狭小迂曲,故具有气血行缓、易滞易瘀、易入难出、易积成形的病机特点,加之其纵横成网,则为伏邪提供最佳的居处。综上,"络脉 - 血脉"内外是气血津液精运行流通之所。

先天禀赋不足,或饮食不节,或情志不调,或房事、劳欲失调,均可导致机体脏腑功能紊乱,以致阴虚燥热,易患消渴之病症,出现口渴、多饮、多尿、多食、消瘦等症状;加之失治误治或者病程日久,燥邪损伤津液日益加深,津聚痰凝,痰浊阻滞血脉,化生瘀血,终致痰瘀互结于脉络,脉阻而生脉痹。或肝气郁结,郁而化热,炼液成痰;气机阻滞而生瘀血,也可导致痰瘀之邪胶着,阻于脉络。

痰瘀之邪伏结于心之脉络,血络挛急则见胸痹心痛;痰瘀伏痹于脑脉之中,脉折血溢则见中风偏枯;痰瘀伏痹于肢体络脉,血败肉腐则见肢端坏疽[1-2]。

三、病机特点

"伏邪 - 代谢记忆 - 大血管损伤"认识体系下,糖尿病大血管病变的病机演变规律,即虚态 - 痰态 - 瘀态三态的变化。起初脏腑功能失调,正气亏虚,津液代谢障碍,内生邪气,伏藏于内;病程进一步发展,津液代谢失常,内生痰湿邪气日益强盛,加重正虚,正虚邪实,痰湿之邪阻于脉络;最后,痰湿之邪阻络,气血运行不畅,乃生瘀血;正气进一步亏损,新血不生,加重瘀血,痰瘀互结于脉络。

第二节　糖尿病大血管病变的证候特点

一、从伏邪理论探讨糖尿病大血管病变的证候特点

伏邪又称伏气,是指一切感而不随即发病,而伏藏于体内的病邪,如在某种条件下(如夏季极热、冬季极寒等)感受了某种病邪,而这种病邪潜伏、隐藏在体内的某些部位,慢慢改变着人的内在体质,等到一定时期,遇到一定的外界环境时,就会感而发病,包括六淫、瘀血、水

1　晁俊,谢春光,方传明,等.从"伏邪"理论探讨糖尿病大血管病变的防治[J].吉林中医药,2016,36(11):1084-1087.

2　朱建伟,周秀娟,冷玉琳,等.基于"痰瘀伏络"理论的糖尿病大血管病变发病机制探讨[J].时珍国医国药,2019,30(6):1437-1439.

湿、痰浊,以及各种郁滞等。除外感所致伏邪外,也包括内部所生的伏邪,如脏腑功能失调,导致各种病理产物的蓄积,经过长期作用积累,达到质变再影响致病;也存在经治疗后的内伤疾病,虽然此阶段的病情得到控制后基本恢复,但其邪气未除尽,留而复发,则可致他病;抑或某些遗传因素而致的先天之邪,伏藏体内,遇诱因而发。

根据《伏邪理论与临床》,将伏邪致病归纳为:病邪潜伏,逾期而发;起病隐匿,暗耗正气;频发久发,进行加重;病情缠绵,久治不愈;病发于里,深重难疗;届时发作,交节发病;邪气伏匿,气尚有迹;酿邪为毒;蓄作有时等特点[1]。根据长期临床观察,发现糖尿病大血管病变在临床中十分符合伏邪致病的特点,具体阐述如下:

1. 病邪潜伏,逾期而发　此为伏邪致病的基本特征,如《素问·生气通天论》曰:"是以春伤于风,邪气留连,乃为洞泄。夏伤于暑,秋为痎疟。秋伤于湿,上逆而咳,发为痿厥。冬伤于寒,春必温病。四时之气,更伤五脏。"提示伏邪入侵人体后,会在以后的某个时期再表现出特殊的症状。在糖尿病大血管病变中,即为脏腑功能失调,产生痰浊和瘀血等病理产物,潜藏于血脉之中,但并未随即发病,而是经过长期累积,当人体之正邪相持失去平衡,最终导致痰瘀固结,损伤血脉而发病。

2. 起病隐匿,暗耗正气　糖尿病大血管病变前期虽是相安而不觉,但其病理基础为糖尿病,机体脏腑本有失衡,脾胃运化失常,痰浊内生,气阴两虚是其常态,气虚无力行血,阴虚煎灼阴液,终致血瘀,瘀血与痰浊互结,搏击脉管,导致脉管持续损伤,耗伤人体正气,当人体正气亏虚,不足以抗邪则脉管损坏而发病。但邪气的蓄积及正气的耗伤并非一日之功,而是潜移默化式的、渐进的。

3. 频发久发,进行加重　由于本病中的痰浊、瘀血作为伏邪潜藏于脉管之中,形成宿根,每每邪胜正衰则发病,虽经辨证施治病有好转,但邪气仍存,难以彻底清除,伺机而动,等待下一次的邪正失衡,从而导致病情反复发作。如:《读医随笔》就说:"且如人之一病,累愈累发,或一年,或数年,不能除根者,当其暂愈,岂非内伏之明验耶?"且本病侵袭的是周身大血管,血液运行之要道,其受病,或脑,或心,或肢体深动脉,慢性累积,急性加重,进行性进展,预后皆为不良。

4. 病情缠绵,久治不愈　糖尿病大血管病变本身是糖尿病的一个慢性并发症,引发的是血管的器质性改变,又因其邪气伏匿,形成宿根,邪深而难以清除,所以病情时好时坏,经久缠绵,只可控制延缓其病程,而无法做到妙手回春,还原其血脉的正常功能。

5. 病发于里,深重难疗　伏邪致病,早有病邪潜伏体内,未发之时相安于不觉,但由于发病于里,如果不是外邪引动而发,一般没有表证,并且一旦发病,病情深重,势如破竹,或者病情发展较快,或者变化多端。其一方面的原因即是邪气由小至大,由弱至强;另一方面则是伏邪潜藏日久,渐损其脏腑,暗耗其气血,邪气愈发强大,脏腑逐渐衰弱,这是伏邪致病的病理基础。到糖尿病大血管病变的后期,血脉中伏邪日久,累积搏击血脉,血脉损伤致脑血管栓塞或者脑血管出血导致脑卒中的形成,患者轻则半身偏瘫的后遗症,重则数小时内丧命;抑或糖尿病大血管病变引发的冠心病,轻则心脉供血不足引发心绞痛,重则心肌梗死引发心搏骤停而猝死。其病位深,病势急骤,病性虚实夹杂,发病则深重难疗。

6. 届时发作,交节发病　有的伏邪疾病,休作有时,届时而作,交节即发,又称时复。如

1　江顺奎,李雷,侯敏.伏邪理论与临床[M].昆明:云南科学技术出版社,2007:11.

《灵枢·顺气一日分为四时》所说:"春生夏长,秋收冬藏,是气之常也,人亦应之。"正因如此,邪气的潜伏与发病,与自然界阳气的变化,四时气序的变更有关。又如《血证论》曰:"谓血家春夏得病,至次年春夏复发;秋冬得病,至次年秋冬,其病复发,值其时而仍病,故曰时复。"伏邪所致糖尿病大血管病变亦是如此,糖尿病大血管病变的患者在秋冬交季之时,天气骤变,身体突遇寒冷,交感神经系统活性增加,心率短期增快,皮肤血管收缩引起外周血管阻力增加,而痰浊瘀血等伏邪交结潜伏于脉管中,耗伤正气,脉管持续受损,每遇此时,正气亏虚,正不胜邪,进而导致血压升高、心脏负荷增加,从而诱发心脑血管疾病。

7. 邪气伏匿,气尚有迹　一般而言,邪气潜伏于体内,未发时是相安无事,难以觉察,然既有病邪于内,必损人其脏腑之体,伤人其脏腑之用,耗损人体内气血阴阳,此时虽无糖尿病大血管病变的典型表现,但患者尚有其伏邪致病的踪迹,亦可称之为糖尿病大血管病变的先兆症状,如患者会出现困顿不适,较之平常怕冷、怕风等。但结合现代化的医学领域,则可以在伏邪未病之时通过血管彩超的手段观察其动脉中内膜的厚度,查看其狭窄的程度,更明确查其伏邪之踪迹,做好早期预防,早期治疗,对于患者的预后意义非凡。

8. 酿邪为毒　中医学认为,毒邪是一种重要的致病因素,既可由外侵入体内,又可由内脏腑失调而产生,还可由他邪蕴结日久所产生,其与多病的发生及其演变过程都有着密切的关系。所以邪气久伏,蕴结生毒是成为毒邪的一个重要途径,中医学亦有"邪盛谓之毒"之说,在糖尿病大血管病变中,痰浊伏于脉中,蕴久化热而成毒,糖毒、脂毒均可化为痰浊,毒与痰浊相兼,是谓痰毒;热常化毒,毒邪最常见的存在方式即为"热毒"。热毒、瘀毒、痰毒沉积于脉络血管壁,致使管壁增厚,管腔狭窄。此伏邪化毒最典型的体现是糖尿病大血管病变的下肢病变脱疽期,导致肢体溃烂坏死,脓液渗出。

二、从伏邪理论探讨糖尿病大血管病变的发病规律

伏邪是由机体脏腑功能失调、正气亏"虚"导致"痰""瘀"伏邪在体内隐匿滋生,表现为机体抵抗力下降,少量致病因子在体内产生,这种损伤因素在早期并不会具有明确的诊断指征,但会随着致病因子累积最终造成器质性病变。临床指标如血糖异常升高,其实质是机体失衡最终表现的结果之一,在此之前各种致病因子持续存在,并对机体造成持续损伤,最终导致糖尿病大血管病变。

在糖尿病大血管病变发生发展过程中,存在正虚 - 邪伏、邪长 - 正损、邪盛 - 正衰三个阶段的划分,我们将其简要归纳为"虚 - 痰 - 瘀"三态。

(一) 正虚 - 邪伏阶段(虚态)

临床典型表现为口干多饮,神疲乏力,气短懒言,形体消瘦,或见自汗盗汗,心悸失眠,舌红少津,苔薄白或干或少苔,脉弦细,临床指标检测可见血糖间断异常波动。本阶段的主要病理在于肺、脾、肾功能失常,津液代谢障碍,正气亏虚,虚邪内生,隐匿伏藏,其重点在正虚,虽邪气内生但其性难明,以浊统称。

(二) 邪长 - 正损阶段(痰态)

临床典型表现为形体肥胖,神疲乏力,咽干欲饮,气短懒言,心悸失眠,或见肢体沉重,眩晕头重,舌淡红,苔白厚腻,脉滑或弦滑,临床指标可见血糖、血脂等各种临床检测指标明显异常。本阶段的主要病理在于气血津液代谢失常,伏邪氤氲蔓延,邪气日益强盛,并加重脏腑功能障碍,其重点在邪长,以痰湿为主的伏邪日益增长并随脉络蔓延。

(三) 邪盛 - 正衰阶段(瘀态)

临床典型表现为心悸失眠,肢体麻木或疼痛,少力,口干,或见胸闷刺痛,乏力少神,唇舌紫暗,舌有瘀斑或舌下青筋,苔薄白,脉弦涩,临床影像检测可见血管壁的明显损伤,表现出糖尿病大血管并发症的各种临床症状。本阶段的主要病理在于邪势鸱张,伏邪显现发病,其重点在瘀痰邪盛,正气衰弱,预后不良。

三、糖尿病大血管病变的临床分期

根据糖尿病大血管病变的临床观察,可大致将糖尿病大血管病变归为以下四期:无症状期、早期、中期、晚期。

(一) 无症状期(气阴两虚夹痰浊证)

糖尿病大血管病变主要是脂质累积于大中动脉导致其发生粥样动脉硬化,但由于血管壁受影响时间短,影响有限,其质地变化和血管的阻塞程度较为轻微,实际在临床的观察中难以发现相关的临床症状,但运用血管彩超进行检查可以观察到其确切的变化。根据中国医师协会超声医师分会 2011 年发布的《血管和浅表器官超声检查指南》[1] 及《超声医学高级教程》[2] 进行糖尿病外周动脉粥样硬化病变诊断可知,当 1mm ≤ IMT(动脉中内膜厚度)<1.5mm 提示内中膜增厚;当 1.5mm ≤ IMT,内膜局部隆起、增厚,突入管腔,提示斑块形成,但未造成明显管腔狭窄。这个时期是以糖尿病的血糖升高为主的,出现多饮多食多尿等糖尿病相关症状,以气阴两虚证为主,抑或产生困顿不适,较之平时怕冷怕风的先兆症状,此即是造成了器质性改变而无糖尿病大血管病变相关临床表现的无症状期。

(二) 早期(气阴两虚夹痰瘀证)

此阶段下肢大血管内腔狭窄程度低于 30% 时,血流动力只受到轻微的影响,会表现出相应的轻微临床症状。此阶段多于下肢影响明显,常感下肢皮肤发凉,怕风或空调吹,瘫软无力,困倦等症状,尤其是下肢远端,如小腿或者足部皮肤。当动脉病变累及影响到所供的神经干时,肢体则会出现轻微麻木感、蚁爬感或者针刺感。对于脑部此阶段则会出现轻微的供血不足,引发平素困倦,精神不佳,甚至感觉头晕等不适,稍事休息则头晕自行减轻。此阶段心血管系统受影响时,日常活动如步行、爬梯等可维持正常体征,但剧烈运动时,则会出现心脏的灌注不足而出现胸闷气短,轻度心胸绞痛等症状,但经过休息后仍可缓解。

(三) 中期(气阴两虚、痰瘀互结证)

此阶段中下肢大血管内腔狭窄程度为 30%~50% 时会存在较明显的血流动力学改变,提示动脉狭窄,此阶段患者下肢症状更加明显,会出现行走一段路后即感下肢无力劳累,小腿腓肠肌或者足部呈现痉挛性疼痛或酸痛、麻木,当停止行走后,下肢疼痛可减轻,如继续行走,疼痛则继而加重,故被迫停止行走,稍事休息后,疼痛缓解。此为下肢血液循环障碍,致使其供血不足,下肢感觉会变迟钝,怕冷,多出现洗脚时烫伤或者擦伤。此时脑血管会出现轻中度病变,影响到脑部血供,出现头晕、头痛、视物昏花、耳鸣、听力减退、一过性轻度肢体麻木、言语不利、困倦无力、睡眠障碍、智力减退等症状,甚至是记忆力减退、注意力不集中、认知能力下降,抑郁、焦躁不安、情感障碍等表现,患者早期多以失眠为主,入睡比较困难,睡

1　中国医师协会超声医师分会.血管和浅表器官超声检查指南[M].北京:人民军医出版社,2011:23-28.

2　姜玉新,张运.超声医学高级教程[M].北京:人民军医出版社,2012:348.

眠浅并易惊醒,到后期则以嗜睡为主要表现。同时心脏于此阶段会出现休息时心动过速,在休息状态下心率达到 90~130 次 /min,出现轻度心绞痛或者心前区不适感,体力活动后出现心慌、胸闷、气短和呼吸困难等症状。

（四）晚期（气阴两虚夹瘀证）

此期为糖尿病大血管病变进展的终末阶段,临床表现典型而严重,致死致残率高。在此阶段下肢大血管内腔狭窄程度大于 50%,会存在明显血流动力学改变。当下肢大血管内腔狭窄程度为 50%~70% 时,会出现休息时下肢疼痛,甚至夜间疼痛难以入眠,常伴有肢体近侧段向远侧段的放射痛,并有蚁走感、麻木、烧灼感和针刺感。当下肢大血管内腔狭窄程度大于 70% 时,血流动力学会出现严重的改变,肢体血供不足,则会出现肢体组织的溃疡、脱疽,出现皮肤破溃面的发白或者发黑,创面脓液稠厚,刺痛或者钝痛,疼痛进展性加剧,皮肤枯萎皱缩、干枯、脱毛甚至皲裂,趾甲变形增生,肌肉萎缩,足趾骨节畸形,并伴有高热、电解质紊乱或者重度低蛋白血症等感染的症状,甚至出现感染性休克。此阶段脑部血管则会出现严重的血行障碍甚至完全阻塞,导致脑组织缺血缺氧,出现眩晕、头疼、恶心、呕吐、记忆力减退、复视、交叉运动及感觉障碍、吞咽困难、饮水发呛等症状,甚至脑梗死而发意识障碍、四肢瘫痪、昏迷致死;或者内囊出血而出现偏瘫、偏身感觉障碍、偏盲等典型"三偏"症状;或小脑出血而出现呕吐频频、步伐混乱、言语不利、眼球震颤等症状;抑或脑桥出血而出现双瞳孔针尖样缩小,高热昏迷,可见呼吸不规则,潮式呼吸,伴抽搐,最后导致死亡等严重脑出血症状。在此阶段则心脏会出现严重的缺血,表现为气短、心胸憋闷、压榨样胸痛,向左肢或后背呈放射状,轻者服药后几分钟可自行缓解,重者可发生心肌梗死,导致患者的死亡。

第三节　伏邪理论指导下糖尿病大血管病变的常用治法与方药

糖尿病慢性并发症主要包括大血管、微血管和神经病变,其中微血管和神经病变有其特殊的病理改变、症状和体征,并有明确的诊断标准,是"真正"的糖尿病并发症,而糖尿病只是大血管病变的独立危险因素。临床上,糖尿病患者常常合并高血压、血脂紊乱等心血管疾病的重要危险因素。目前国内外多项大型随机临床对照试验研究显示,严格控制血糖水平对糖尿病微血管、神经病变结局有明显改善作用,但对糖尿病大血管病变的发生和死亡风险作用有限。糖尿病大血管病变具有起病隐匿、病程长、患病人群高龄等特点,发现大血管病变时往往沉疴难愈,致死致残率高。糖尿病患者的心血管疾病主要包括动脉粥样硬化性心血管疾病（ASCVD）和心力衰竭,其中 ASCVD 包括冠心病、脑血管疾病和周围血管疾病,糖尿病患者的心血管疾病也是糖尿病患者的主要死亡原因。流行病学调查显示,冠心病住院患者中糖代谢异常总患病率为 76.9%,急性卒中住院患者糖代谢异常患病率为 68.7%,并且糖代谢异常患者出现 ASCVD、卒中的复发和死亡风险均高于正常人。因此,近年来越来越多行业共识提出,单纯控制糖尿病患者的血糖水平并不能阻止血管的持续损伤,尽早对糖尿病患者进行心血管事件的多重危险因素综合干预,可以在降低糖尿病心血管事件的发生率和死亡风险中获益,这与中医"治未病"的未病先防思想不谋而合。

糖尿病患者主要症状为多饮、多尿、多食,不明原因体重下降,与祖国医学"消渴病"范畴相近,张锡纯云:"消渴,即西医所谓糖尿病,忌食甜物。"现代医学认为糖尿病是一种由遗传因素和环境因素共同作用而导致高血糖反应、胰岛功能受损、胰岛素分泌障碍的糖代谢异常的多基因遗传性疾病,目前发病机制尚未完全明确。"消渴"最早记载于《内经》中,祖国医学从宏观角度,在整体恒动、辨证论治的观念指导下,经过历代医家的不断认识与实践,形成了独特的理论体系和行之有效的方药。然而,关于糖尿病大血管的认识,中医学书籍中并无相关记载,医家根据患者临床表现,多将其归属于中医"消渴变证"范畴,散见于"消渴""脉痹""胸痹""血痹""心痛""眩晕""目盲"等论述当中,现代多使用"消渴脉痹"病名。

谢春光教授从"伏邪"角度提出"正气亏虚,痰瘀内伏"是糖尿病及其并发症发生发展的关键因素,伏邪贯穿于消渴整个疾病过程中,脏腑功能失调,正气亏虚是伏邪产生的必要条件,痰浊瘀血是伏邪的重要组成部分。中医药在保护糖尿病大血管方面具有早期干预、阻止进展、副作用小、有效改善症状、提高生活质量等优势,谢春光教授带领的团队通过现代基础研究和临床研究证明,以参芪复方为核心的糖尿病大血管病变"虚-痰-瘀"分态论治方案具有修复胰岛功能、改善糖脂代谢、改善胰岛素抵抗、调节血流变、保护心血管内皮、减轻血管炎症反应、降低氧化应激水平等功能,临床运用于糖尿病大血管并发症患者往往行之有效,并纳入国家中医临床研究(糖尿病)基地《2型糖尿病(消渴病)中医诊疗方案》,广泛应用于糖尿病及糖尿病大血管病变患者的治疗。

一、诊断依据

1. 中医诊断标准

(1)脾瘅(糖尿病前期):国家中医药管理局颁布的糖尿病中医诊疗方案,脾瘅(糖尿病前期)中医诊疗方案(试行)2010版[1-2]。

1)患者多形体肥胖或超重,可有易疲倦、失眠或多寐、多食或纳差、口干多饮、腹泻或便秘、小便多等表现。

2)平素多食肥甘、久坐少动或情志失常等。

3)有消渴病家族史者,可作为诊断参考。

(2)消渴(糖尿病本病期):中华人民共和国中医药行业标准《中医内科病证诊断疗效标准》(ZY/T001.1-94)。

1)口渴多饮,多食易饥,尿频量多,形体消瘦。

2)初起可"三多"症状不显著。病久常并发眩晕、肺痨、胸痹、中风、雀目、疮疖等。严重者可见烦渴、头痛、呕吐、腹痛、呼吸短促,甚或昏迷厥脱危象。

3)查空腹、餐后2小时尿糖和血糖、尿比重、葡萄糖耐量试验。必要时查尿酮体,血尿素氮、肌酐,二氧化碳结合力及血钾、钠、钙、氯化物等。

(3)消渴病脉痹(糖尿病并发大血管病变)

1)糖尿病心血管病变:①以心前区疼痛、憋闷、短气为主症。表现为胸骨后或胸膺部发作性疼痛,常为绞痛、刺痛或隐痛;疼痛可放射于左肩背、左臂内侧、颈、咽喉等部位,时

1　仝小林,倪青,魏军平,等.糖尿病前期中医诊疗标准[J].世界中西医结合杂志,2011,6(5):446-449.

2　仝小林,倪青,魏军平,等.糖尿病中医诊疗标准[J].世界中西医结合杂志,2011,6(6):540-547.

作时止,反复发作;疼痛一般持续数十秒至十余分钟,一般不超过 30 分钟,休息或服药后可缓解。多伴有心悸怔忡、短气乏力、呼吸不畅,甚则喘促、面色苍白、自汗等。临床以气虚、阳虚、阴虚、血瘀、气滞、痰浊的病机为多,可见相应的舌象、脉象。②中年以上人群多见,常因劳累过度、七情过激、气候变化、狂饮饱食等因素而诱发。部分无明显诱因或安静时发病[1]。

糖尿病合并冠心病(参考中华中医药学会 2011 年发布的《糖尿病合并心脏病中医诊疗标准》[2]):①病史,病程较长的糖尿病病史。②心悸、胸闷、胸痛、气短、乏力。③心绞痛,胸部有绞痛、紧缩、压迫或沉重感,由胸骨后放射到颈、上腹或左肩,持续时间 3~5min,休息或含服硝酸甘油 2~3min 缓解,但糖尿病患者心绞痛常不典型。④无痛性心肌梗死,心肌梗死面积大,透壁心肌梗死多,因心脏自主神经病变,痛觉传入神经功能减弱,约 24%~42% 胸痛不明显,表现为无痛性心肌梗死,或仅有恶心呕吐、疲乏、呼吸困难、不能平卧等不同程度的左心功能不全。⑤有的起病突然,迅速发展至严重的心律失常或心源性休克或昏迷状态而发生猝死。

糖尿病合并慢性心力衰竭:①病史,病程较长的糖尿病病史。②胸中胁下满气不得息,呼吸困难,或有端坐呼吸,咳嗽,咳吐粉红色泡沫痰,伴有下肢或全身浮肿。

2)糖尿病脑血管病变:糖尿病合并脑血管病,是中医学的消渴病脑病,它是消渴病发展到后期出现的脑系病变合并症。我国古典医籍中没有消渴脑病这一名称,消渴脑病属消渴病并发症,归类“消瘅”,其发于“五脏柔弱”,是“甘肥贵人则高粱之疾也”。

糖尿病合并脑动脉粥样硬化:①病史,有糖尿病病史。②有头晕、头痛或认知障碍等症状。

糖尿病合并缺血性脑卒中(参照 ZYYXH/T3.3—2007 糖尿病中医防治指南):①病史,有糖尿病病史。②主症,偏瘫、神识昏蒙、言语謇涩或不语,偏身感觉异常,口舌歪斜。③次症,头痛、眩晕、瞳神变化,饮水即呛,目偏不瞬,共济失调。

急性起病,发病前多有诱因,常有头晕头痛、肢体麻木等先兆症状。

发病年龄多在 40 岁以上。

病程分期标准:①急性期,发病 2 周以内,最长至 1 个月;②恢复期,发病 2 周至 6 个月;③后遗症期,发病 6 个月后。

有病史,具备 2 个主症以上或一个主症 2 个次症,结合起病、诱因、先兆症状、年龄即可确诊;不具备上述条件,结合影像学检查结果亦可确诊。

3)糖尿病下肢血管病变:符合《中药新药临床研究指导原则》的诊断标准,且具备①肢体发凉、怕冷、灼热、麻木、疼痛、间歇性跛行、酸胀等,甚至溃烂、坏死等症状;②皮色苍白或暗红、皮温低、肌肉萎缩等营养障碍性改变,患肢足背动脉、胫后动脉搏动减弱或消失,甚至股动脉搏动减弱或消失。

4)糖尿病足[3]:根据糖尿病病程、临床症状、体征,结合微循环检查、皮肤温度检查、压力测定、踝/肱指数(ABI)、下肢血管彩色多普勒超声检查、动脉造影等理化检查手段,进行综

---

1 胡元会.胸痹心痛中医诊疗指南[J].中国中医药现代远程教育,2011,9(23):106-107.

2 吴以岭,高怀林,贾振华,等.糖尿病合并心脏病中医诊疗标准[J].世界中西医结合杂志,2011,6(5):455-460.

3 中华中医药学会糖尿病分会.糖尿病足中医诊疗标准[J].世界中西医结合杂志,2011,6(7):618-625.

合分析,动态观察予以诊断。

病史:有糖尿病病史,多见于2型糖尿病患者,年龄在50岁以上,病程在5年以上。

临床表现:①症状。糖尿病本病的临床表现,伴肢端感觉异常,包括双足袜套样麻木,以及感觉迟钝或丧失。多数可出现痛觉减退或消失,少数出现患处针刺样、刀割样、烧灼样疼痛,夜间或遇热时加重。常有步履不便(间歇性跛行)、疼痛(静息痛)等。皮肤瘙痒,肢端凉感。②体征。皮肤无汗、粗糙、脱屑、干裂,毳毛少,颜色变黑伴有色素沉着。肢端发凉、苍白或潮红或浮肿,或形成水疱,足部红肿、糜烂、溃疡,形成坏疽或坏死。肢端肌肉萎缩,肌张力差,易出现韧带损伤,骨质破坏,甚至病理性骨折。可出现跖骨头下陷,跖趾关节弯曲等足部畸形,形成弓形足、槌状趾、鸡爪趾、夏科(Charcot)关节等。患足发热或发凉,或趾端皮肤空壳样改变,肢端动脉搏动减弱或消失,双足皮色青紫,有时血管狭窄处可闻及血管杂音,深浅反射迟钝或消失。足部感染的征象包括红肿、疼痛和触痛,脓性分泌物渗出,捻发音,或深部窦道等。

理化检查:血糖增高,尿糖阳性,血黏度、血小板黏附聚集性增高,下肢阶段测压、踝/肱比值降低,X线检查可见骨质疏松脱钙、骨质破坏、骨髓炎或关节病变、手足畸形及夏科关节等改变,B超、血管造影、CTA、MRA等提示血管狭窄、闭塞、斑块和血流减少,肌电图提示周围神经病变。

中医分期标准:①初期。患肢麻木、沉重、怕冷、步履不便(间歇性跛行),即行走时小腿或足部抽掣疼痛,需休息片刻后才能继续行走。患足皮色苍白,皮温降低,趺阳脉(足背动脉)搏动减弱。相当于西医的局部缺血期。②中期。患肢疼痛加重,入夜尤甚,日夜抱膝而坐。患肢畏寒,常需厚盖、抚摩。剧烈静息痛往往是溃烂先兆。患足肤色暗红,下垂位明显,抬高立即变苍白,严重时可见瘀点及紫斑,足背动脉搏动消失。皮肤干燥无汗,毳毛脱落,趾甲增厚变形。舌质暗有瘀斑,苔薄白,脉沉涩。相当于西医的营养障碍期。③末期。患部皮色由暗红变为青紫,肉枯筋萎,呈干性坏疽。若遇邪毒入侵,则肿胀溃烂,流水污臭,并且向周围蔓延,五趾相传,或波及足背,痛若汤泼火燃,药物难解。伴有全身发热,口干纳呆,尿黄便结等症。经治疗后,若肿消痛减,坏死组织与正常皮肤分界清楚,流出薄脓,或腐肉死骨脱落,创面肉芽渐红,是为佳兆。反之,患部肿痛不减,坏疽向近端及深部组织浸润蔓延,分界不清,伴有发热寒战,烦躁不安,此为逆候。该病坏疽分为三级:一级坏疽局限于足趾或手指部位;二级坏疽局限于足跖部位;三级坏疽发展至足背、足跟、踝关节及其上方。此期相当于西医的坏死溃疡期。

2. 西医诊断标准

(1)糖尿病诊断标准(参考中华医学会糖尿病学分会2021年发布的《中国2型糖尿病防治指南(2020年版)》,见表4-3-1)

表4-3-1 糖尿病诊断标准

诊断标准	静脉血浆葡萄糖或HbA1$_c$水平
典型糖尿病症状	
加上随机血糖	≥11.1mmol/L
或加上空腹血糖	≥7.0mmol/L

续表

诊断标准	静脉血浆葡萄糖或 HbA1$_c$ 水平
或加上 OGTT2h 血糖	≥ 11.1mmol/L
或加上 HbA1$_c$	≥ 6.5%
无糖尿病典型症状者,需改日复查确认	

注:OGTT 为口服葡萄糖耐量试验 HbA1c 为糖化血红蛋白。典型糖尿病症状包括烦渴多饮、多尿、多食,不明原因体重下降;随机血糖指不考虑上次用餐时间,一天中任意时间的血糖,不能用来诊断空腹血糖受损或糖耐量减低;空腹状态指至少 8h 没有进食热量。

(2)糖尿病大血管诊断标准[1]

1)虚态:参考中华医学会糖尿病学分会 2021 年发布的《中国 2 型糖尿病防治指南(2020 年版)》、中国成人血脂异常防治指南修订联合委员会于 2016 年发布的《中国成人血脂异常防治指南(2016 年修订版)》糖代谢指标异常波动(见表 4-3-2)。

表 4-3-2　糖代谢指标异常波动

糖代谢状态	静脉血浆葡萄糖 /(mmol·L^{-1})	
	空腹血糖	糖负荷 2h 血糖
空腹血糖受损	≥ 6.1, < 7.0	< 7.8
糖耐量减低	< 7.0	≥ 7.8, < 11.1

注:空腹血糖受损和糖耐量减低统称为糖调节受损,也称糖尿病前期。

脂代谢指标异常波动(见表 4-3-3)。

表 4-3-3　脂代谢指标异常波动

中国 ASCVD 一级预防人群血脂合适水平和异常分层标准 / [mmol·L^{-1}(mg·d^{-1})]				
分层	TC	LDL-C	HDL-C	非 -HDL-C	TG
理想水平		< 2.6(100)		< 3.4(130)	
合适水平	< 5.2(200)	< 3.4(130)		< 4.1(160)	< 1.7(150)
边缘升高	≥ 5.2(200)	≥ 3.4(130)		≥ 4.1(160)	≥ 1.7(150)且 < 2.3(200)
	且 < 6.2(240)	且 < 4.1(160)		且 < 4.9(190)	≥ 2.3(200)
升高	≥ 6.2(240)	≥ 4.1(160)		≥ 4.9(190)	
降低			< 1.0(40)		

2)痰态:参考《中国 2 型糖尿病防治指南(2020 年版)》《血管和浅表器官超声检查指南 》的诊断标准。①明确诊断为 2 型糖尿病。②符合糖尿病下肢血管、颈部血管动脉粥样硬化病变西医诊断者。外周动脉(下肢动脉、颈动脉)彩超提示动脉内中膜增厚

1　中华医学会糖尿病学分会.中国 2 型糖尿病防治指南(2020 年版)(上)〔J〕.中国实用内科杂志,2021,4(8):668-695.

（IMT≥1mm）和/或动脉粥样硬化斑块（局限性内中膜厚度≥1.5mm）。③外周动脉结构与功能评价。使用彩色多普勒超声检测双下肢胫前动脉、胫后动脉、足背动脉和颈动脉的动脉腔内壁强回声斑块大小及面积、血管内径、峰值血流速度（PSV，S）、舒张末期血流速度（EDV，D）、平均血流速度（Vm），并计算搏动指数（PI）=（峰值血流速度 – 回流血流峰值速度）/平均血流速度、阻力指数（RI）=（PSV–EDV）/PSV、S/D 参数 =PSV/EDV。④内皮依赖性血管舒张功能。评价血管内皮功能。测量肱动脉基础状态、反应性充血状态收缩期最大内径，计算肱动脉内径最大变化百分率（FMD）公式［（血管最大舒张内径 – 基础状态血管内径）/基础状态血管内径 ×100%］。⑤踝肱指数（ABI）。为一侧肢体的最高足踝收缩压和最高的肱动脉收缩压之比，能反映下肢动脉狭窄和阻塞的程度。⑥"代谢记忆"相关指标，炎症因子（TNF-α、IL-6）、氧化应激指标（ROS、SOD）、AGEs。⑦糖代谢指标，空腹血糖、糖化血红蛋白。⑧脂代谢指标，TC、TG、HDL-C、LDL-C。

3）瘀态：糖尿病心血管病变、糖尿病脑血管病变、糖尿病下肢血管病变及糖尿病足的诊断。（详见第一篇内容）

二、辨证论治

谢春光教授从事中医内分泌代谢性相关疾病的中医临床工作近 30 年，累积丰富诊治糖尿病大血管病变的临床经验，从中医传统理论中采撷珍宝，结合广义伏邪理论提出"伏邪 - 代谢记忆 - 糖尿病大血管病变"理论，该理论提出正气亏虚是糖尿病大血管病变的发病内因，脾气亏虚，散精失常，致精血津液等精微物质失于正化，酿为痰湿之邪，伏于脉道，耗气伤阴，若未能得到及时正确的诊疗，痰湿之邪未能被正气及时清除，则日久致血行不畅，瘀血内生，痰凝血瘀胶结，随经隧周行全身，最终损伤脏腑功能，表现为胸痹、眩晕、乏力、中风等糖尿病大血管病变，则药力难以桴鼓相应，标本不得。

（一）辨病论治原则

1. 注重扶正，蠲除隐匿伏邪 《灵枢·五变》指出"五脏皆柔弱者，善病消瘅"，即禀赋不足者是消渴发病的内因，正所谓"正气存内，邪不可干；邪之所凑，其气必虚"。正气亏虚，阴阳失调，日久伤气，日渐气阴两虚，发为消渴，气虚浊留；加之饮食不节、劳欲过度、嗜食肥甘、情志不调等内外合邪，阴津亏损，虚热灼煎津液，炼液为痰，痰阻脉道，气虚推动无力，血行滞缓，瘀阻脉道，黏附正气亏虚之脉道，血行迟慢，发为脉痹。糖尿病大血管病发病的过程是正邪相争的过程，正气强弱决定了邪气的侵入、潜伏、发病与否，在病程中起到了决定性因素。当患者处于临床前期时，邪气隐匿于体内，正气尚强，正能胜邪，故不发病。当邪气自我积累，邪伏于内，耗伤正气，导致邪恋正虚，邪盛正衰之时，伏邪触动而发，迁延难愈而疾病不断进展。故正虚是邪伏的前提，邪伏于内是正虚的促进因素，二者相互联系、相互影响。因此，临床防治糖尿病大血管病变之机窍在于时时关注隐匿伏邪，以益气养阴治法扶助正气，视病情灵活运用活血、化痰、通络等治法以蠲除伏邪，打破正虚 - 邪损的疾病发展路径。

2. 序贯疗法，辨识伏邪病所 谢春光教授带领团队完善 2 型糖尿病大血管病变中医证候要素分布特征，提出脉是大血管病变形成的主要病位，脾、肾是糖尿病大血管病变发生、发展的主要病变脏腑，与肝、络、心关系密切。在糖尿病进展并发大血管病变的过程中，气虚、阴虚是贯穿疾病始终的病机，痰湿、瘀血是大血管病变进程中的关键病理要素。疾病早期症状不显，现代检查手段也仅可发现血糖波动，但痰湿、血瘀之象早已隐伏脉道，随着痰瘀之邪

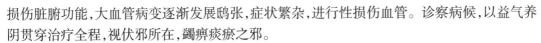

损伤脏腑功能,大血管病变逐渐发展鸱张,症状繁杂,进行性损伤血管。诊察病候,以益气养阴贯穿治疗全程,视伏邪所在,蠲痹痰瘀之邪。

（二）辨证论治原则

谢春光教授提出以参芪复方为核心的"虚-痰-瘀"糖尿病大血管治疗方案,将疾病的发展分为正虚-邪伏阶段、邪长-正损阶段、邪盛-正衰阶段,以正虚-气阴亏虚、邪伏-痰瘀之邪为病机核心,以参芪序贯阶段疗法,打破正虚-邪损致疾病进展的路径,分别采用益气养阴活血、祛浊通络-益气养阴、化瘀通络-益气养阴的治法,以参芪复方为核心方剂,分别以虚态-参芪复方、痰态-参芪消痰方、瘀态-参芪化瘀方的序贯疗法,对糖尿病大血管损伤病变的各阶段进行了全程干预。参芪复方序贯疗法历经随机临床试验的宏观研究、基础试验的微观研究,证明其治疗糖尿病大血管病变的良好获益。我们开展的证候研究主要来源于2型糖尿病患者,而1型糖尿病、妊娠期糖尿病、特殊类型糖尿病者病情特殊,可以据病情参照本章辨证论治。

谢春光教授经过长期的临床观察与基础实验研究,深入分析了糖尿病在不同发展阶段的特征及其治疗。

1. 正虚-邪伏阶段（虚态）

（1）气阴两虚证

症状:咽干口燥,口渴多饮,神疲乏力,气短懒言,易汗出,形体消瘦,腰膝酸软,自汗盗汗,五心烦热,心悸失眠,舌红少津,苔薄白干或少苔,脉弦细数。

治法:益气养阴。

方药:玉泉丸（《杂病源流犀烛》）或玉液汤（《医学衷中参西录》）加减。

药物组成:天花粉、葛根、麦冬、太子参、茯苓、乌梅、黄芪、甘草。

加减:倦怠乏力甚重用黄芪,加白术;口干咽燥甚重加麦冬、石斛、黄精、天花粉;心悸失眠者,加炒酸枣仁;汗出淋漓者,加浮小麦、煅龙骨、煅牡蛎。

（2）热盛伤津证

症状:口大渴,喜冷饮,饮水量多,怕热汗多,乏力,易饥多食,尿频量多,口苦,溲赤便秘,心烦易怒,或头晕目眩,舌干红,苔黄燥,脉洪大而虚或细数。

治法:清热益气生津。

方药:白虎加人参汤（《伤寒论》）或消渴方（《丹溪心法》）加减。

药物组成:石膏、知母、太子参、天花粉、生地黄、黄连、葛根、麦冬、藕汁。

加减:口干渴甚加生牡蛎;便秘加玄参、麦冬;热象重加黄连、黄芩,太子参易为西洋参;大汗出,乏力甚加浮小麦、乌梅、白芍。

（3）阴虚火旺证

症状:形体中等或偏瘦,五心烦热,急躁易怒,口干口渴,渴喜冷饮,时时汗出,盗汗失眠,少寐多梦,两胁胀痛,小便短赤,大便干,舌红赤,少苔,脉虚细数或弦细。

治法:滋阴降火。

方药:知柏地黄丸（《景岳全书》）加减。

药物组成:知母、黄柏、生地黄、山茱萸、山药、牡丹皮。

加减:失眠甚加夜交藤、炒枣仁;火热重加黄连、乌梅;大便秘结加玄参、当归,大黄后下;两胁胀痛加青皮、橘叶;口干口渴加石斛、五味子;倦怠乏力,渴而汗出者,加人参。

2. 邪长-正损阶段（痰态）

（1）气虚痰湿证

症状：嗜食肥甘，形体肥胖，腹部增大，或见倦怠乏力，纳呆便溏，口淡无味或黏腻，食油腻则加重，舌质淡有齿痕，苔薄白或腻，脉濡缓。

治法：健脾补气化痰。

方药：六君子汤（《校注妇人良方》）加减。

药物组成：党参、白术、茯苓、法半夏、陈皮、炙甘草等。

加减：倦怠乏力加黄芪；食欲不振加焦三仙；口黏腻加薏苡仁、白蔻仁；实验室检查血脂或血尿酸升高，或伴脂肪肝，加红曲、生山楂、五谷虫、威灵仙。

（2）气滞痰阻证

症状：形体肥胖，腹型肥胖，或见脘腹胀闷，肢体沉重呕恶眩晕，恶心口黏，头重嗜睡，心烦口苦，大便干结，舌质淡红，苔白腻或厚腻，脉弦滑。

治法：理气化痰。

方药：越鞠丸（《丹溪心法》）加减。香附、川芎、苍术、栀子、神曲、半夏、佩兰、陈皮。二陈汤（《太平惠民和剂局方》）加减。姜半夏、陈皮、茯苓、炙甘草、生姜、大枣。

加减：口苦、舌苔黄加黄连、全瓜蒌；脘腹胀闷甚加枳实、广木香、枳壳；恶心口黏加砂仁、荷叶。

（3）痰热互结证

症状：形体肥胖，腹部胀大，口干口渴，喜冷饮，饮水量多，脘腹胀满，或食后饱满，头身困重，四肢倦怠，易饥多食，心烦口苦，大便干结，小便色黄，舌质红，苔黄腻，脉弦滑或滑数。或见五心烦热，盗汗，腰膝酸软，倦怠乏力，舌质红，苔少，脉弦细数。

治法：清热化痰。

方药：小陷胸汤（《伤寒论》）加减。瓜蒌、半夏、黄连、枳实。偏湿热困脾者，治以健脾和胃，清热祛湿，用六君子汤加减治疗。党参、白术、茯苓、甘草、法半夏、陈皮。

加减：口渴喜饮加生石膏、知母；腹部胀满加炒莱菔子、焦槟榔；小便黄赤加黄柏；心烦者加竹叶；胸闷纳呆，加苍术、厚朴、广藿香。

（4）肝胃郁热证

症状：脘腹痞满，胸胁胀闷，面色红赤，形体偏胖，腹部胀大，心烦易怒，失眠，口干口苦，喜冷恶热，语声高亢有力，纳多，或有头晕，胸胁苦满，善太息，大便秘结，小便色黄，舌质红，苔黄，脉弦数有力。

治法：开郁清热，清肝和胃。

方药：大柴胡汤（《伤寒论》）加减。

药物组成：柴胡、黄芩、清半夏、枳实、白芍、大黄、生姜等。

加减：心烦易怒加牡丹皮、栀子。

3. 邪盛-正衰阶段（瘀态）

（1）气阴两虚血瘀证

症状：神疲乏力、气短懒言，形体消瘦，面色少华，自汗盗汗，口渴喜饮，心悸失眠，兼有肢体麻木或疼痛，下肢紫暗，胸闷刺痛，中风偏瘫，或语言謇涩，眼底出血，唇舌紫暗，舌有瘀斑或舌下青筋显露，溲赤便秘，苔薄白，脉弦涩。

治法：补气活血，化瘀通痹。

方药：黄芪桂枝五物汤（《金匮要略》）加减。

药物组成：黄芪、桂枝、生姜、芍药、大枣。

加减：肢体麻木者加桑枝、桂枝、鸡血藤、海风藤、银花藤；口渴喜饮甚者加黄连、石膏、知母；肢体麻木甚者加丹参、桃仁、红花、川芎，病情重者则加用水蛭、地龙、蜈蚣等。

（2）血瘀脉络证

症状：胸痛，胁痛，腰痛，背痛，部位固定，或为刺痛，肢体麻木，疼痛夜甚，肌肤甲错，口唇紫暗，面部瘀斑，健忘心悸，心烦失眠，舌质暗，有瘀斑，舌下脉络青紫迂曲，脉弦或沉而涩。

治法：活血化瘀。

方药：补阳还五汤（《医林改错》）加减。

药物组成：当归尾、川芎、黄芪、桃仁、红花、地龙、赤芍。

加减：肢体麻木，疼痛甚者，加桑枝、桂枝；胸痛甚者，加丹参、檀香；腰痛甚者，加牛膝、续断。

（3）心络瘀滞证

症状：口干乏力，心悸气短，胸闷或胸痛，或心痛如刺，痛引肩背、内臂，心悸，大便干结，舌下脉络紫暗、怒张，舌质紫暗，脉细涩或结代。

治法：活血化瘀，通络止痛。

方药：血府逐瘀汤（《医林改错》）加减。

药物组成：桃仁、当归、红花、赤芍、牛膝、川芎、柴胡、桔梗、枳壳、生地黄、甘草。

（4）瘀阻脑络证

证候：口干乏力，大便干结、头晕或头痛，偏身麻木，半身不遂，口眼㖞斜、流涎，舌强言謇或不语，或伴有神志恍惚、痴呆，或神志昏迷，舌暗红，苔白或黄，脉弦滑。

治法：滋阴补肾，活血通络。

方药：补阳还五汤（《医林改错》）合地黄饮子（《黄帝素问宣明论方》）加减。

药物组成：生黄芪、川芎、赤芍、桃仁、红花、地龙、熟地黄、巴戟天、山茱萸、五味子、肉苁蓉、远志、附子、肉桂、茯苓、麦冬、石菖蒲。

加减：眩晕者加天麻、钩藤；音喑加胆南星、全蝎；口眼㖞斜加白附子、僵蚕。

（三）辨病辨证相结合

在糖尿病的管理中，我们已经讨论了针对其不同发展阶段的共性的辨证论治。然而，我们也需要注意，糖尿病并不是一个孤立的疾病，它通常伴随着一系列的并发症，其中最严重的可能是大血管病变。大血管病变包括冠状动脉疾病、脑血管疾病和周围血管疾病，这些疾病对糖尿病患者的健康构成了极大的威胁。

因此，我们不能仅仅关注糖尿病本身，而忽视了伴随其出现的大血管病变。这就需要我们将视线转向如何针对这些疾病进行辨证论治。接下来，我们将针对糖尿病大血管病变的各种疾病，探讨其辨证论治的具体内容。

1. 糖尿病心血管病变

（1）糖尿病合并冠心病

1）气阴两虚证

症状：胸闷隐痛，时作时止，心悸气短，神疲乏力，自汗，盗汗，口干欲饮，舌偏红或舌淡暗,少苔,脉细数或细弱无力或结代。

治法:益气养阴,活血通络。

方药:生脉散(《内外伤辨惑论》)加减。

药物组成:太子参、麦冬、五味子、三七、丹参。

加减:口干甚,虚烦不得眠加天冬、酸枣仁;气短加黄芪、炙甘草。

2)痰浊阻滞证

症状:胸闷痛如窒,痛引肩背,心下痞满,倦怠乏力,肢体重着,形体肥胖,痰多,舌体胖大或边有齿痕,舌质淡或暗淡,苔厚腻或黄腻,脉滑。

治法:化痰宽胸,宣痹止痛。

方药:瓜蒌薤白半夏汤(《金匮要略》)加减。

药物组成:瓜蒌、薤白、半夏、白酒、干姜。

加减:痰热口苦加黄连。

3)心脉瘀阻证

症状:心痛如刺,痛引肩背、内臂,胸闷心悸,舌质紫暗,脉细涩或结代。

治法:活血化瘀,通络止痛。

方药:血府逐瘀汤(《医林改错》)加减。

药物组成:桃仁、当归、红花、赤芍、牛膝、川芎、柴胡、桔梗、枳壳、生地黄、甘草。

4)阴阳两虚证

症状:头晕目眩,心悸气短,大汗出,畏寒肢冷,甚则晕厥,舌淡,苔薄白或如常,脉弱或结代。

治法:滋阴补阳。

方药:炙甘草汤(《伤寒论》)加减。

药物组成:炙甘草、生地黄、人参、桂枝、生姜、阿胶、麦冬、火麻仁、当归。

加减:五心烦热加女贞子、墨旱莲;畏寒肢冷甚加仙茅、淫羊藿。

5)心肾阳虚证

症状:猝然心痛,宛若刀绞,胸痛彻背,胸闷气短,畏寒肢冷,心悸怔忡,自汗出,四肢厥逆,面色㿠白,舌质淡或紫暗,苔白,脉沉细或沉迟。

治法:益气温阳,通络止痛。

方药:参附汤(《校注妇人良方》)合真武汤(《伤寒论》)加减。

药物组成:人参、制附子、白术、茯苓、白芍。

加减:面色苍白、四肢厥逆重用人参、制附子;大汗淋漓加黄芪、煅龙骨、煅牡蛎。

(2)糖尿病合并慢性心力衰竭

1)气虚血瘀证

症状:喘息短气,乏力,心悸,倦怠懒言,活动易劳累,白天无明显原因而不自主地出汗,活动后加重,语声低微,面色或口唇紫暗,舌质紫暗或有瘀斑、瘀点或舌下脉络迂曲青紫,舌体不胖不瘦,苔白,脉沉、细或虚无力。

治法:益气活血。

方药:补阳还五汤加减。

药物组成:黄芪、当归、赤芍、地龙、川芎、红花、桃仁;治疗期间可随症加减。

2)气阴两虚血瘀证

症状:喘息短气,乏力,心悸,口渴或咽干,白天无明显原因而不自主地出汗且活动后加重,或睡眠中汗出异常而醒来后汗出停止,手足心发热,面色或口唇紫暗,舌质暗红或紫暗或有瘀斑、瘀点或舌下脉络迂曲青紫,舌体瘦,少苔,或无苔,或剥苔,或有裂纹,脉细数无力或结代。

治法:益气养阴活血。

方药:生脉散合血府逐瘀汤加减。

药物组成:人参、麦冬、五味子、生地黄、当归、赤芍、川芎、红花、桃仁、牛膝、枳壳、桔梗、柴胡、甘草;治疗期间可随症加减。

3)阳气亏虚血瘀证

症状:喘息短气,乏力,心悸,喜暖畏寒,自觉身冷,同时伴有出汗的症状,面色或口唇紫暗,舌质紫暗或有瘀斑、瘀点或舌下脉络迂曲青紫,舌体胖大,或有齿痕,脉细、沉、迟无力。

治法:益气温阳活血。

方药:真武汤合血府逐瘀汤加减或苓桂术甘汤合血府逐瘀汤加减。

真武汤合血府逐瘀汤药物组成:炮附片(先煎)、茯苓、白芍、生姜、白术、生地黄、当归、赤芍、川芎、红花、桃仁、牛膝、枳壳、桔梗、柴胡、甘草;治疗期间可随症加减。

苓桂术甘汤合血府逐瘀汤药物组成:茯苓、桂枝、白术、甘草、生地黄、当归、赤芍、川芎、红花、桃仁、牛膝、枳壳、桔梗、柴胡;治疗期间可随症加减。

2. 糖尿病脑血管病变

(1)糖尿病合并脑动脉粥样硬化

1)心肝阴虚证

症状:主症表现为智能减退,伴心悸及喜怒不定。

次症:表现为少寐,烦躁不安,并且两目昏花,伴四肢拘急及耳鸣耳聋,舌红苔少,脉弦细数。

治法:养心补肝。

方药:天王补心丹《校注妇人良方》加减。

药物组成:生地黄、人参、丹参、玄参、白茯苓、远志、五味子、桔梗、当归、天门冬、麦门冬、柏子仁、酸枣仁。

2)肾虚髓减证

症状:主症表现为智能减退,伴倦怠思卧及腰膝酸软。

次症:表现为表情呆板,思维迟钝,伴步履沉重,行走艰难,且善惊易恐,脑转耳鸣,或伴有幻听,面颊潮红以及小便失禁。偏肾阳虚者,舌淡,苔薄,脉沉细,偏肾阴虚者,舌红苔少,脉细数。

治法:滋补肝肾,生精养髓。

方药:七福饮《景岳全书》加减。

药物组成:熟地黄、当归、酸枣仁、人参、白术、远志、炙甘草。

3)痰浊阻窍证

症状:主症表现为智能减退,伴纳呆脘胀及头重如裹痰多吐涎。

次症:表现为形体肥胖,动作迟缓,伴肢体困重,神情呆板及沉默少言,脘闷不饥,泛恶欲呕等。痰浊化热者,或可见昏睡,以及狂躁不安,舌体胖大,伴舌质淡,苔白腻,脉滑。若痰热者其舌质偏红,苔黄腻,脉滑数。

治法:化痰开窍。

方药:洗心汤《辨证录》加减。

药物组成:半夏、陈皮、茯神、甘草、人参、附子、石菖蒲、酸枣仁、神曲。

4)心脾两虚证

症状:主症表现为智能减退,体倦思卧,伴面色㿠白。

次症:表现为神情淡漠,心悸,伴气短乏力,面色黄以及四肢不温,不欲饮食,并且忧虑少欢,舌质淡,苔薄白,脉细弱。

治法:补益心脾。

方药:归脾汤《济生方》加减。

药物组成:炒白术、人参、炙黄芪、当归、炙甘草、茯神、远志、龙眼肉、酸枣仁、大枣、木香、生姜。

5)气滞血瘀证

症状:主症表现为智能减退,口唇爪甲青紫,伴头痛如刺。

次症:表现为神情默默,少欢寡言,或者躁动不安,语言错乱和口齿不清,面色晦暗,伴肌肤干燥,午后夜间低热以及心悸、不寐,舌质紫暗或具有瘀斑,舌下脉络紫暗,脉沉迟或涩。

治法:活血化瘀。

方药:通窍活血汤《医林改错》加减。

药物组成:桃仁、红花、赤芍、川芎、麝香、葱白、生姜、大枣、黄酒。

(2)糖尿病合并缺血性脑卒中

1)中经络

A.肝阳上亢证

症状:半身不遂,舌强言謇,口舌歪斜,眩晕头痛,面红目赤,心烦易怒,口苦咽干,便秘尿黄,舌红或绛,苔黄或燥,脉弦有力。

治法:平肝潜阳。

方药:天麻钩藤饮(《杂病证治新义》)加减。

药物组成:天麻、钩藤、石决明、栀子、黄芩、川牛膝、杜仲、桑寄生、益母草、夜交藤、茯神。

加减:面红烦热加栀子、牡丹皮;失眠加龙齿、生牡蛎。

B.风痰阻络证

症状:半身不遂,口舌歪斜,舌强言謇,肢体麻木或手足拘急,头晕目眩,舌苔白腻或黄腻。

治法:化痰息风。

方药:导痰汤(《校注妇人良方》)合牵正散(《杨氏家藏方》)加减。

药物组成:半夏、陈皮、枳实、茯苓、制天南星、白附子、僵蚕。

加减:痰涎壅盛、苔黄腻、脉滑数,加天竺黄、竹沥;头晕目眩加天麻、钩藤。

C.痰热腑实证

症状:半身不遂,舌强不语,口舌歪斜,口黏痰多,腹胀便秘,午后面红烦热,舌红,苔黄腻或灰黑,脉弦滑大。

治法:清热攻下,化痰通络。

方药:星蒌承气汤(《验方》)加减。

药物组成:生大黄、芒硝、胆南星、全瓜蒌。

加减:腹胀便秘加枳实、厚朴;偏瘫、失语加白附子、地龙、全蝎。

D. 气虚血瘀证

症状:半身不遂,肢体软弱,偏身麻木,舌喝语謇,手足肿胀,面色白,气短乏力,心悸自汗,舌质暗淡,苔薄白或白腻,脉细缓或细涩。

治法:补气化瘀。

方药:补阳还五汤(《医林改错》)加减。

药物组成:生黄芪、当归尾、川芎、赤芍、桃仁、红花、地龙。

加减:语言謇涩可选加石菖蒲、白附子、僵蚕等;吐痰流涎,加半夏、石菖蒲、制天南星、远志。

E. 阴虚动风证

症状:半身不遂,肢体软弱,偏身麻木,舌歪语謇,心烦失眠,眩晕耳鸣,手足拘挛或蠕动,舌红或暗淡,苔少或光剥,脉细弦或数。

治法:滋阴息风。

方药:大定风珠(《温病条辨》)加减。

药物组成:白芍、阿胶、生龟甲、生鳖甲、生牡蛎、五味子、干地黄、鸡子黄、火麻仁、麦冬、甘草。

加减:头痛、面赤,加川牛膝、代赭石。

2) 中脏腑

A. 痰热内闭证

症状:突然昏倒,昏聩不语,躁扰不宁,肢体强直,项强;痰多息促,两目直视,鼻鼾身热,大便秘结;甚至抽搐,拘急,角弓反张,舌红,苔黄厚腻,脉滑数有力。

治法:清热涤痰开窍。

方药:导痰汤(《校注妇人良方》)加减送服至宝丹(《太平惠民和剂局方》)或安宫牛黄丸(《温病条辨》)。

药物组成:半夏、制天南星、陈皮、枳实、茯苓、甘草。

加减:抽搐强直,合镇肝熄风汤(《医学衷中参西录》)加减,或加羚羊角、珍珠母,大便干结加大黄、芒硝、瓜蒌仁。

B. 痰湿蒙窍证

症状:神昏嗜睡,半身不遂,肢体瘫痪不收,面色晦垢,痰涎壅盛,四肢逆冷,舌质暗淡,苔白腻,脉沉滑或缓。

治法:燥湿化痰,开窍通闭。

方药:涤痰汤(《济生方》)加减送服苏合香丸(《太平惠民和剂局方》)。

药物组成:制天南星、半夏、枳实、陈皮、竹茹、石菖蒲、党参、甘草。

加减:痰涎壅盛、苔黄腻、脉滑数,加天竺黄、竹沥。

C. 元气衰败证

症状:神昏,面色苍白,瞳神散大,手撒肢厥,二便失禁,气息短促,多汗肤凉,舌淡紫或萎缩,苔白腻,脉微。

治法:温阳固脱。

方药:参附汤(《校注妇人良方》)加减。

药物组成:人参、附子、生姜、大枣。

加减:汗出不止加山茱萸、黄芪、煅龙骨、煅牡蛎。

(3)后遗症期

1)半身不遂

A.肝阳上亢,脉络瘀阻证

症状:眩晕目眩,面赤耳鸣,肢体偏废,强硬拘急,舌红,苔薄黄,脉弦有力。

治法:平肝息风,活血舒筋。

方药:天麻钩藤饮(《杂病证治新义》)加减。

药物组成:天麻、钩藤、石决明、栀子、黄芩、川牛膝、杜仲、桑寄生、益母草、夜交藤、茯神。

B.气血两虚,瘀血阻络证

症状:面色萎黄,体倦神疲,患侧肢体缓纵不收,软弱无力,舌体胖,质紫暗,苔薄,脉细涩。

治法:补气养血,活血通络。

方药:补阳还五汤(《医林改错》)加减。

药物组成:生黄芪、川芎、赤芍、桃仁、红花、地龙。

加减:气虚甚者,加党参、茯苓、白术;血虚甚者,加白芍、何首乌;血瘀重者,加三棱、莪术。

2)音喑

A.肾虚音喑证

症状:音喑,腰膝酸软,下肢软弱,阳痿遗精早泄,耳鸣,夜尿频多,舌质淡体胖,苔薄白,脉沉细。

治法:滋阴补肾,开音利窍。

方药:地黄饮子(《黄帝素问宣明论方》)加减。

药物组成:熟地黄、巴戟天、山茱萸、五味子、肉苁蓉、远志、附子、肉桂、茯苓、麦冬、石菖蒲。

加减:兼有痰热者,去附子、肉桂,加天竺黄、胆南星、川贝;兼有气虚者,加党参、黄芪。

B.痰阻音喑证

症状:舌强语謇,肢体麻木,或见半身不遂,口角流涎,舌红,苔黄,脉弦滑。

治法:祛风化痰,宣窍通络。

方药:解语丹(《医学心悟》)加减。

药物组成:胆南星、远志、石菖蒲、白附子、全蝎、天麻、天竺黄、郁金。

3)口眼㖞斜

症状:口眼歪斜,语言謇涩不利,舌红苔薄,脉弦细。

治法:化痰通络。

方药:牵正散(《杨氏家藏方》)加减。

药物组成:白附子、僵蚕、全蝎。

加减：在临证中多合温胆汤、导痰汤、涤痰汤加减运用。病久气血亏虚者，加黄芪、当归。

4）痴呆

A.髓亏证

症状：头晕耳鸣，腰脊酸软，记忆模糊，神情呆滞，动作迟钝，肢体痿软，舌淡苔白，脉弱。

治法：补精益髓。

方药：补天大造丸（《杂病源流犀烛》）加减。

药物组成：紫河车、熟地黄、枸杞、杜仲、白术、生地黄、怀牛膝、五味子、黄柏、小茴香、当归、党参、远志。

B.肝肾亏损证

症状：头晕眼花，耳鸣，腰膝酸软，颧红盗汗，舌红少苔，脉弦细数。

治法：滋补肝肾，安神定志。

方药：左归丸（《景岳全书》）或合二至丸加减。

药物组成：熟地黄、鹿角胶、龟甲胶、山药、枸杞、山茱萸、怀牛膝、菟丝子、女贞子、墨旱莲。

5）眩晕

症状：头目眩晕，耳鸣耳聋，或兼有肢体麻木偏枯，舌红苔黄，脉弦。

治法：平肝息风，活血通络。

方药：天麻钩藤饮（《杂病证治新义》）加减。

药物组成：天麻、钩藤、石决明、栀子、黄芩、川牛膝、杜仲、桑寄生、益母草、夜交藤、茯神。

3. 糖尿病下肢血管病变　参照《中医临床诊疗术语·治法部分（2020 修订版）》，结合《中医病证诊断疗效标准》《糖尿病中医防治指南》及临床实践，分为 4 种证型。

（1）脉络瘀阻证

症状：患肢麻木、疼痛，状如针刺，夜间尤甚，痛有定处，足部皮肤暗红或见紫斑，或间歇跛行；趺阳脉弱或消失，局部皮温凉。舌质紫暗或有瘀斑，苔薄白，脉细涩。

治法：活血祛瘀，通脉活络。

方药：血府逐瘀汤（《医林改错》）。

药物组成：桃仁、红花、当归、生地黄、牛膝、川芎、桔梗、赤芍、枳壳、甘草、柴胡。

加减：肢体麻木如蚁行感较重，加独活、防风、僵蚕、全蝎；疼痛部位固定不移，加白附子、延胡索、鸡血藤、制川乌等。

（2）气虚血瘀证

症状：神疲乏力，面色晦暗，气短懒言，口渴欲饮，四肢末梢及躯干部麻木、疼痛及感觉异常；或见肌肤甲错，足部皮肤感觉迟钝或消失，局部红肿，间歇性跛行；趺阳脉搏动减弱或消失。舌暗苔薄白，或有瘀点，舌底瘀滞，脉细涩。

治法：补气活血，化瘀通痹。

方药：补阳还五汤（《医林改错》）或黄芪桂枝五物汤（《金匮要略》）。补阳还五汤，黄芪、当归尾、赤芍、地龙、川芎、红花、桃仁；黄芪桂枝五物汤，黄芪、桂枝、赤芍、生姜、大枣。

加减：病变以上肢为主加桑枝、防风、羌活；以下肢为主加川牛膝、木瓜、威灵仙等。

（3）阳虚寒凝证

症状：患足发凉，皮肤苍白或潮红，足趾冰凉，趾端色暗紫或发黑干瘪，足部疼痛，夜不能眠,形寒肢冷,腰膝酸软,大便稀溏,舌淡,苔薄白,脉沉弦。

治法:温阳散寒,活血通脉。

方药:阳和汤(《外科全生集》)。

药物组成:熟地黄、肉桂、白芥子、姜炭、甘草、麻黄、鹿角胶。

加减:以下肢,尤以足疼痛为甚者,可酌加制川乌(1.5~3g)、续断、牛膝、狗脊、木瓜;内有久寒,见水饮呕逆者,加吴茱萸、生姜、半夏等。

(4)气阴两虚证

症状:消瘦,疲乏无力,易汗出,口干,心悸失眠,患肢麻木、疼痛,夜间尤甚,足部皮肤感觉迟钝或消失,局部红肿,间歇性跛行。舌红,苔薄白,脉虚细。

治法:益气养阴,健脾益肾。

方药:生脉饮(《医学启源》)。

药物组成:人参、麦冬、五味子。

加减:气虚较重加黄芪、白术、陈皮、升麻、柴胡、甘草、当归;阴虚较甚,口干舌燥,加天花粉、麦冬、玉竹;阴虚明显,五心烦热,加白芍、女贞子、银柴胡等;便干难解,加玄参、生地黄;肾精不足,腰膝酸软明显,加鳖甲、黄精。

4. 糖尿病足 [1-2]

参照《糖尿病中医防治指南·糖尿病足》《中医病证诊断疗效标准》。主要包括未溃期,趾冷痛、间歇性跛行、跌阳脉消失等,但还未发生溃疡或坏疽;已溃期,上述症状伴皮肤溃破、溃疡或坏疽形成。

(1)未溃期

1)气虚血瘀证

症状:下肢无力,酸胀麻木,感觉迟钝或消失,痛如针刺,间歇性跛行,静息痛,夜间加重,局部皮色紫暗或有瘀斑,少气乏力,语声低微,神疲倦怠。舌淡紫或有瘀斑,脉细涩或弦紧。

治则:益气活血,通络止痛。

方药:补阳还五汤(《医林改错》)加减。

药物组成:黄芪、当归尾、川芎、桃仁、赤芍、地龙、红花等。

加减:气虚明显者重用黄芪,加党参、白术;血瘀明显者选用丹参、三七、水蛭。

2)血虚寒凝证

症状:患肢冷痛,肿胀麻木,久行痛剧,休息后痛减,肤色不变或苍白,畏寒喜暖,面色暗淡无华,口淡不渴。舌淡,苔白,脉沉细涩,跌阳脉弱。

治则:温阳散寒,补血通滞。

方药:当归四逆汤(《伤寒论》)加减。

药物组成:当归、桂枝、芍药、细辛、甘草、通草、大枣等。

加减:血虚明显者加熟地黄、鸡血藤;寒凝明显者加附子、肉桂。

3)湿热毒盛证

症状:患足局部漫肿、灼热,皮色潮红或紫红,触之皮温高或有皮下积液,有波动感,周边

1　奚九一,李真,范冠杰,等.糖尿病中医防治指南:糖尿病足[J].中国中医药现代远程教育,2011,9(19):140-143.
2　国家中医药管理局.中医病证诊断疗效标准[M].南京:南京大学出版社,1994.

呈实性漫肿。舌质红绛,苔黄腻,脉滑数。

治则:清热利湿,活血解毒。

方药:五味消毒饮(《医宗金鉴》)加减。

药物组成:金银花、野菊花、蒲公英、紫花地丁、紫背天葵子等。

加减:热甚重用蒲公英,加虎杖;湿热重加车前子、泽泻、薏苡仁。

(2)已溃期

1)湿热阻滞证

症状:患肢局部红肿热痛,疼痛剧烈,溃破腐烂,筋肉溃坏,脓液恶臭,身热口干,喜冷饮,纳差,倦怠,便秘溲赤。舌质暗红或红绛,苔黄腻,脉滑数或涩。

治则:清热解毒,活血止痛。

方药:四妙勇安汤(《验方新编》)合黄连解毒汤(《外台秘要》)加减。

药物组成:玄参、金银花、当归、甘草、黄连、黄芩、黄柏、栀子。

加减:湿热明显者重用黄芩、黄连、黄柏,酌加连翘、蒲公英、紫花地丁。

2)热毒伤阴证

症状:患肢局部红肿热痛,溃处少脓,皮肤干燥,肤色暗淡,肌肉萎缩,口干渴饮,烦躁不宁,尿少便干。舌红绛,苔黄少津,脉弦细数,趺阳脉弱或不可触及。

治则:清热解毒,养阴活血。

方药:顾步汤(《外科真诠》)加减。

药物组成:黄芪、人参、石斛、当归、金银花、牛膝、菊花、甘草、蒲公英、紫花地丁等。

加减:阴虚明显者加天花粉、麦冬、玉竹。

3)阴虚血瘀证

症状:患肢破溃处久不收口,肉色暗红,干枯无脓或少脓,口燥咽干,两目干涩,腰膝酸软,眩晕耳鸣,五心烦热,潮热颧红,盗汗消瘦,肌肤甲错。舌红少苔或有瘀斑,脉细涩。

治则:滋阴活血。

方药:六味地黄丸(《小儿药证直诀》)合血府逐瘀汤(《医林改错》)加减。

药物组成:熟地黄、山茱萸、山药、茯苓、牡丹皮、泽泻、当归、生地黄、桃仁、红花、枳壳、赤芍、柴胡、甘草、桔梗、川芎、牛膝等。

加减:阴虚较甚者加沙参、麦冬、玉竹、石斛。

4)阳虚痰凝证

症状:患肢破溃处久不收口,肉色苍白,脓液清稀,畏寒肢冷,神疲倦怠,面色㿠白,胸闷泛恶,久泻久痢,腰酸膝软,肢肿尿少。舌淡,苔白滑,脉沉迟无力。

治则:温阳化痰。

方药:肾气丸(《金匮要略》)合阳和汤(《外科全生集》)加减。

药物组成:桂枝、附子、熟地黄、山茱萸、山药、茯苓、牡丹皮、麻黄、鹿角胶、白芥子、肉桂、甘草、炮姜炭等。

加减:阳虚明显者重用桂枝,加肉苁蓉、狗脊。

5)气血两虚证

症状:患足疼痛,肌肉萎缩,皮肤干燥或浮肿,坏死组织脱落后创面久不愈合,肉芽暗红或淡而不鲜,疮色棕灰,脓似粉浆污水,气味恶臭,脓腐难脱。舌淡尖红有齿痕,苔腻,脉沉细无力。

治则：益气补血，活血通络。

方药：人参养荣汤（《三因极一病证方论》）加减。

药物组成：人参、白术、茯苓、甘草、陈皮、黄芪、当归、白芍、熟地黄、五味子、桂心、远志等。

加减：气虚明显者重用黄芪，加党参；血虚明显者加熟地黄、鸡血藤。

三、中医药特色治疗

（一）针灸

针刺部位和针具均应严格消毒，以防并发感染。一般慎用灸法，以免引起烧灼伤，致疮口难愈。

1. 主穴

（1）上消（肺热津伤）处方：肺俞、脾俞、胰俞、尺泽、曲池、廉泉、承浆、足三里、三阴交。

（2）中消（胃热炽盛）处方：脾俞、胃俞、胰俞、足三里、三阴交、内庭、中脘、阴陵泉、曲池、合谷。

（3）下消（肾阴亏虚）处方：肾俞、关元、三阴交、太溪。

2. 配穴 口渴喜饮加曲池、内庭；视物模糊加太冲、光明；大便秘结加天枢、支沟；烦渴、口干加金津、玉液、三阴交、中脘；阴阳两虚加气海、关元、肾俞、命门、三阴交、三焦俞、太溪、复溜；多食易饥、形体肥胖加曲池、天枢、阴陵泉、丰隆、太冲。

（二）耳针

耳部以王不留行贴压穴位，通过局部刺激达到调理脏腑、扶助正气的目的。

1. 主穴 以内分泌、肾上腺、胰、三焦、肾、神门、心、肝。

2. 配穴 偏上消者加肺；偏中消者加脾、胃；偏下消者加膀胱。

（三）导引

可根据病情选择八段锦、六字诀、易筋经、五禽戏、丹田呼吸法等。可配合中医心理治疗仪、中医音乐治疗仪和子午流注治疗仪。肥胖或超重 DM 患者可腹部按摩中脘、水分、气海、关元、天枢、水道等。点穴减肥常取合谷、内关、足三里、三阴交。也可推拿面颈部、胸背部、臀部、四肢等部位以摩、撖、揉、按、捏、拿、合、分、轻拍等手法。进行腹部按摩有利于减肥。

（四）外用药物

1. 穴位贴敷 选择芳香化浊、透皮性佳的中药研磨成粉，和蜂蜜、温水、醋等适宜的溶剂调和后，用纱布贴于体表穴位，改善糖尿病患者症状，如脾瘅合并有睡眠不佳者，可选用醋调萸桂散敷贴涌泉穴。

方法：将适量吴茱萸研末，与肉桂粉一起用米醋调成糊状，敷两足心（涌泉穴），盖以纱布固定，每晚 1 次，次日早晨取下，5~7 天为 1 个疗程。

功效：调和阴阳，引火下行。

适应证：适用于脾瘅阴虚或阳气虚等致阴阳不和出现失眠、多汗等患者。

2. 中药熏蒸

（1）温通经脉法：适用于气虚血瘀证、阳虚血瘀证及阴阳两虚血瘀证。

推荐方药：乌头、当归、桂枝、细辛、红花、姜黄、土茯苓、毛冬青、忍冬藤等。

使用方法:煎取药液 2 000ml,先熏蒸足部 10min,待水温降至 40~42℃左右时,再泡洗 15min,每天 1 次。

(2)清热解毒化湿法:适用于阴虚血瘀证及热毒血瘀证患者。

推荐方药:土茯苓、马齿苋、苦参、重楼、大黄、毛冬青、枯矾、红花、赤芍等。

使用方法:煎取药液 2 000ml,先熏蒸足部 10min,待水温降至 40~42℃左右时,再泡洗 15min,每天 1 次。

3. 中药足浴　谢春光教授自拟糖痛外洗液,具有温经通络、活血止痛功效。

具体用药:透骨草 30g,桂枝 18g,川椒 30g,艾叶 10g,木瓜 30g,苏木 50g,红花 12g,赤芍 30g,白芷 12g,川芎 15g,生麻黄 10g。水煎洗,分洗 2 次,每次 3 000ml,餐后 1h 后。

四、其他治疗

(一) 基础治疗

1. 控制饮食　坚持控制总量、调整饮食结构、平衡膳食、吃序正确、定时定量进餐。素食为主,其他为辅,营养均衡;进餐时先喝汤、吃青菜,快饱时再吃些主食、肉类。在平衡膳食的基础上,根据患者体质的寒热虚实选择相应的食物:火热者选用清凉类食物,虚寒者选用温补类食物,阴虚者选用养阴类食物,肥胖者采用低热量、粗纤维的减肥食谱。针对糖尿病不同并发症常需要不同的饮食调摄,如糖尿病心脏病患者进食严格控制含盐量;睡眠质量不佳患者应避免烟、酒、浓茶、咖啡,避免睡眠状况差引起血糖波动;合并脂代谢紊乱者可用菊花、决明子、枸杞、山楂等药物泡水代茶饮。糖尿病患者可根据自身情况选用相应饮食疗法及药膳进行自我保健。当出现并发症时,按并发症饮食原则进食。有低血糖风险者外出时携带诊疗卡及糖果、饼干。

2. 适当运动　坚持缓慢、适量的运动原则,应循序渐进、量力而行、动中有静、劳逸结合,将其纳入日常生活的规划中。在饭后 1 小时血糖升高阶段,可适当进行合理运动。青壮年患者或体质较好者可以选用比较剧烈的运动项目;中老年患者或体质较弱者可选用比较温和的运动项目;不适合户外锻炼者可练吐纳呼吸或打坐功;八段锦、太极拳、五禽戏等养身调心传统的锻炼方式适宜大部分患者;有心脏病等严重并发症的患者原则上避免剧烈运动。

3. 调畅情志　规范健康教育,引导患者建立正确看待疾病,与疾病和谐相处,修身养性,陶冶性情,保持心情舒畅,培养乐观情绪,增强与慢性病作斗争的信心。

4. 起居适宜　做好基础护理,注意个人卫生,防止感染;环境舒适,安静,凉爽通风或温暖向阳。起居有常,随时添减衣被,防止复感外邪;饮水、洗澡、泡脚时避免烫伤;每日检查足部皮肤,选择舒适且柔软的鞋子。

5. 监测病情　定期监测血糖应贯穿糖尿病患者终身诊疗进程,有助于监测病情进展,为药物应用提供依据,配合医生进行合理的治疗和监测,观察病情变化、药后反应有助于提高患者配合度、治疗积极性,增强自身护理意识。

(二) 中成药治疗

1. 虚态

(1)消渴丸:滋肾养阴、益气生津,每 10 粒含格列本脲(优降糖)2.5mg。1 次 5~10 丸,每日 2~3 次,饭前 15~20min。

（2）天芪降糖胶囊：益气养阴、清热生津，1次5粒，每日3次。

（3）杞药消渴口服液：益气养阴、补益肝肾、清热除烦，1次10ml，每日3次。

（4）玉泉丸：养阴生津、止渴除烦、益气和中，1次5g，每日4次。

（5）金芪降糖片：清热益气，1次7~10粒，每日3次，饭前服用。

（6）津力达：益气养阴、健脾运津，1次1袋，每日3次。

（7）天麦消渴片：滋阴、清热、生津，第一周1次2片，每日2次，以后1次1~2片，每日2次。

（8）参芪降糖颗粒：益气养阴、滋脾补肾，1次1g，每日3次。

2．痰态

（1）越鞠丸：理气解郁、宽中除满，1次6~9g，每日2次。

（2）二陈丸：燥湿化痰、理气和胃，1次12~16丸，每日3次。

（3）参苓白术散：补脾胃、益肺气，1次6~9g，每日2-3次。

（4）加味保和丸：健胃消食，1次6g，每日2次。

3．瘀态

（1）渴乐欣胶囊：益气养阴、活血化瘀，1次4粒，每日3次。

（2）糖脉康颗粒：养阴清热、活血化瘀、益气固肾，1次1袋，每日3次。

（3）木丹颗粒：益气活血、通络止痛，1次1袋，每日3次。

（4）芪蛭降糖片：益气养阴、活血化瘀，1次5片，每日3次。

（5）通络糖泰颗粒（四川省中医院院内制剂）：活血祛瘀、通络止痛、养阴清热，1次1包，每日3次。

4．对症　肠热便秘者选复方芦荟胶囊或新清宁，阴虚肠燥者选麻仁润肠丸，失眠者选安神补心丸或天王补心丹，易感冒者选玉屏风颗粒，心烦易怒者选丹栀逍遥丸。建议选用无糖颗粒剂、胶囊剂、浓缩丸或片剂。

（三）西医治疗

1．药物治疗　①双胍类药物。主要抑制肝脏葡萄糖的输出，改善胰岛素抵抗和增强胰岛素敏感性的作用。②促胰岛素分泌剂。包括磺脲类药物、格列奈类和二肽基肽酶4抑制剂（DPP-4i）药物。通过刺激胰岛β细胞分泌胰岛素提高体内胰岛素的水平，其中DPP-4i通过减少GLP-1在体内的失活，使内源性GLP-1水平升高，后者以葡萄糖浓度依赖的方式增加胰岛素分泌，抑制胰高糖素分泌。③α-糖苷酶抑制剂。抑制小肠上部对碳水化合物的吸收，降低餐后血糖。④噻唑烷二酮类（TZD）。增加靶细胞对胰岛素的敏感性，减少胰岛素抵抗而增强胰岛素的作用。⑤钠-葡萄糖共转运蛋白2抑制剂（SGLT2i）。抑制肾脏对葡萄糖的重吸收，促进尿糖的排出。⑥根据患者具体病情制定个体化降糖方案，综合肥胖、副作用、变态反应、年龄及基础疾病等其他健康状况因素；联合用药宜采用不同作用机制的降糖药物联合降糖，有效减少单味药物剂量；口服降糖药物联合治疗3个月后仍不能有效地控制高血糖，以及糖化血红蛋白≥9.0%或空腹血糖≥11.1mmol/L同时伴有明显高血糖症状的新诊断2型糖尿病患者，可启动胰岛素治疗，减少发生DM急性并发症的危险性。待血糖得到控制后，可根据病情重新制订治疗方案[1]。

1　赵新刚．现代内分泌与代谢疾病诊疗学［M］．2版．长春：吉林科学技术出版社，2019.

2. 胰岛素治疗　采取胰岛素治疗,需要针对患者进行更严格的健康教育,指导胰岛素治疗相关自我管理,规律监测血糖,掌握胰岛素剂量调节技能。严格掌握胰岛素治疗启动指征,分为:①1型糖尿病患者终身使用胰岛素治疗;②新诊断糖尿病患者有明显高血糖症状、酮症或 DKA;③新诊断糖尿病患者分型困难者;④2型糖尿病患者在饮食控制、适当运动、联合口服降糖药物等方式下仍血糖控制不佳,患者需启动胰岛素联合口服药物治疗控制高血糖状态,降低糖尿病大血管病变的风险;⑤糖尿病病程中,无明显诱因出现体重显著下降。待血糖水平控制平稳后,可完善胰岛素抗体了解糖尿病分型,完善 C 肽释放试验了解 β 细胞功能,制定长期胰岛素或胰岛素联合口服药物的降糖方案。

3. 胰高糖素样肽 -1 受体激动剂　胰高糖素样肽 -1 受体激动剂(GLP-1RA)通过激活GLP-1 受体以葡萄糖浓度依赖的方式刺激胰岛素分泌和抑制胰高糖素分泌,同时增加肌肉和脂肪组织葡萄糖摄取,抑制肝脏葡萄糖的生成而发挥降糖作用,并可抑制胃排空,抑制食欲。GLP-1RA 能有效降低血糖,能部分恢复胰岛 β 细胞功能,降低体重,改善血脂谱及降低血压,显示了良好的降糖疗效和心血管获益。

4. 代谢手术治疗　Pories 偶然发现实施胃旁路手术治疗病态肥胖症的患者中合并 2 型糖尿病患者人群,在体重控制的同时,血糖也得到了良好控制,甚至有的患者可以不再服用降糖药物,随后不断有医学家进行外科手术治疗 2 型糖尿病的研究,至今减重代谢手术治疗肥胖及糖尿病的学科发展已取得巨大进步。针对 2 型糖尿病患者,需要严格掌握代谢减重手术指征,中华医学会外科学分会于 2019 年发布《中国肥胖及 2 型糖尿病外科治疗指南》中明确指出仍具有一定胰岛分泌功能、严重超重、血糖难以控制、基础健康情况尚可的非 1型糖尿病患者才具备手术适应证,可从该类手术中获益 [1]。

(1)腹腔镜胃袖状切除术(LSG):在保持原胃肠道解剖结构基础上,切除胃底和胃大弯,改变部分胃肠激素水平,通过缩小胃容积,改善肥胖患者糖代谢和其他代谢指标的手术。该术式最常见的并发症为胃食管反流病,故本身合并胃食管反流病患者必须经过严格评估,或采取其他术式,合并食管裂孔疝的患者术中同期可进行修补。

(2)腹腔镜胃旁路术(LRYGB):这一术式旷置了远端胃大部、十二指肠和部分空肠,既限制胃容量又减少营养吸收,减重效果显著,使肠-胰岛轴功能恢复正常。该术式操作较为复杂,创伤大,并发症发生率高,术后需监测与补充营养物质。用于 2 型糖尿病病程相对较长、超级肥胖、需要减重更多,以及合并中重度反流性食管炎或代谢综合征严重的患者。

(3)胆胰转流十二指肠转位术(BPD/DS):以减少营养物质吸收为主的术式,在减重和代谢指标控制方面优于其他术式,但操作相对复杂,且随着共同肠道长度缩短,发生营养缺乏的风险增加,并发症发生率及病死率均高于其他术式。BPD/DS 主要用于在能保证术后维生素和营养素补充前提下的超级肥胖患者(BMI>50)、肥胖合并严重代谢综合征者或病史较长的 2 型糖尿病患者。虽然减重效果好,2 型糖尿病缓解率可达 95%,但手术操作极为复杂,并发症和死亡率均较高,容易出现维生素、微量元素、营养物质(特别是蛋白质)缺乏,术后必须严格监控营养代谢紊乱状况,并予以补充。

5. 胰岛移植和 / 或干细胞治疗　对于需要终身依赖外源性胰岛素的糖尿病患者,如反

1　王勇,王存川,朱晒红,等 . 中国肥胖及 2 型糖尿病外科治疗指南(2019 版)[J]. 中国实用外科杂志,2019,39(4):301-306.

复发生急性糖尿病并发症的患者,采取胰岛移植治疗是重建内源性胰岛素分泌的重要手段。目前临床采用的术式包括同期胰肾联合移植、肾脏移植后的胰腺移植、单独胰腺移植,目前已完成2万余例胰腺移植,最长存活时间超过20年。更简单易行的术式是胰岛细胞移植,包括自体胰岛移植、异体肾移植后胰岛移植、异体肾胰联合移植,选择移植的部位包括门静脉内、脾内、肾包膜内、腹腔内和肌内注射等。我国科学家王维和莫朝晖教授改良为经肝动脉肝内移植异种胰岛细胞,大幅提升胰岛移植的安全性。微囊胰岛移植通过人工屏障将移植胰岛与宿主的免疫系统隔离开,因此阻止了宿主对胰岛移植微囊的免疫排斥,保证了胰岛微囊长期稳定地释放胰岛素。目前胰岛干细胞是最理想的胰岛供体,但尚在科研阶段,未应用于临床。

第四节　谢春光教授验案

1. 糖尿病本病期[1]

患者,刘某,女,66岁。因"发现血糖升高12年"于2016年5月12日就诊。初诊症见:口渴多饮、多食、多尿,稍感疲倦乏力,眼干涩,咽干口苦,耳鸣,腰痛,大便正常,睡眠好,舌红,苔白,脉沉细。口服西药降糖药物治疗,空腹血糖9~12mmol/L,餐后血糖8~10mmol/L。

中医诊断:消渴病。

西医诊断:2型糖尿病。

辨证:气阴两虚,肝经火热证。

处方:

黄芪 30g	山药 15g	山茱萸 15g	生地黄 15g
丹参 15g	红花 10g	夏枯草 15g	麦冬 15g
石膏 30g	黄连 15g	谷精草 20g	玄参 15g
钩藤 20g	木贼 15g	青葙子 15g	知母 15g

患者诉服药14剂后"三多"及眼部症状明显缓解,继续服用14剂后血糖控制至空腹5~6mmol/L,餐后6~7mmol/L;再续服14剂后眼部症状、疲乏、耳鸣等均消失,予初诊处方减夏枯草、钩藤、木贼、青葙子、谷精草,余方继续服用30剂后复诊,诸症未发,且血糖控制稳定于正常范围内。

【按语】本病糖尿病患者尚未出现明显并发症,就初诊症见,患者血糖控制不佳,有消渴病三消的症状,属于单纯性糖尿病患者,治疗以"糖复康"辨证加减,因患者眼部症状明显,故加夏枯草、木贼、青葙子、谷精草等眼部专药;因肝经火旺,上扰清窍则耳鸣,故加钩藤清肝火。谢春光教授秉承先人理论精髓,结合多年丰富临床实践经验,总结出"正气亏虚,痰瘀内伏"为糖尿病的基本病理,贯穿糖尿病始终。治疗上更是师古而不泥古,坚持中西医结合,西为中用,传承张锡纯老先生治疗糖尿病的思想,以"滋膵饮"为治疗糖尿病的基础方,

1　陈明秀,李美玲,谢春光.谢春光运用参芪复方加减治疗糖尿病脑病经验[J].湖南中医杂志,2019,35(3):30-32.

习选用"滋膵饮"中黄芪、山药、山茱萸、生地黄为基础结构,"重视脏腑,补脾益肾",共补肺脾肝肾之气;加玄参、麦冬养阴生津;石膏、黄连、知母清热凉血生津;丹参、红花活血化瘀,祛已成之邪。诸药合用共奏补虚清热祛邪之功,一则祛已成之邪,二则防未发之邪,体现了"未病防患,洞察先机"学术思想。同时临证中注重辨证论治,随症加减,若遇口干口渴等津伤严重者,加重养阴生津之药,可加葛根、天花粉、五味子滋阴生津,润肺止渴;若遇血脂异常者,根据现代药理作用,可加焦山楂、姜黄、决明子等降脂之品。充分体现了"辨证论治,随症加减""成方配伍,以方论治"的学术思想。

2. 糖尿病周围神经病变[1]

患者,李某,女,63 岁,以"发现血糖升高 5+ 年,双下肢疼痛 1+ 月"就诊。初诊症见:少神,精神欠佳,双下肢麻木刺痛感,视物模糊,视力下降,眼睛干涩疼痛,乏力,口干,多饮,体重减轻,头晕、头痛,改变体位加重,偶心慌,易感冒,无胸闷,无腹胀腹痛,无恶心呕吐,无双下肢水肿,饮食一般,睡眠可,小便常,大便干。舌嫩,舌淡白,薄白苔,舌下脉络迂回,沉缓脉。

中医诊断:消渴痹证。

西医诊断:2 型糖尿病,2 型糖尿病性周围神经病变。

辨证:气虚阳微夹瘀证。

处理:西药予格列美脲、二甲双胍缓释片、甘精胰岛素注射液等。

处方:

炙黄芪 30g　桂枝 15g　桃仁 15g　红花 10g

川牛膝 15g　当归 15g　丹参 15g　川芎 15g

鸡血藤 20g　地龙 15g　桑枝 20g　蚕砂 20g

路路通 15g　地骨皮 15g　细辛 6g

患者诉服药数月后血糖控制在正常范围内,下肢刺痛、麻木症状消失。

【按语】根据其临床症状,四诊合参,本病属于祖国医学"消渴"范畴。患者为老年女性,长期素食,平素修行少动,遂致气血不足,阳气不振,证属气虚阳微,发为消渴,结合舌脉,辨证为"气虚阳微",病位在脾、肾,病性为本虚标实。治疗上予补阳还五汤合黄芪桂枝五物汤加减,共奏益气温阳、活血化瘀之功。

根据其四肢麻木、疼痛等症状将其归属于中医"痹证"范畴。谢春光教授传承古人经典结合自身临床经验,认为其脾肾虚为本,进一步导致气血瘀阻,贯穿始终。治疗上谢春光教授传承医圣张仲景的学术思想,以黄芪桂枝五物汤和补阳还五汤为基础处方,习用黄芪、桂枝、芍药、生姜、大枣、丹参、川芎等药物。重用黄芪大补元气,桂枝壮气行阳,芍药和阴,姜、枣以和上焦荣卫,协力祛风,则病原拔,而所入微邪亦为强弩之末矣。同时习用藤类、枝类药物,如桑枝、桂枝、鸡血藤、海风藤、银花藤等以通经活络,使气血达于四肢,并可以起到引经药的作用。临证中注重辨证论治,随症加减,若热甚者加黄连、石膏、知母;瘀血甚者加大活血化瘀之力,瘀血轻者加用丹参、桃仁、红花、川芎,瘀血重者则加用水蛭、地龙、蜈蚣等。

1　张亚,杨婵,谢春光. 谢春光教授学术思想初探及临床经验总结[J]. 世界最新医学信息文摘,2019,19(80):256-257.

3. 糖尿病合并脑病[1]

宋某,女,71岁,因"血糖升高20年,智力下降伴右侧肢体功能障碍2个月"于2017年6月10日就诊。现病史:患者于20年前无明显诱因出现口渴多饮,于当地医院诊断为2型糖尿病,未进行严格的血糖控制。其后逐渐出现饮食减少、疲倦乏力、腰膝酸软、小便频数等症。3年前患者开始出现记忆力减退、智力下降、视物模糊。2个月前患者出现昏仆,猝然跌倒。初诊症见:患者反应迟钝、表情呆滞,不可对答或答非所问,右侧肢体软弱失用,行走不稳,行动迟缓,口角流涎,二便失禁,生活不能自理,舌暗红、少苔,脉沉细。

中医诊断:消渴兼呆证。

西医诊断:糖尿病脑病。

治以益气养阴、固肾生髓、活血化瘀为法。

处方:

人参15g	蜜炙黄芪30g	山药15g	山茱萸15g
麦冬15g	熟地黄15g	丹参20g	酒大黄5g
黄精15g	菟丝子15g	沙苑子15g	益智仁15g
桑螵蛸15g	炙甘草5g		

初诊14剂,水煎服,每日1剂,于三餐后半小时温服,余药渣煎水,每晚睡前泡脚用。

6月26日二诊,服药后患者神志好转,唤其名可应,能完成握手动作,并主动配合完成舌诊,二便失禁次数减少,偶可告知家人其欲如厕,苔渐生,脉细涩,余症同前。予以前方基础上去沙苑子、桑螵蛸,加用石菖蒲15g、陈皮10g、川芎15g。继服14剂,用法同前。

7月11日三诊:患者精神明显改善,可道其姓名及住处,他人搀扶下可缓行数百米,口角流涎明显缓解,二便可自控,舌淡红、苔薄白,脉沉细。予以前方去川芎,继服20剂,用法同前。随访半年,患者生活质量可,病情无恶化。

【按语】患者为老年女性,年过古稀,消渴迁延日久,耗伤气阴,肾精不得后天之阴充养,致肾精亏虚,脑髓失养,神明不为脑所主,则发为糖尿病脑病,加之阴虚燥热,炼液成痰,以及五脏渐衰,气血运行无力,浊瘀内生,痰瘀痼结,损伤脑络,故病情加重。谢春光教授以"参芪复方"为主方辨证加减,人参、黄芪二药合用,大补脾肺之不足,脾气健运,精气输布,肺气通调,五脏阴精源源不绝,以治上消、中消阴虚之根本;山药兼顾上、中、下三焦,麦冬养阴润肺,益胃生津,黄精益气健脾、润肺益肾,三药合用,针对糖尿病脑病五脏气阴亏虚之病机,改善五脏功能,五脏调和,则气血通调,浊瘀不生;熟地黄补血养阴,填精益髓,山茱萸补血固精、补益肝肾,为调气补虚、明目强身之药,菟丝子、沙苑子补肾养肝,益精固精,山茱萸、熟地黄、菟丝子、沙苑子四药合用,补肾益精填髓,切合糖尿病脑病肾精亏虚、脑髓不足、神明失用之病机;酒大黄善入血分,与丹参为伍,活血化瘀,涤荡脑之瘀血,以除脑络久伏之浊瘀;益智仁、桑螵蛸补肾固精缩尿,温脾摄唾,专攻口角流涎、二便失禁之症;炙甘草调和诸药。二诊见患者气阴两虚之象得以改善,苔渐生,神志好转,二便失禁改善,故去沙苑子、桑螵蛸,加用石菖蒲、陈皮化痰开窍,以川芎合丹参加强活血化瘀之力。三诊神志渐清,诸症均减,舌淡红、苔薄白,为气阴恢复、浊瘀祛除之象,故去川芎以防耗血动血。

1 陈明秀,李美玲,谢春光.谢春光运用参芪复方加减治疗糖尿病脑病经验[J].湖南中医杂志,2019,35(3):30-32.

第四章
伏邪理论指导下糖尿病大血管病变中医防治的研究证据

谢春光教授团队经过既往二十余年的持续摸索，以参芪系列方为载体对糖尿病大血管的保护作用开展了从相关信号通路到证候、治法、组方、药物、疗效、机制等多方位研究，初步搭建了伏邪理论指导下糖尿病大血管病变中医药防治体系构架，为开拓临床糖尿病大血管病变的防控思路奠定基础。

第一节　临床研究证据

一、临床证候研究

（一）文献研究[1]：2型糖尿病及其大血管病变中医证候要素分布特征的文献研究

采用文献数据挖掘的研究方法，检索各大数据库建库以来至2017年12月31日的糖尿病大血管病变中医文献，提取中医四诊资料、证候要素、证候要素靶位等信息，进行数据规范化及统计分析，总结基于文献的糖尿病大血管病变的中医证候要素分布特征，以期为临床辨治提供参考依据，也为证候的临床研究部分提供对照。

1. 文献检索结果　检索中国知网数据库（CNKI）、中国生物医学文献数据库（CBM）、中文科技期刊全文数据库（VIP）等数据库，以"糖尿病"或含"消渴"并含"中医"为主题进行检索，匹配选"精确"，其余为默认，检索文献起止日期为数据库建库以来至2017年12月31日，共检索文献12 729篇。经过初筛及全文阅读后，本研究纳入合格文献共计335篇，其中2型糖尿病本病期文献287篇，2型糖尿病大血管病变文献48篇。纳入的287篇本病期文献中，共提取889条四诊资料组合（含证型），累计提取6 190个四诊条目，1 544个证候要素，504个证候要素靶位；纳入的48篇2型糖尿病大血管病变文献中，共提取205条四诊资料组合（含证型），累计提取1 572个四诊条目，378个证候要素，67个证候要素靶位。

2. 基于文献的中医症状分布情况分析　纳入的287篇2型糖尿病本病期文献中出现889条四诊资料组合（含证型），累计提取6 190个四诊条目；纳入的48篇2型糖尿病大血管病变文献中，共提取205条四诊资料组合（含证型），累计提取1 572个四诊条目。对四诊资料进行描述性分析，出现频次、频率（出现频次占总证型数的比例）及构成比（出现频次占总症状数的比例），以频率大于10%为高频症状。

统计显示，2型糖尿病本病期共有29个高频症状，以频率降序排列，见表4-4-1；2型糖尿病大血管病变共有30个高频症状，以频率降序排列，见表4-4-2。由表4-4-1、表4-4-2可知，肢体疼痛、下肢紫暗、形体肥胖、面色苍白、口眼㖞斜、头身困重、小便不利、言语不利、偏瘫

1　冷玉琳.2型糖尿病大血管病变中医证候要素分布特征的文献及临床研究［D］.成都：成都中医药大学，2020.

9 个症状在大血管病变阶段出现频率高,而在本病期中不属高频表征。

表 4-4-1 2 型糖尿病本病期(287 篇文献)四诊资料分布情况

No.	症状	频次	频率 /%	构成比 /%	No.	症状	频次	频率 /%	构成比 /%
1	口渴	533	59.96	8.61	15	自汗	143	16.09	2.31
2	乏力	370	41.62	5.98	16	五心烦热	142	15.97	2.29
3	多饮	354	39.82	5.72	17	畏寒肢冷	137	15.41	2.21
4	多尿	262	29.47	4.23	18	形体消瘦	136	15.30	2.20
5	尿频	256	28.80	4.14	19	心悸	127	14.29	2.05
6	大便秘结	252	28.35	4.07	20	心烦	119	13.39	1.92
7	多食易饥	220	24.75	3.55	21	腹胀	118	13.27	1.91
8	腰膝酸软	211	23.73	3.41	22	尿浊	113	12.71	1.83
9	咽干	193	21.71	3.12	23	纳呆	107	12.04	1.73
10	少气懒言	178	20.02	2.88	24	胸闷	102	11.47	1.65
11	便溏	176	19.80	2.84	25	肢体麻木	98	11.02	1.58
12	失眠	169	19.01	2.73	26	耳鸣	94	10.57	1.52
13	头晕	166	18.67	2.68	27	水肿	89	10.01	1.44
14	小便短黄	163	18.34	2.63					

表 4-4-2 2 型糖尿病大血管病变(48 篇文献)四诊资料分布情况

No.	症状	频次	频率 /%	构成比 /%	No.	症状	频次	频率 /%	构成比 /%
1	肢体疼痛	99	48.29	6.30	16	五心烦热	36	17.56	2.29
2	乏力	93	45.37	5.92	17	便溏	35	17.07	2.23
3	口渴	82	40.00	5.22	18	腹胀	32	15.61	2.04
4	心悸	60	29.27	3.82	19	自汗	31	15.12	1.97
5	头晕	57	27.80	3.63	20	多食易饥	30	14.63	1.91
6	肢体麻木	56	27.32	3.56	21	尿频	27	13.17	1.72
7	大便秘结	55	26.83	3.50	22	下肢紫暗	25	12.20	1.59
8	小便短黄	52	25.37	3.31	23	耳鸣	24	11.71	1.53
9	畏寒肢冷	52	25.37	3.31	24	形体肥胖	24	11.71	1.53
10	咽干	50	24.39	3.18	25	面色苍白	23	11.22	1.46
11	失眠	49	23.90	3.12	26	口眼㖞斜	23	11.22	1.46
12	心烦	45	21.95	2.86	27	头身困重	21	10.24	1.34
13	腰膝酸软	42	20.49	2.67	28	小便不利	21	10.24	1.34
14	胸闷	42	20.49	2.67	29	言语不利	21	10.24	1.34
15	多饮	37	18.05	2.35	30	偏瘫	21	10.24	1.34

3. 基于文献的中医证候要素分布情况分析 纳入的 287 篇 2 型糖尿病本病期文献中

出现 889 个证型,累计提取 1 544 个证候要素;纳入的 48 篇 2 型糖尿病大血管病变文献中出现 205 个证型,累计提取 378 个证候要素。对 2 型糖尿病本病期及大血管病变期的证候要素分布情况进行描述性分析,出现频次、频率(出现频次占总证型数的比例)及构成比(出现频次占总证候要素数的比例),以频率大于 1% 为高频证候要素。

统计显示,2 型糖尿病本病期的高频证候要素共 8 个,以频率降序排列依次为:阴虚、气虚、实热、痰湿、阳虚、血瘀、气滞、血虚,见表 4-4-3;2 型糖尿病大血管病变高频证候要素共 11 个,以频率降序排列依次为:阴虚、血瘀、气虚、痰湿、阳虚、实热、内风、实寒、气滞、热毒、血虚,见表 4-4-4。由表 4-4-3、表 4-4-4 可知,内风、实寒、热毒在糖尿病本病期不属高频证候要素,在大血管病变阶段频率增加,提示可能是大血管病变阶段的新发证候要素;阴虚、气虚在糖尿病本病期及大血管病变阶段中均为前三位高频证候要素,提示可能是糖尿病及大血管病变的基础证候要素;血瘀证在糖尿病大血管病变阶段频率明显增加,提示可能为大血管病变的病机转换证候要素。

表 4-4-3　2 型糖尿病本病期(287 篇文献)中医证候要素分布情况

No.	证候要素	频次	频率 /%	构成比 /%
1	阴虚	565	63.55	36.59
2	气虚	251	28.23	16.26
3	实热	197	22.16	12.76
4	痰湿	171	19.24	11.08
5	阳虚	166	18.67	10.75
6	血瘀	108	12.15	6.99
7	气滞	61	6.86	3.95
8	血虚	12	1.35	0.78

表 4-4-4　2 型糖尿病大血管病变(48 篇文献)中医证候要素分布情况

No.	证候要素	频次	频率 /%	构成比 /%
1	阴虚	103	50.24	27.25
2	血瘀	63	30.73	16.67
3	气虚	57	27.80	15.08
4	痰湿	56	27.32	14.81
5	阳虚	34	16.59	8.99
6	实热	22	10.73	5.82
7	内风	13	6.34	3.44
8	实寒	11	5.37	2.91
9	气滞	10	4.88	2.65
10	热毒	6	2.93	1.59
11	血虚	3	1.46	0.79

4. 基于文献的中医证候要素靶位分布情况分析　纳入的 2 型糖尿病本病期 287 篇文献中出现 889 个证型,累计提取 504 个证候要素靶位;纳入的 48 篇 2 型糖尿病大血管病变文献中出现 205 个证型,累计提取 67 个证候要素靶位。对 2 型糖尿病本病期及大血管病变期证候要素靶位分布情况进行描述性分析,出现频次、频率(出现频次占总证型数的比例)及构成比(出现频次占总证候要素靶位数的比例),以频率大于 1% 为高频证候要素靶位。

统计显示,2 型糖尿病本病期的高频证候要素靶位共 9 个,以频率降序排列依次为肾、脾、胃、肝、肺、心、络、脉、肠,见表 4-4-5;2 型糖尿病大血管病变的高频证候要素靶位共 6 个,以频率降序排列依次为脉、脾、肾、肝、络、心,见表 4-4-6。由表 4-4-5、表 4-4-6 可知,大血管病变阶段证候要素靶位相对聚集,以脉为出现频率最高的病位;脾、肾在糖尿病本病期及大血管病变阶段均为前三位高频证候要素靶位;提示脉是大血管病变形成的主要病位,脾、肾是糖尿病大血管病变发生、发展的主要病变脏腑,与肝、络、心关系密切。

表 4-4-5　2 型糖尿病本病期(287 篇文献)中医证候要素靶位分布情况

No.	证候要素靶位	频次	频率 /%	构成比 /%
1	肾	116	13.05	23.02
2	脾	105	11.81	20.83
3	胃	87	9.79	17.26
4	肝	80	9.00	15.87
5	肺	62	6.97	12.30
6	心	17	1.91	3.37
7	络	14	1.57	2.78
8	脉	12	1.35	2.38
9	肠	10	1.12	1.98

表 4-4-6　2 型糖尿病大血管病变(48 篇文献)中医证候要素靶位分布情况

No.	证候要素靶位	频次	频率 /%	构成比 /%
1	脉	18	8.78	26.87
2	脾	13	6.34	19.40
3	肾	11	5.37	16.42
4	肝	8	3.90	11.94
5	络	7	3.41	10.45
6	心	3	1.46	4.48

(二)临床观察研究 [1]

1. 2 型糖尿病及其大血管病变中医证候要素分布特征的多中心临床研究

(1)基本情况:本研究病例来源于 2018 年 9 月至 2019 年 12 月成都中医药大学附属医

1　卓兴卫. 糖尿病下肢动脉粥样硬化病 "气阴两虚" 证分布规律研究［D］. 成都:成都中医药大学,2020.

院、重庆市中医院、西南医科大学附属中医医院、双流区中医医院、遂宁市中医院 5 家研究中心的门诊及病房的 2 型糖尿病及其大血管病变患者。共纳入糖尿病本病组患者 120 例,糖尿病大血管病变组 654 例,共计 774 例。

(2)一般资料分布情况:研究对象的性别、年龄、BMI、糖尿病病程等基本特征见表 4-4-7。

表 4-4-7　研究对象的基本特征

基本特征		糖尿病本病组 (n=120)	糖尿病大血管病变组 (n=654)	统计值	p
年龄(岁)Mean ± SD		50.22 ± 12.15	61.74 ± 11.25	t=9.384	<0.001**
性别(n,%)	男性	67,55.83	188,57.85	χ^2=0.145	0.703
	女性	53,44.17	137,42.15		
BMI(kg/m^2)Mean ± SD		24.32 ± 3.82	24.05 ± 3.24	t=0.739	0.461
病程(年)M(Q_{25},Q_{75})		2.50(1.00,6.00)	8.00(3.00,12.00)	Z=6.882	<0.001 △△

注:两组间年龄比较,**P<0.01;两组间病程比较,△△ P<0.01。

由表 4-4-7 可知,性别、BMI 在两组间比较无统计学差异(P>0.05),年龄、糖尿病病程在两组间比较存在显著统计学差异(P<0.01)。

(3)中医症状分布情况:本研究采集 120 例糖尿病本病组患者的四诊条目,共计 2 016 个;654 例糖尿病大血管病变组患者的四诊条目,共计 11 644 个。对研究对象中医症状进行频数分析,计算其出现频率(即出现频次与总病例数的比值),以出现频率大于 50% 的四诊信息为高频症状。两组研究对象的中医症状频次分布情况见表 4-4-8、表 4-4-9。

表 4-4-8　糖尿病本病组中医症状频次分布(n=120)

No.	症状	频次	频率 /%	构成比 /%
1	口渴	86	71.67	4.27
2	尿频	85	70.83	4.22
3	多饮	82	68.33	4.07
4	多尿	71	59.17	3.52
5	腰膝酸软	69	57.50	3.42
6	体重减轻	69	57.50	3.42
7	乏力	67	55.83	3.32
8	健忘	67	55.83	3.32
9	多梦	63	52.50	3.13
10	多食易饥	61	50.83	3.03
11	口苦	61	50.83	3.03
12	尿浊	61	50.83	3.03
13	小便短黄	60	50.00	2.98
14	急躁易怒	60	50.00	2.98

表 4-4-9　糖尿病大血管病变组中医症状频次分布(n=654)

No.	症状	频次	频率 /%	构成比 /%
1	乏力	444	67.89	3.81
2	健忘	414	63.30	3.56
3	腰膝酸软	400	61.16	3.44
4	尿频	398	60.86	3.42
5	多梦	394	60.24	3.38
6	多饮	378	57.80	3.25
7	小便短黄	378	57.80	3.25
8	尿浊	376	57.49	3.23
9	失眠	368	56.27	3.16
10	口渴	362	55.35	3.11
11	体重减轻	350	53.52	3.01
12	口苦	350	53.52	3.01
13	急躁易怒	342	52.29	2.94
14	头晕	332	50.76	2.85
15	皮肤瘙痒	328	50.15	2.82
16	视物昏花	326	49.85	2.80
17	肢体疼痛	326	49.85	2.80
18	四肢麻木	326	49.85	2.80

由表 4-4-8、表 4-4-9 可知,糖尿病本病组共有 14 个高频症状,排在前 10 位的依次是口渴(71.67%),尿频(70.83%),多饮(68.33%),多尿(59.17%),腰膝酸软(57.50%),体重减轻(57.50%),乏力(55.83%),健忘(55.83%),多梦(52.50%),多食易饥(50.83%)。糖尿病大血管病变组共有 18 个高频症状,排在前 10 位的依次是乏力(67.89%),健忘(63.30%),腰膝酸软(61.16%),尿频(60.86%),多梦(60.24%),多饮(57.80%),小便短黄(57.80%),尿浊(57.49%),失眠(56.27%),口渴(55.35%)。

(4)中医证候要素分布情况:两组间中医证候要素分布情况见表 4-4-10。

表 4-4-10　两组间中医证候要素频次分析

证候要素	糖尿病本病组(n=120),占比 /%	糖尿病大血管病变组(n=654),占比 /%
气虚证	81,67.50	402,61.47
阴虚证	81,67.50	366,55.96
阳虚证	9,7.50	54,8.26
血虚证	2,1.67	8,1.22

续表

证候要素	糖尿病本病组(*n*=120),占比 /%	糖尿病大血管病变组(*n*=654),占比 /%
气滞证	4,3.33	38,5.81
痰湿证	33,27.50	306,46.79
血瘀证	13,10.83	146,22.32
实热证	17,14.17	138,21.10
实寒证	0,0.00	4,0.61

由表 4-4-10 可知,两组高频证候要素前 2 位均为气虚证、阴虚证,出现频率大于 50%;痰湿证、血瘀证在糖尿病大血管病变组的分布明显高于糖尿病本病组,提示糖尿病患者进入大血管并发症阶段后痰湿证、血瘀证的出现频率明显增加;阴虚证在糖尿病大血管病变组的分布低于糖尿病本病组,仍为大血管并发症阶段的高频证候要素(55.96%),仅次于气虚证(61.47%)。

进一步比较大血管病变 5 级间的证候要素的频次、频率,得到同一证候要素在不同病变分级的分布特点,见表 4-4-11、图 4-4-1。

表 4-4-11　糖尿病大血管病变各级中医证候要素频次分析

证候要素	糖尿病本病组(*n*=120),频率 /%	糖尿病大血管病变组			
		Ⅰ级(*n*=144),频率 /%	Ⅱ级(*n*=204),频率 /%	Ⅲ级(*n*=324),频率 /%	Ⅳ级(*n*=280),频率 /%
气虚证	81,67.50	90,62.50	138,67.65	120,74.07	54,38.57
阴虚证	81,67.50	82,56.94	136,66.67	96,59.26	52,37.14
阳虚证	9,7.50	12,8.33	16,7.84	20,12.35	6,4.29
血虚证	2,1.67	2,1.39	4,1.96	2,1.23	0,0.00
气滞证	4,3.33	0,0.00	14,6.86	12,7.41	12,8.57
痰湿证	33,27.50	60,41.67	88,43.14	72,44.44	86,61.43
血瘀证	13,10.83	26,18.06	26,12.75	40,24.69	54,38.57
实热证	17,14.17	52,36.11	42,20.59	20,12.35	24,17.14
实寒证	0,0.00	0,0.00	2,0.98	2,1.23	0,0.00

以上结果显示,气虚证、阴虚证在 0 级～Ⅲ级中均为高频证候要素的前 2 位,提示是糖尿病大血管病变的常见证候要素,伴随疾病全程;在Ⅳ级中频率下降,提示随着病情进一步加重,虚证减少而实证增加,进展至外周血管闭塞阶段以实多虚少为主。痰湿证随着疾病进展从 0 级～Ⅳ级出现频率逐渐增加,血瘀证频率整体呈上升趋势,提示痰湿、血瘀是糖尿病大血管病变发生、发展的重要病理要素。

(5)中医证候要素与临床指标相关性分析

1)不同中医证候要素与一般资料、临床指标的相关性分析:根据糖尿病大血管病变各级的中医证候要素分布特征(图 4-4-1)研究结果,进一步对气虚证、阴虚证、痰湿证、血瘀证、实热证与患者一般资料、临床指标分别进行相关性分析。根据数据特点选择 Spearman 相关系数,显著性检验选择双尾,r 值>0 证明变量间呈正相关,显著性水平小于 0.05 表示有统计学意义,分析不同中医证候要素与临床资料的相关性,见表 4-4-12。

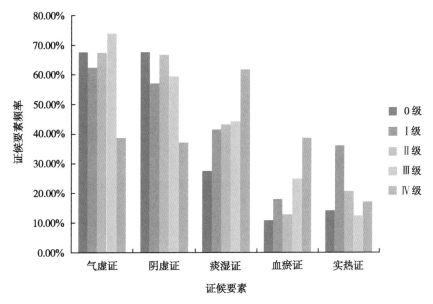

图 4-4-1　糖尿病大血管病变各级证候要素频次分布[1]

表 4-4-12　常见中医证候要素与临床资料的相关性分析

项目 1- 项目 2	r	p
痰湿证 - 糖尿病大血管病变患病	0.176	<0.001**
痰湿证 - 糖尿病大血管病变分级	0.205	<0.001**
痰湿证 -Hcy	0.116	0.044*
血瘀证 - 年龄	0.162	0.001**
血瘀证 - 糖尿病病程	0.120	0.012*
血瘀证 - 糖尿病大血管病变患病	0.131	0.006**
血瘀证 - 糖尿病大血管病变分级	0.208	<0.001**
实热证 - 性别(男性)	0.100	0.034*

注:r,Spearman 相关系数;*P<0.05;**P<0.01。因篇幅限制,该表仅汇总具有统计学意义的结果。

由表 4-4-12 可知,痰湿证与糖尿病大血管病变患病、分级及 Hcy 水平具有相关性,血瘀证与患者年龄、糖尿病病程及糖尿病大血管病变患病、分级具有相关性,实热证与男性性别具有相关性,均具有统计学意义($P<0.01$ 或 $P<0.05$)。在一般资料分析中糖尿病病程在各

1　卓兴卫.糖尿病下肢动脉粥样硬化病"气阴两虚"证分布规律研究[D].成都:成都中医药大学,2020.

证候要素间的差异无统计学意义,而相关性分析提示血瘀证与病程具有相关性,该结果可能与血瘀证组患者的平均年龄高、血瘀证与年龄、糖尿病大血管病变患病与否、病情程度分级呈正相关具有显著统计学意义有关。

2)基于 Logistic 回归分析的糖尿病大血管病变疾病进展风险因子分析:采用 Logistic 逐步回归,以血管损伤程度分级作为因变量,即被解释变量(0 级变量为血管无异常组,赋值为 0,Ⅰ 级～Ⅳ 级变量为血管损伤组,赋值为 1);以 9 个中医证候要素成立与否作为自变量,即揭示变量(证候要素不成立赋值为 0,成立则赋值为 1);设置 Exp(β)的置信区间为 95%,引入 α<0.05,除去 α>0.10,最大迭代次数 20,分析因变量的影响因素。当偏回归系数(β)值为正值,优势比 Exp(β)>1,说明该变量增加会导致因变量发生概率增加。中医证候要素与糖尿病大血管病变分级的 Logistic 回归分析见表 4-4-13。

表 4-4-13　中医证候要素与疾病分级的 Logistic 回归分析

证候要素	β	标准误	Wald	df	p	Exp(β)	95%CI	
							下限	上限
气虚证	−0.046	0.252	0.033	1	0.855	0.955	0.583	1.564
阴虚证	−0.158	0.265	0.356	1	0.551	0.854	0.508	1.435
阳虚证	0.183	0.422	0.188	1	0.665	1.200	0.525	2.743
血虚证	−0.042	0.898	0.002	1	0.963	0.959	0.165	5.570
气滞证	0.621	0.579	1.148	1	0.284	1.860	0.598	5.791
痰湿证	0.717	0.265	7.318	1	0.007**	2.047	1.218	3.441
血瘀证	0.795	0.329	5.826	1	0.016*	2.213	1.161	4.219
实热证	0.246	0.324	0.574	1	0.449	1.278	0.677	2.413

注:*$P<0.05$,**$P<0.01$;实寒证由于样本数过少 Logistic 回归分析统计无效。

由表 4-1-13 可知,痰湿证、血瘀证是糖尿病大血管病变发生的中医证候要素风险因子,具有统计学意义($P<0.01$ 或 $P<0.05$),提示痰湿证、血瘀证是糖尿病大血管病变疾病进展的关键证候要素。

2. 气阴两虚型糖尿病下肢动脉粥样硬化病的多中心临床调查　研究对象源于 2019 年 10 月至 2020 年 1 月在成都中医药大学附属医院 / 四川省中医院、重庆市中医院、西南医科大学附属中医院、遂宁市中医院内分泌科门诊或住院部诊断为糖尿病下肢血管病变的符合中医诊断要求的患者共 400 例。按糖尿病下肢血管病变量表采取相关信息,从而开展临床横断面调查研究。

(1)证型的频率分布:将符合条件 2 型糖尿病患者进行中医辨证分型,分别为气阴两虚证、夹瘀血证、夹痰湿证、夹痰瘀证。其中夹痰湿证人数最多,共 126 例,占 31.5%;其次为气阴两虚证,共 115 例,占 28.8%;然后是夹痰瘀证,共 93 例,占 23.3%;而夹瘀血人数最少,共 66 例,占 16.5%。(见表 4-4-14)

表 4-4-14　中医证型分布

组别	例数(n)	百分比/%
气阴两虚	115	28.8
夹瘀血	66	16.5
夹痰湿	126	31.5
夹痰瘀	93	23.3
合计	400	100.00

（2）证型的频率分布与一般情况的关系

1）证型的频率分布与年龄的关系：比较四组证型年龄差异，按 $\alpha=0.05$ 水准，差异有统计学意义，可以认为 4 组不同年龄患者证型的总体均数不全相同（$P<0.01$），见表 4-4-15。将四组不同年龄患者的证型进行两两比较示气阴两虚证与夹瘀血证、夹痰瘀证之间差异均有统计学意义，其中夹瘀血证的年龄显著高于气阴两虚证、夹痰瘀证两组，差异有统计学意义（$P<0.01$），气阴两虚证和夹痰湿证之间差异无统计学意义（$P>0.05$）。夹痰湿证与夹瘀血证、夹痰瘀证之间差异有统计学意义（$P<0.01$），夹痰湿证的患者年龄显著低于夹瘀血证、夹痰瘀证。（见表 4-4-15）

表 4-4-15　中医证型年龄情况（$\bar{x} \pm s$）

组别	例数(n)	年龄/岁	F	p
气阴两虚	115	64.70 ± 9.24		
夹瘀血	66	$78.82 \pm 1.79^{**\triangle\triangle}$	61.19	<0.01
夹痰湿	126	65.43 ± 10.23		
夹痰瘀	93	$74.43 \pm 6.93^{**\triangle\triangle\blacktriangle\blacktriangle}$		

注：与气阴两虚证比较，$^{**}P<0.01$；与夹瘀血证比较，$^{\triangle\triangle}P<0.01$；与夹痰湿证比较，$^{\blacktriangle\blacktriangle}P<0.01$。

2）证型的频率分布与性别的关系：将 400 名患者进行性别分类统计后可得：女性患者共 161 例，占 40.3%，男性患者共 239 例，占 59.8%。比较四组证型性别差异，经卡方检验后可以认为 4 组不同性别患者证型的总体均数不全相同（$P<0.01$），见表 4-4-16。进一步两两比较分析显示，气阴两虚证与夹瘀血证、夹痰湿证、夹痰瘀证之间差异有统计学意义，女性患者中气阴两虚证的分布显著高于夹瘀血证、夹痰湿证、夹痰湿证三组（$P<0.01$）。夹瘀血证、夹痰湿证、夹痰瘀证三组之间的比较均无统计学意义（$P>0.05$）。（见表 4-4-16）

表 4-4-16　中医证型性别分布

组别	性别		合计(n)
	女性患者人数(n)，占比/%	男性患者人数(n)，占比/%	
气阴两虚	76，66.1	39，33.9	115
夹瘀血	17，25.8	49，74.2	66**

续表

组别	性别		合计(n)
	女性患者人数(n),占比 /%	男性患者人数(n),占比 /%	
夹痰湿	32, 25.4	99, 74.6	126**
夹痰瘀	36, 38.7	60, 61.3	93**
合计	161, 40.3	239, 59.8	400

注:与气阴两虚证比较,**$P<0.01$。

3)证型的频率分布与病程的关系:比较四组证型组间的病程差异,其结果显示四组不同病程患者的证型的总体均数不全相同($P<0.01$)。进一步两两比较分析显示,气阴两虚证与夹痰血证、夹痰瘀证之间差异有统计学意义,夹痰血证、夹痰瘀证显著高于气阴两虚证($P<0.01$),气阴两虚证与夹痰湿证之间差异无统计学意义($P>0.05$)。夹痰血证与夹痰湿证之间差异有统计学意义,夹痰血证的病程显著高于夹痰湿证($P<0.01$),夹痰血证与夹痰瘀证之间差异无统计学意义($P>0.05$)。夹痰湿证与夹痰瘀证之间差异有统计学意义($P<0.01$),夹痰瘀证病程显著高于夹痰湿证。(见表4-4-17)

表4-4-17 中医证型病程情况($\bar{x} \pm s$)

组别	例数	病程 / 年	F	p
气阴两虚	115	7.8 ± 4.1	19.76	<0.01
夹瘀血	66	14.98 ± 8.61**		
夹痰湿	126	8.86 ± 8.07△△		
夹痰瘀	93	13.11 ± 8.15**▲▲		

注:与气阴两虚证比较,**$P<0.01$;与夹瘀血证比较,△△$P<0.01$;与夹痰湿证比较,▲▲$P<0.01$。

4)证型的频率分布与BMI的关系:比较四组证型组间的体重指数(Body Mass Index,BMI)差异,其结果显示四组不同BMI患者证型之前的总体均数不全相同。见表4-4-18。对其进行进一步两两分析可得,气阴两虚证与夹痰湿证之间差异有统计学意义,夹痰湿证的BMI高于气阴两虚证($P<0.05$),气阴两虚证与夹痰血证、夹痰瘀证之间差异无统计学意义($P>0.05$)。夹痰血证与夹痰湿证之间差异有统计学意义,夹痰湿证BMI高于夹痰血证($P<0.01$)。夹痰血证与夹痰瘀证之间差异无统计学意义($P>0.05$)。夹痰瘀证与夹痰湿证之间的差异有统计学意义,夹痰湿证的BMI显著高于夹痰瘀证($P<0.01$)。(见表4-4-18)

表4-4-18 中医证型BMI情况($\bar{x} \pm s$)

组别	例数(n)	BMI	F	p
气阴两虚	115	23.88 ± 2.58		
夹瘀血	66	23.93 ± 0.66		
夹痰湿	126	24.75 ± 2.41*△△	5.90	<0.01
夹痰瘀	93	23.65 ± 2.17▲▲		

注:与气阴两虚证比较,*$P<0.05$;与夹瘀血证比较,△△$P<0.01$;与夹痰湿证比较,▲▲$P<0.01$。

（3）证型的频率分布与糖代谢、脂代谢的关系

1）证型的频率分布与糖代谢的关系：比较四组证型的西医相关指标示：四组不同 FBG、HbA1C 患者证型的总体均数不全相同（$P<0.05$）。对不同 FBG 患者证型进行进一步的两两比较可得：气阴两虚证与夹瘀血证、夹痰湿证、夹痰瘀证之间的差异均有统计学意义（$P<0.01$），气阴两虚证显著低于其他三组证型。夹痰瘀证的 FBG 显著高于气阴两虚证、夹痰湿证两组（$P<0.05$）。夹瘀血证与夹痰湿证之间差异有统计学意义（$P<0.01$），夹瘀血证显著高于夹痰湿证。夹瘀血证和夹痰瘀证之间比较无统计学意义（$P>0.05$）。夹痰湿证与夹痰瘀证之间差异有统计学意义（$P<0.01$），夹痰瘀证显著高于夹痰湿证。对不同 HbA1C 患者进行两两比较显示：夹痰湿证和夹痰瘀证之间的差异有统计学意义，夹痰瘀证的 HbA1C 高于夹痰湿证（$P<0.05$）。其余组间的比较差异均无统计学意义（$P>0.05$）。（见表 4-4-19）

表 4-4-19　中医证型与 FBG、HbA1C 的关系（$\bar{x} \pm s$）

组别	例数（n）	FBG/（mmol·L^{-1}）	HbA1C/%
气阴两虚	115	7.51 ± 1.78	8.55 ± 2.15
夹瘀血	66	$9.81 \pm 0.66^{**}$	9.07 ± 1.13
夹痰湿	126	$8.40 \pm 2.21^{**\triangle\triangle}$	8.50 ± 2.12
夹痰瘀	93	$10.12 \pm 2.53^{**\blacktriangle\blacktriangle}$	$9.31 \pm 2.01^{\blacktriangle}$
F		36.74	4.06
p		<0.01	<0.01

注：与气阴两虚证比较，$^{**}P<0.01$；与夹瘀血证比较，$^{\triangle\triangle}P<0.01$；与夹痰湿证比较，$^{\blacktriangle}P<0.05$，$^{\blacktriangle\blacktriangle}P<0.01$。

2）证型的频率分布与脂代谢的关系：比较四组证型的相关指标显示：四组不同 TC、LDL-C 患者证型的总体均数不全相同（$P<0.05$）。四证型组间的 HDL-C、TG 之间的差异无统计学意义（$P>0.05$），见表 4-4-20。对 TC 进行两两比较显示：气阴两虚证与夹痰湿证、夹痰瘀证之间差异有统计学意义，气阴两虚证的 TC 显著高于夹痰湿证、夹痰瘀证两组（$P<0.01$），与夹瘀血证之间的差异无统计学意义（$P>0.05$）；夹瘀血证与夹痰湿、夹痰瘀两组之间的差异有统计学意义，夹瘀血证组的 TC 显著高于夹痰湿证、夹痰瘀证两组（$P<0.01$），夹痰湿证与夹痰瘀证之间差异无统计学意义（$P>0.05$）。对 LDL-C 进行两两比较显示：除了夹痰湿证与夹痰瘀证之间差异无统计学意义（$P>0.05$），其余组间的比较差异均有统计学意义（$P<0.01$）。（见表 4-4-20）

表 4-4-20　中医证型与脂代谢的关系（$\bar{x} \pm s$）

组别（n）	胆固醇（TC）/（mmol·L^{-1}）	甘油三酯（TG）/（mmol·L^{-1}）	低密度脂蛋白胆固醇（LDL-C）/（mmol·L^{-1}）	高密度脂蛋白胆固醇（HDL-C）/（mmol·L^{-1}）
气阴两虚（115）	4.95 ± 1.21	1.73 ± 1.24	2.88 ± 0.75	1.16 ± 0.26
夹瘀血（66）	5.24 ± 0.71	1.78 ± 0.43	$3.43 \pm 0.55^{**}$	1.13 ± 0.11
夹痰湿（126）	$4.36 \pm 1.15^{**\triangle\triangle}$	1.93 ± 1.09	$2.54 \pm 0.85^{**\triangle\triangle}$	1.13 ± 0.25

续表

组别(n)	胆固醇(TC)/ (mmol·L^{-1})	甘油三酯(TG)/ (mmol·L^{-1})	低密度脂蛋白胆 固醇(LDL-C)/ (mmol·L^{-1})	高密度脂蛋白胆 固醇(HDL-C)/ (mmol·L^{-1})
夹痰瘀(93)	4.17 ± 1.10$^{**\triangle\triangle}$	1.57 ± 0.76	2.32 ± 1.02$^{**\triangle\triangle}$	1.19 ± 0.24
F	18.05	2.47	27.15	1.59
p	<0.01	0.06	<0.01	0.19

注：与气阴两虚证比较，$^{**}P<0.01$；与夹痰瘀血证比较，$^{\triangle\triangle}P<0.01$。

（4）证型的频率分布与 ABI 的关系：比较四组证型的相关指标显示：四组不同 ABI 患者证型的总体均数不全相同（$P<0.05$）。见表 4-4-21。对四组不同 ABI 患者证型进行进一步的两两比较分析示：除了夹痰血证与夹痰瘀证之间差异无统计学意义（$P>0.05$），其余组间的比较差异均有统计学意义（$P<0.01$）。（见表 4-4-21）

表 4-4-21　中医证型与 ABI 的关系

组别	例数(n)	ABI	F	p
气阴两虚	115	1.20 ± 0.16	11.64	<0.01
夹瘀血	66	0.85 ± 0.06**		
夹痰湿	126	1.30 ± 1.26$^{**\triangle\triangle}$		
夹痰瘀	93	0.82 ± 0.74$^{**\blacktriangle\blacktriangle}$		

注：与气阴两虚证比较，$^{**}P<0.01$；与夹瘀血证比较，$^{\triangle\triangle}P<0.01$；与夹痰湿证比较，$^{\blacktriangle\blacktriangle}P<0.01$。

（5）证候要素分布情况

1）证候要素分布情况：400 例患者的证候要素以痰湿、血瘀为主，分布频次依次为：痰湿>血瘀>实热>阳虚>气滞。（见表 4-4-22）

表 4-4-22　中医证候要素分布情况

证候要素	频次	构成比 /%
阳虚	57	16.7
气滞	46	13.5
痰湿	219	64.2
血瘀	162	47.5
实热	87	25.5

注：实寒证素与血虚证素收集频率过少剔除。

2）患者中医证候要素组合情况：对 400 例患者的中医证候要素进行统计，单一证候者 91 例，百分比为 22.7%；两证组合者 134 例，百分比为 33.5%；三证组合者 146 例，百分比为 36.5% 四证组合者 29 例，百分比为 7.3%。单一组合证主要为血瘀、痰湿。两证组合者主要为痰湿+血瘀、痰湿+实热。三证组合者主要为血瘀+痰湿+实热。四证组合者主要为血瘀+痰湿+气滞+实热。(见表4-4-23、表4-4-24、图4-4-2)

表4-4-23 中医证候组合情况

证候组合	例数(n)	百分比/%
单一证候	91	22.7
两证组合	134	33.5
三证组合	146	36.5
四证组合	29	7.3

表4-4-24 中医证候要素组合详情

证候组合	证候	例数(n)	百分比/%
单一证素	血瘀	41	10.2
	痰湿	50	12.5
两证组合	气滞+血瘀	14	3.5
	痰湿+阳虚	65	16.3
	气滞+实热	12	3.0
	痰湿+气滞	43	10.75
三证组合	痰湿+血瘀+气滞	35	8.8
	血瘀+实热+痰湿	76	18.9
	痰湿+实热+气滞	21	5.3
	血瘀+痰湿+阳虚	14	3.5
四证组合	血瘀+痰湿+气滞+实热	18	4.5
	血瘀+气滞+痰湿+阳虚	11	2.8

注:均不计入气虚、阴虚证素。

二、临床疗效评价

(一) 益气养阴、活血化瘀法对糖尿病大血管病变患者临床疗效与炎症因子、肿瘤坏死因子的影响[1]

团队于十余年前就已开展益气养阴、活血化瘀法对2型糖尿病血管炎症患者CRP、TNF-α影响的临床研究。将40名2型糖尿病血管炎症患者随机分为治疗组和对照组,治疗组使用糖尿病基础治疗加益气养阴、活血化瘀立法的参芪复方,每日1剂,每日3次;对照组仅使用基础治疗;疗程4周。观察治疗前后患者临床症状、体征、CRP、TNF-α、血糖、血脂、

---

1 殷丽平,杜联,谢春光等. 益气养阴、活血化瘀法对2型糖尿病血管炎症患者TNF-α影响的临床研究[J]. 甘肃中医,2010,23(1):17-19.

体重指数等指标变化。

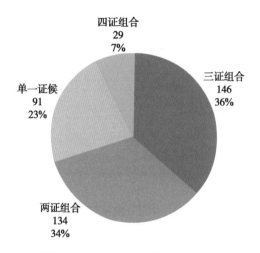

图 4-4-2　证候组合百分比统计 [1]

　　结果显示,治疗组显效 10 例,有效 8 例,无效 2 例,总有效率为 90.00%;对照组显效 3 例,有效 3 例,无效 14 例,总有效率 30.00%。治疗后治疗组患者的症状、体征有明显的改善,与治疗前相比有显著差异($P<0.05$),疗效优于对照组,其中咽干口燥、倦怠乏力及便秘改善尤为明显,总有效率 90%。治疗组患者 CRP、TNF-α 值显著降低($P<0.05$),血脂、血糖及体重指数等也有一定程度的改善的结果。最终得出结论:益气养阴、活血化瘀法能明显改善患者临床症状,降低 2 型糖尿病血管炎症因子 CRP、TNF-α 水平,对 2 型糖尿病血管炎症有一定的改善作用(见表 4-4-25、表 4-4-26)。

表 4-4-25　治疗前后 FBG、BMI、CRP、TNF-α 比较($\bar{x} \pm s$)

组别	时间	FBG/(mmol·L⁻¹)	BMI/(kg·m⁻²)	CRP/(mg·L⁻¹)	TNF-a/(ng·L⁻¹)
治疗组	治疗前	9.51 ± 2.53	25.81 ± 2.16	4.83 ± 1.82	1.67 ± 0.18
	治疗后	$8.26 \pm 1.25^*$	25.15 ± 2.07	$3.71 \pm 1.47^*$	$1.34 \pm 0.15^{*\#}$
对照组	治疗前	9.39 ± 2.46	24.85 ± 1.87	4.67 ± 1.60	1.65 ± 0.23
	治疗后	$8.37 \pm 2.11^*$	24.22 ± 1.92	4.74 ± 1.36	1.57 ± 0.16

注:组内与治疗前比较 $^*P<0.05$;治疗后组间比较 $^\#P<0.05$。

1　卓兴卫. 糖尿病下肢动脉粥样硬化病 "气阴两虚" 证分布规律研究［D］. 成都:成都中医药大学,2020.

表 4-4-26　治疗前后 TC、TG、HDL-C、LDL-C 水平比较（$\bar{x} \pm s$）

组别	时间	TC/ (mmol·L^{-1})	TG/ (mmol·L^{-1})	HDL-C/ (mmol·L^{-1})	LDL-C/ (mmol·L^{-1})
治疗组	治疗前	5.72 ± 0.49	1.82 ± 0.18	1.03 ± 0.11	3.21 ± 0.23
	治疗后	5.68 ± 0.53	1.54 ± 0.18*	1.05 ± 0.09	3.19 ± 0.21
对照组	治疗前	5.78 ± 0.52	1.90 ± 0.25	0.94 ± 0.15	3.33 ± 0.28
	治疗后	5.71 ± 0.57	1.69 ± 0.31*#	0.92 ± 0.23	3.31 ± 0.19

注：与治疗前比较 *$P<0.05$，治疗后组间比较 #$P<0.05$。

（二）参芪复方对 2 型糖尿病血管病变患者症状改善情况以及炎症因子的临床研究 [1-2]

2011 年，团队开展参芪复方对 2 型糖尿病血管病变患者的症状改善情况以及对炎症因子影响的研究。将 74 名 2 型糖尿病血管病变患者随机分为治疗组和对照组，治疗组予糖尿病基础治疗联用参芪复方，每日 1 剂，每日 3 次；对照组予糖尿病基础治疗；两组疗程均为 8 周。观察治疗前后患者临床症状、体征、血糖、糖化血红蛋白、血脂、FIB、TNF-a、APN、LEP、CRP、IL-6 及抵抗素等指标的变化，并对综合疗效进行评价。

结果显示，治疗组总有效率为 95%；对照组总有效率为 81%，两组差异有统计学意义（$P<0.05$），治疗组较对照组能显著降低患者炎症因子水平（$P<0.05$），改善患者症状及体征，降低血糖、血脂、糖化血红蛋白等水平（见表 4-4-27、表 4-4-28）。得出结论：参芪复方能明显改善糖尿病血管病变患者的临床症状和体征，有效改善血管的炎症状态及糖脂代谢，从而对糖尿病血管病变的发生、发展起到有效的防治作用。

表 4-4-27　治疗前后 IL-6 比较（$\bar{x} \pm s$）

组别	例数（n）	治疗前	治疗后
治疗组	36	12.57 ± 5.63	7.44+3.1*△
对照组	36	12.65 ± 5.59	10.60 ± 5.4

注：*组内治疗前后比较，$P<0.05$；△治疗后组间比较，$P<0.05$。

表 4-4-28　治疗前后 hs-CRP 比较（$\bar{x} \pm s$）

组别	例数（n）	治疗前	治疗后
治疗组	36	7.29 ± 1.69	2.41 ± 1.13*△
对照组	36	7.29 ± 1.64	4.69 ± 1.54

注：*组内治疗前后比较，$P<0.05$；△治疗后组间比较，$P<0.05$。

1　谢红艳，赵援援，葛爱利，等．益气养阴、活血化瘀法对 2 型糖尿病血管炎症患者 hs-CRP、IL-6 影响的临床研究［C］// 国家中医药管理局（State Administration of Traditional Chinese Medicine of the People's Republic of China），中华中医药学会（China Association of Chinese Medicine）．成都中医药大学附属医院，2011：1.

2　谢红艳，李天浩，谢春光．参芪复方对改善糖尿病血管病变患者 IL-6、hs-CRP 的临床研究［J］．中医临床研究，2015，7（35）：64-65.

（三）参芪复方对 2 型糖尿病大血管病变的证候疗效及生活质量的临床研究[1]

2012 年,团队开展参芪复方加减治疗 2 型糖尿病大血管病变的证候疗效及生活质量研究。将 120 例 2 型糖尿病大血管病变患者随机分为治疗组和对照组,各 60 例。两组患者均给予糖尿病基础治疗包括健康教育、饮食、运动、降糖、降压、降脂,治疗组在此基础上予参芪复方加减治疗(根据不同兼证进行加减,兼血瘀证者加当归 15g、川芎 15g;兼痰浊证者加法半夏 15g、茯苓 15g、陈皮 15g;兼热毒证者加黄连 10g、黄芩 15g),每日 1 剂,每日 3 次,两组疗程均为 8 周。观察治疗前后两组患者中医证候积分、生活质量、空腹血浆葡萄糖(FPG)、2h 血浆葡萄糖(2hPG)、糖化血清蛋白(GSP)变化情况。

结果显示,治疗组证候疗效总有效率为 94.7%,对照组为 76.8%,治疗组优于对照组($P < 0.05$),见表 4-4-29。两组患者治疗后中医证候积分、FPG、2hPG、GSP 水平均明显降低($P < 0.05$ 或 $P < 0.01$),治疗组治疗后中医证候积分、FPG、2hPG、GSP 水平均明显低于对照组($P < 0.05$ 或 $P < 0.01$)。治疗组治疗后生活质量各维度及总评分均较治疗前明显提高($P < 0.01$),并在躯体疼痛、总体健康、精力、社会功能、心理健康及总评分方面优于对照组($P < 0.05$ 或 $P < 0.01$)。生存质量总评分与血糖无显著相关性($P > 0.05$)。以上结果见表 4-4-30、表 4-4-31。得出结论:参芪复方加减治疗 2 型糖尿病大血管病变能明显提高证候疗效及患者的生活质量。

表 4-4-29　两组患者证候疗效比较

组别	例数(n)	临床痊愈	显效量(n),显效率 /%	有效量(n),有效率 /%	无效量(n),无效率 /%	总有效(n),总有效率 /%
治疗组	57	0	27,47.4	27,47.4	3,5.3	54,94.7
对照组	56	0	12,21.4	31,55.4	13,23.2	43,76.8

表 4-4-30　两组患者治疗前后中医证候积分、FPG、2hPG、GSP 水平比较($\bar{x} \pm s$)

组别	时间	例数(n)	中医证候积分	FPG/(mmol·L^{-1})	FPG/(mmol·L^{-1})	GSP/(mmol·L^{-1})
治疗组	治疗前	57	18.46 ± 1.53	8.70 ± 2.44	12.14 ± 3.58	2.99 ± 1.26
	治疗后	57	13.22 ± 1.53[**][△△]	6.61 ± 1.35[*][△]	9.00 ± 2.03[*][△]	2.30 ± 0.49[*][△]
对照组	治疗前	56	18.39 ± 1.74	8.57 ± 2.59	12.90 ± 4.68	3.01 ± 1.12
	治疗后	56	17.34 ± 1.62[*]	7.18 ± 1.42[*]	10.20 ± 2.35[*]	2.69 ± 0.94[*]

注:与本组治疗前比较,[*]$P < 0.05$,[**]$P < 0.01$;与对照组治疗后比较,[△]$P < 0.05$,[△△]$P < 0.01$。

1　富晓旭,谢春光.参芪复方加减治疗 2 型糖尿病大血管病变患者 57 例临床观察[J].中医杂志,2013,54(15):1297-1300.

表 4-4-31　两组患者治疗前后生活质量各维度积分及总评分比较($\bar{x} \pm s$)

组别	时间	例数 (n)	PF	RP	BP	GH	VT
治疗组	治疗前	57	81.84 ± 12.01	46.05 ± 45.76	40.84 ± 28.34	34.63 ± 23.14	65.00 ± 18.66
	治疗后	57	91.05+8.90*	96.05 ± 9.20*	86.11 ± 12.89* △△	61.13 ± 25.69* △△	81.05 ± 18.41* △△
对照组	治疗前	56	78.04 ± 13.27	30.36 ± 40.09	50.96 ± 24.52	30.38 ± 19.17	58.04 ± 29.01
	治疗后	56	89.73 ± 5.99*	68.66 ± 14.51*	74.39 ± 11.55*	28.20 ± 22.80	63.84 ± 29.05

注：与本组治疗前比较，*$P<0.01$；与对照组治疗后比较，△$P<0.05$，△△$P<0.01$。

（四）参芪复方与胰岛素联用对 2 型糖尿病患者 β 细胞功能、氧化应激及血 GLP-1 水平影响的临床观察及机制研究[1]

2012 年，团队开展了临床试验，探究参芪复方能否改善使用胰岛素治疗的 2 型糖尿病患者的胰岛 β 细胞功能，并观察参芪复方对氧化应激及血 GLP-1 等的影响，探讨参芪复方可能的作用机制。

将单用胰岛素治疗的 2 型糖尿病患者随机分为试验组和对照组，试验组使用胰岛素和参芪复方（由人参 5g，黄芪 30g，山药 15g，山茱萸 15g，生地黄 15g，天花粉 10g，丹参 15g，制大黄 6g 等组成，并随症加减。津伤重者加玄参 15g，麦冬 15g，葛根 30g；阴虚重者加生石膏 15g，知母 15g；痰湿重者加苍术 15g，藿香 15g，荷叶 15g；痰瘀重者加红花 15g，水蛭 15g，白芥子 15g），每日 1 剂，每日 3 次；对照组单用胰岛素；两组疗程均为 12 周。于治疗前后分别进行口服葡萄糖耐量试验（OGTT）+C 肽释放试验（100g 标准馒头餐），测量血糖、C 肽、GLP-1（均为 0 小时、0.5 小时、2 小时）、HbAlc、空腹胆固醇（TC）、甘油三酯（TG）、高密度脂蛋白（HDL-c）、低密度脂蛋白（LDL-c）、游离脂肪酸（NEFA）、总的超氧化物歧化酶（T-SOD）、丙二醛（MDA）、可溶性 E- 选择素（sE-selectin）、可溶性血管细胞黏附分子 -1（sVCAM-1）、血红蛋白、肝肾功等。△ CP30/ △ G30 评估早相 C 肽的分泌。计算 HOMA-β、HOMA-IR 以分别反映胰岛 β 细胞功能和胰岛素抵抗。

结果显示，试验组临床总疗效、中医症状、体征积分均优于对照组。无论是试验组还是对照组的各点的血糖均有明显降低，HbAlc 亦有明显降低（$P<0.05$）。试验组 0.5h C 肽（$P=0.000$），△ CP30/ △ G30（$P=0.01$）均明显升高；试验组 0.5hC 肽（$P=0.023$）、△ CP30/△G30（$P=0.04$）与对照组相比改善明显。试验组 T-SOD 明显升高、MDA. sE-select in、sVCAM-1 明显下降。试验组的 TG、LDL-C 均有下降。HDL-c 无明显变化，NEFA 明显降低（$P=0.000$）。

单使用胰岛素控制血糖的 2 型糖尿病患者，通过 12 周的参芪复方的治疗可以明显改善这些患者的中医症状及体征、减轻体重、控制血糖、提高 HbAlc 的达标率、改善 β 细胞的分泌功能。这些作用部分与参芪复方能够使胰岛素抵抗减轻、脂代谢紊乱改善、凝血功能改善、餐后 GLP-1 分泌尤其是早相 GLP-1 增加、氧化应激减少、抗氧化作用提高及血管内皮功能改善有关（见图 4-4-3）。

1　张新霞. 参芪复方与胰岛素联用对 2 型糖尿病患者 β 细胞功能、氧化应激及血 GLP-1 水平影响的临床观察及机制研究［D］. 成都：成都中医药大学，2014.

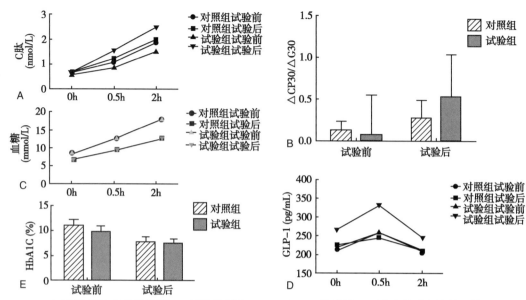

A. 试验前后 C 肽的比较；B. 试验前后 △ CP30/ △ G30 的比较；C. 试验前后血糖的比较；
D. 试验前后 GLP-1 的比较；E. 试验前后 HbA1c 的比较。

图 4-4-3 参芪复方与胰岛素联用对 2 型糖尿病患者 β 细胞功能、氧化应激及血 GLP-1
水平影响的临床观察及机制研究[1]

（五）参芪复方对 2 型糖尿病大血管病变患者临床疗效、炎症因子及肿瘤坏死因子的研究[2]

2013 年，团队开展参芪复方治疗 2 型糖尿病大血管病变患者的临床研究，观察该方剂对 2 型糖尿病大血管病变患者的症状改善情况以及对 CRP、TNF-α 的影响。研究总计纳入 2 型糖尿病大血管病变患者病例 120 例，按气阴两虚夹痰浊、气阴两虚夹瘀血、气阴两虚夹热毒三种证型，各纳入符合入组标准的病例 40 例，依据随机对数表，随机分为治疗组 20 例，对照组 20 例。对照组仅使用糖尿病基础治疗。治疗组予糖尿病基础治疗联合中药辨证施治，根据证型分别给予参芪复方加减治疗（气阴两虚夹痰浊证，给予参芪复方加减以益气养阴、化痰除湿，具体方药为人参 5g、黄芪 30g、山药 15g、生地黄 15g、天花粉 20g、丹参 15g、山茱萸 15g、法半夏 15g、茯苓 15g、陈皮 10g；气阴两虚夹瘀血证，给予参芪复方加减以益气养阴、活血化瘀，具体方药为人参 5g、黄芪 30g、山药 15g、生地黄 15g、天花粉 20g、丹参 15g、山茱萸 15g、当归 15g、川芎 15g；气阴两虚夹热毒证，给予参芪复方加减以益气养阴、清热解毒，具体方药为人参 5g、黄芪 30g、山药 15g、生地黄 15g、天花粉 20g、丹参 15g、山茱萸 15g、黄连 10g、黄芩 15g。每日 1 剂，每日 3 次）；两组疗程均为 8 周。各组患者均可根据病情使用治疗并发症及伴发症的药物，本研究的禁忌药品除外。观察治疗前后患者临床症状、体征、血糖、超敏 C 反应蛋白及肿瘤坏死因子等指标的变化，并对综合疗效进行评价。

结果表明，治疗后，气阴两虚夹痰浊证，治疗组与对照组相比较，总显效率、患者的症状、

---

1 张新霞 . 参芪复方与胰岛素联用对 2 型糖尿病患者 β 细胞功能、氧化应激及血 GLP-1 水平影响的临床观察及机制研究［D］. 成都：成都中医药大学，2014.

2 魏旭东 . 参芪复方加减对 2 型糖尿病大血管病变患者 CRP、TNF-α 影响的临床研究［D］. 成都：成都中医药大学，2013.

体征等得到改善,CRP、肿瘤坏死因子 -α 水平下降明显,组间比较有统计学意义($P<0.05$)。治疗后,气阴两虚夹瘀血证,治疗组与对照组相比较,总显效率、患者的症状、体征等得到改善,血清 C 反应蛋白、肿瘤坏死因子 -α 水平下降明显,组间比较有统计学意义($P<0.05$),见表 4-4-32、表 4-4-33 及表 4-4-34。治疗后,气阴两虚夹热毒证,治疗组与对照组相比较,总显效率、患者的症状、体征、空腹及餐后血糖情况等得到改善,血清 C 反应蛋白、肿瘤坏死因子 -α 水平下降明显,组间比较有统计学意义($P<0.05$)。故得出结论:以参芪复方为基础方加减治疗糖尿病大血管病变患者,能明显改善糖尿病大血管病变患者的临床症状,有效改善血管炎症状态的作用。

表 4-4-32　中医证候疗效

证型	组别	例数(n)	显效(n)	有效(n)	无效(n)	显效率 /%	总有效率 /%
气阴两虚夹痰浊	治疗组	19	10	8	1	52.6	94.7
	对照组	20	5	11	4	25.0	80.0
气阴两虚夹瘀血	治疗组	20	9	10	1	45.0	95.0
	对照组	19	4	10	5	21.1	73.7
气阴两虚夹热毒	治疗组	18	8	9	1	44.4	94.4
	对照组	17	3	10	4	17.6	76.5

表 4-4-33　治疗前后 CRP 比较($\bar{x} \pm s$)

证型	组别	例数(n)	治疗前 CRP/($\mu g \cdot ml^{-1}$)	治疗后 CRP/($\mu g \cdot ml^{-1}$)
气阴两虚夹痰浊证	治疗组	19	71.64 ± 1.79	59.81 ± 3.38
	对照组	20	71.90 ± 1.82	66.82 ± 1.49
气阴两虚夹瘀血证	治疗组	20	71.85 ± 1.85	60.41 ± 3.03
	对照组	19	71.92 ± 1.82	66.77 ± 1.44
气阴两虚夹热毒证	治疗组	18	71.85 ± 1.80	60.37 ± 3.02
	对照组	17	71.93 ± 1.79	66.70 ± 1.47

表 4-4-34　治疗前后 TNF-α 比较($\bar{x} \pm s$)

证型	组别	例数(n)	治疗前 TNF-α/($ng \cdot ml^{-1}$)	治疗后 TNF-α/($ng \cdot ml^{-1}$)
气阴两虚夹痰浊证	治疗组	19	2207.73 ± 32.27	1989.72 ± 43.38
	对照组	20	2209.31 ± 21.32	2074.82 ± 31.49
气阴两虚夹瘀血证	治疗组	20	2207.19 ± 26.41	1930.41 ± 37.03
	对照组	19	2207.93 ± 30.11	1998.77 ± 41.44
气阴两虚夹热毒证	治疗组	18	2205.57 ± 27.86	1973.37 ± 46.02
	对照组	17	2208.91 ± 31.79	2066.70 ± 51.47

注:组内治疗前后比较 $P<0.05$,治疗后组间比较 $P<0.05$。

（六）参芪复方加味对初诊脾虚型 2 型糖尿病患者证候疗效及氧化应激指标的影响[1]

2015 年，团队开展了参芪复方加味治疗初诊脾虚型 2 型糖尿病患者证候疗效及氧化应激指标 SOD、NO 影响的研究。将 46 例初诊脾虚型 2 型糖尿病患者按 1:1 随机分为治疗组和对照组，两组各 23 例。两组患者均采取糖尿病基础治疗包括医学营养治疗、运动治疗、戒烟等。同时治疗组予以中药参芪复方加味治疗（每日 1 剂，每日 3 次）；对照组予以二甲双胍片治疗，850mg/d；两组疗程均为 12 周。观察治疗前后两组患者中医证候积分、空腹（FPG）及餐后 2h 葡萄糖（2hPBG）、糖化血红蛋白（HbA1C）、SOD、NO 变化情况，以探讨中药参芪复方加味改善糖代谢及 SOD、NO 水平从而早期防治糖尿病大血管病变发生。

结果显示，治疗组证候疗效评价总有效率为 95%，对照组为 65%，治疗组优于对照组（$P<0.05$），见表 4-4-35。两组治疗后中医证候积分、FPG、2hPBG 及 HbA1C 水平均明显降低（$P<0.05$），见表 4-4-36。SOD、NO 水平明显上升（$P<0.05$），治疗组治疗后中医证候积分明显低于对照组（$P<0.05$），治疗组治疗后 SOD、NO 水平均高于对照组（$P<0.05$），见表 4-4-37。故参芪复方加味治疗初诊脾虚型 2 型糖尿病患者能明显改善证候疗效，改善氧化应激指标，从而抑制代谢记忆防治糖尿病大血管病变。

表 4-4-35　两组证候疗效比较

组别	例数（n）	显效（n）	有效（n）	无效（n）	显效率/%	总有效率/%	P 值
治疗组	20	9	10	1	45	95	0.034
对照组	20	4	9	7	20	65	

表 4-4-36　两组证候积分、FPG、2hPBG、HbA1c 比较（$\bar{x} \pm s$）

组别	例数（n）	时间	中医证候积分	FPG/（mmol·L⁻¹）	2hPBG/（mmol·L⁻¹）	HbAlc/%
治疗组	20	治疗前	14.15 ± 1.67	8.40 ± 2.04	12.86 ± 2.01	6.54 ± 0.94
		治疗后	6.35 ± 2.76*#	7.20 ± 1.47*#	11.11 ± 1.82*#	5.55 ± 0.85*#
对照组	20	治疗前	14.00 ± 1.21	7.88 ± 1.84	12.41 ± 1.65	6.38 ± 0.87
		治疗后	9.05 ± 3.59△	6.60 ± 1.25△	10.65 ± 1.51△	5.53 ± 0.79△

注：* 为治疗组治疗前后比较，△ 为对照组治疗前后比较，# 为治疗后两组间比较。

表 4-4-37　两组治疗前后 SOD、NO 比较（$\bar{x} \pm s$）

组别	例数（n）	时间	SOD/（ng·ml⁻¹）	NO/（μmol·L⁻¹）
治疗组	20	治疗前	63.06 ± 6.93	4.46 ± 0.94
		治疗后	79.91 ± 5.57*#	5.64 ± 1.42*#
对照组	20	治疗前	62.24 ± 4.12	4.53 ± 0.73
		治疗后	73.15 ± 3.86△	5.81 ± 1.27△

注：* 为治疗组治疗前后比较，△ 为对照组治疗前后比较，# 为治疗后两组间比较。

1　张愿,谢红艳,鄢然,等 . 参芪复方加味治疗脾虚型 2 型糖尿病及防治糖尿病大血管病变的临床观察［J］. 中华中医药学刊,2019,37（9）: 2125-2127.

（七）参芪复方对初诊气阴两虚兼血瘀证 2 型糖尿病患者糖脂代谢、对肠道微生态和血清促炎因子的影响 [1]

2017 年，团队开展了参芪复方对初诊 2 型糖尿病气阴两虚兼血瘀证患者糖脂代谢、肠道微生态和血清促炎因子的干预效果的研究。将 106 例初诊 2 型糖尿病气阴两虚兼血瘀证患者随机分为观察组 54 例及对照组 52 例，另择同期于该院体检中心 40 例健康志愿者作为健康对照组。对照组参照《中国 2 型糖尿病防治指南（2013 年版）》，给予合理膳食、控制体重、适量运动、限盐、控烟、限酒和心理平衡等生活方式干预。观察组在对照组治疗的基础上加用参芪复方内服。两组疗程均为连续治疗 8 周。评价治疗前后空腹血糖（FPG）、餐后 2h 血糖（PBG）、糖化血红蛋白（HbA1c）、胰岛素抵抗指数（HOMA-IR）、总胆固醇（TC）、甘油三脂（TG）、高密度脂蛋白胆固醇（HDL-C）和低密度脂蛋白胆固醇（LDL-C）等糖脂代谢指标；检测治疗前后肠道菌群结构、数量；进行治疗后中医证候评分；检测治疗前后白细胞介素 -1β（IL-1β）、白细胞介素 -6（IL-6）、白细胞介素 -8（IL-8）、肿瘤坏死因子 -α（TNF-α）水平。

结果显示，观察组 FPG、PBG、HbA1c、HOMA-IR 水平均低于对照组（$P<0.05$），见表 4-4-38；观察组患者 TC、TG 和 LDL-C 水平均较对照组低，HDL-C 高于对照组（$P<0.05$），见表 4-4-39；观察组生成操作分类单元（OTU）高于对照组（$P<0.05$），见表 4-4-40；观察组拟杆菌属和克雷伯氏杆菌属丰度均高于对照组，放线菌属丰度明显低于对照组（$P<0.05$），见表 4-4-41 及表 4-4-42；观察组 IL-1β、IL-6、IL-8 和 TNF-α 水平均低于对照组（$P<0.01$），见表 4-4-43；经秩和检验，治疗后观察组疾病疗效优于对照组（$Z=2.134,P<0.05$）。故可得出：参芪复方能调节初诊 2 型糖尿病（气阴两虚兼血瘀证）患者的血糖和血脂，改善 IR，并可改善患者肠道微生态失衡状态，减轻非特异性炎症反应，有较好的临床疗效。

表 4-4-38　两组患者治疗前后 FBG、PBG、HbA1c 和 HOMA-IR 水平变化情况比较（$\bar{x}\pm s$）

组别	时间	例数 (n)	FPG/ (mmol·L^{-1})	PPG/ (mmol·L^{-1})	HbA1c/%	HOMAIR
对照	治疗前	52	7.78 ± 0.82	10.70 ± 1.0	8.26 ± 0.64	3.94 ± 0.78
	治疗后		7.20 ± 0.67[1]	8.82 ± 0.50[1]	7.30 ± 0.49[1]	2.30 ± 0.57[1]
观察	治疗前	54	7.88 ± 0.72	11.04 ± 0.98	8.12 ± 0.76	3.91 ± 0.75
	治疗后		6.18 ± 0.48[1,2]	8.00 ± 0.86[1,2]	6.18 ± 0.48[1,2]	1.79 ± 0.43[1,2]

注：与本组治疗前比较 [1]$P<0.05$；与对照组治疗后比较 [2]$P<0.05$。

表 4-4-39　两组患者治疗前后血脂变化情况比较（$\bar{x}\pm s$）

组别	时间	例数 (n)	TC/ (mmol·L^{-1})	TG/(mmol·L^{-1})	HDL-C/ (mmol·L^{-1})	LDL-C/ (mmol·L^{-1})
对照	治疗前	52	5.67 ± 0.53	2.24 ± 0.32	1.01 ± 0.23	3.95 ± 0.34
	治疗后		5.15 ± 0.41[1]	1.93 ± 0.18[1]	1.18 ± 0.27[1]	2.78 ± 0.33[1]

1　张新霞，刘万富，熊冉，等. 参芪复方对初诊 2 型糖尿病气阴两虚兼血瘀证患者肠道微生态的影响［J］. 中国实验方剂学杂志，2019，25（22）：72-77.

续表

组别	时间	例数 (n)	TC/ (mmol·L⁻¹)	TG/(mmol·L⁻¹)	HDL-C/ (mmol·L⁻¹)	LDL-C/ (mmol·L⁻¹)
观察	治疗前	54	5.67 ± 0.65	2.18 ± 0.28	1.03 ± 0.23	3.78 ± 0.38
	治疗后		$4.60 \pm 0.50^{1,2}$	$1.64 \pm 0.18^{1,2}$	$1.35 \pm 0.24^{1,2}$	$2.26 \pm 0.30^{1,2}$

注：与本组治疗前比较 [1] $P<0.05$；与对照组治疗后比较 [2] $P<0.05$。

表 4-4-40　两组患者治疗前后肠道菌群 OTU 变化比较 ($\bar{x} \pm s$)

组别	时间	例数(n)	OTU
健康	-	40	1246.70 ± 381.50
对照	治疗前	52	714.68 ± 397.67^{1}
	治疗后		$854.08 \pm 197.62^{1,2}$
观察	治疗前	54	648.72 ± 226.10^{1}
	治疗后		$961.38 \pm 387.46^{1,2,3}$

注：与健康组比较 [1] $P<0.05$；与本组治疗前比较 [2] $P<0.05$；与对照组治疗后比较 [3] $P<0.05$。

表 4-4-41　两组患者治疗前后肠道菌群门值比较

组别	时间	例数 (n)	拟杆菌门	厚壁菌门	变形菌门	放线菌门	疣微菌门	梭杆菌门
健康	-	40	56.71 ± 5.19	0.42 ± 0.05	2.31 ± 0.71	0.10 ± 0.03	1.72 ± 1.00	0.33 ± 0.07
对照	治疗前	52	55.41 ± 5.96	0.27 ± 0.05^{1}	2.19 ± 0.68	0.08 ± 0.02^{1}	0.12 ± 0.08^{1}	0.30 ± 0.04
	治疗后		55.01 ± 5.71	0.27 ± 0.04^{1}	2.09 ± 0.53	0.08 ± 0.01^{1}	0.11 ± 0.08^{1}	0.31 ± 0.05
观察	治疗前	54	55.24 ± 5.11	0.26 ± 0.04^{1}	2.22 ± 0.75	0.08 ± 0.02^{1}	0.11 ± 0.07^{1}	0.29 ± 0.04
	治疗后		54.63 ± 4.98	0.27 ± 0.05^{1}	2.04 ± 0.69	0.09 ± 0.02^{1}	0.12 ± 0.05^{1}	0.31 ± 0.05

注：与健康组比较 [1] $P<0.05$。

表 4-4-42　两组患者治疗前后肠道菌群属值比较

组别	时间	例数 (n)	拟杆菌门	链球菌属	粪球菌属	肠球菌属	放线菌属	克雷伯氏杆菌属
健康	-	40	0.52 ± 0.04	1.02 ± 0.37	0.56 ± 0.20	0.070 ± 0.040	0.01 ± 0.004	0.040 ± 0.010
对照	治疗前	52	0.31 ± 0.07^{1}	0.24 ± 0.09^{1}	0.15 ± 0.04^{1}	0.030 ± 0.004^{1}	0.05 ± 0.010^{1}	0.020 ± 0.009^{1}
	治疗后		0.37 ± 0.11^{1}	0.27 ± 0.14^{1}	0.15 ± 0.06^{1}	0.025 ± 0.006^{1}	0.04 ± 0.010^{1}	0.020 ± 0.010^{1}
观察	治疗前	54	0.31 ± 0.08^{1}	0.25 ± 0.08^{1}	0.15 ± 0.06^{1}	0.030 ± 0.001^{1}	0.05 ± 0.011^{1}	0.021 ± 0.009^{1}
	治疗后		$0.45 \pm 0.07^{1,2,3}$	0.28 ± 0.13^{1}	0.16 ± 0.07^{1}	0.010 ± 0.005^{1}	$0.02 \pm 0.010^{1,2,3}$	$0.040 \pm 0.010^{1,2,3}$

注：与健康组比较 [1] $P<0.05$；与本组治疗前比较 [2] $P<0.05$；与对照组治疗后比较 [3] $P<0.05$。

表 4-4-43　两组患者治疗前后血清 IL-1β、IL-6、IL-8 和 TNF-α 水平变化情况比较($\bar{x} \pm s$)

组别	时间	例数(n)	IL-1β/(ng·L^{-1})	IL-6/(ng·L^{-1})	TNF-α/(ng·L^{-1})	IL-8/(ng·L^{-1})
对照	治疗前	52	46.72 ± 5.14	50.36 ± 7.55	30.65 ± 5.82	28.47 ± 5.06
	治疗后		22.45 ± 4.53[1]	37.18 ± 5.84[1]	23.51 ± 4.64[1]	19.26 ± 3.75[1]
观察	治疗前	54	45.57 ± 5.65	51.74 ± 7.93	31.25 ± 6.27	29.18 ± 5.24
	治疗后		18.67 ± 3.99[1,2]	30.49 ± 5.68[1,2]	18.72 ± 3.95[1,2]	16.04 ± 2.87[1,2]

注：与本组治疗前比较 [1]$P<0.01$；与对照组治疗后比较 [2]$P<0.01$。

　　2015 年，团队开展了胰岛素联合中药通过多种途径改善 2 型糖尿病患者的血糖结局的研究 [1]。研究共纳入 219 名患者，其中 110 名患者接受了胰岛素单药治疗，109 名患者接受了参芪复方和胰岛素联合治疗。在为期 12 周的治疗前后，患者的空腹血糖、餐后血糖、β 细胞功能、胰岛素抵抗和血脂进行了测量。结果显示参芪复方与胰岛素联合治疗 12 周可显著降低空腹血糖和餐后血糖水平。治疗后胰岛素分泌并未增加，但 β 细胞功能和胰岛素抵抗明显改善（见表 4-4-44）。此外，使用参芪复方和胰岛素治疗 12 周后，胰高血糖素样肽 -1、氧化应激、血脂、凝血功能和体重的水平得到改善。我们的研究结果表明，参芪复方和胰岛素联合治疗与胰岛素单药治疗相比，能明显改善 2 型糖尿病的临床疗效。改善的机制可能涉及多种途径。

表 4-4-44　参芪复方和胰岛素对胰岛素抵抗、胰岛素敏感性和 β 细胞功能的影响($\bar{x} \pm s$)

Variable	Ins		SQF+Ins	
	Baseline	After 12 weeks	Baseline	After 12 weeks
HOMA%B	76.8 ± 22.1	74.4 ± 275	71.3 ± 26.8	82.4 ± 28.2 § *
HOMA-IR	3.4 ± 0.2	4.3 ± 0.3 §	3.4 ± 0.5	2.0 ± 0.31 § **
HOMA%S	78.2 ± 32.1	62.6 ± 30.2 §	763 ± 20.1	81.2 ± 19.3 § *

注：HOMA%B，β 细胞功能的稳态模型评估；HOMA-IR：胰岛素抵抗的稳态模型评估；HOMA%S，胰岛素敏感性的稳态模型评估；Ins，胰岛素；SQF，参芪复方。$P<0.05$，组内比较；*$P<0.05$，与单独胰岛素（Ins）组比较；**$P<0.01$，与 Ins 组比较。

（八）从血液流变学及 CIMT 角度评价参芪复方序贯疗法防止 2 型糖尿病大血管损伤的研究 [2]

　　2017 年，团队通过运用参芪复方序贯治疗 2 型糖尿病患者，观察参芪复方序贯疗法对"虚""痰""瘀"三态患者的血液流变学、颈动脉内膜中层厚度（CIMT）的影响，从而评价参芪复方序贯疗法防止 2 型糖尿病患者大血管损伤的作用。此次临床研究共纳入 132 例

　　1　ZHANG X，LIU Y，XIONG D，et al. Insulin combined with Chinese medicine improves glycemic outcome through multiple pathways in patients with type 2 diabetes mellitus［J］. J Diabetes Investig.2015 Nov；6（6）：708-15.

　　2　李玲玲 . 从血液流变学及 CIMT 角度评价参芪复方序贯疗法防止 2 型糖尿病大血管损伤的研究［D］. 成都：成都中医药大学，2020.

患者,其中气阴两虚证("虚"态)、气阴两虚夹痰证("痰"态)、气阴两虚夹瘀证("瘀"态)各44例,每个证型病例随机分为治疗组、对照组,即每个证型治疗组及对照组各22例。治疗组和对照组均给予2型糖尿病基础治疗,而治疗组根据"虚""痰""瘀"三期证型分别加用参芪复方1、2、3号方汤剂[参芪复方1号方养阴益气,化痰活血(人参、黄芪、山药、山茱萸、生地黄、天花粉、丹参、制大黄等);参芪2号方养阴益气,健脾化痰(人参、黄芪、山药、山茱萸、生地黄、天花粉、丹参、法半夏、茯苓、陈皮等);参芪3号方益气养阴,活血通络(人参、黄芪、山药、山茱萸、生地黄、天花粉、丹参、当归、川芎等)]口服,每日1剂,每日3次,两组疗程均为12周。观察治疗前后各组患者各类血液流变学、颈动脉内膜中层厚度等指标的变化。

结果显示,"虚""痰""瘀"三态治疗组的全血黏度切变率1、全血黏度切变率200、血浆黏度、血沉方程K值、红细胞变形指数在治疗后得到明显改善($P<0.05$),且与对照组相比有明显优势($P<0.01$);"虚""痰""瘀"三态治疗组的全血黏度切变率5、红细胞刚性指数与治疗前相比均下降($P<0.05$),且与对照组相比具有优势($P<0.05$);"虚""痰""瘀"三态治疗组的颈动脉内膜中层厚度在治疗后明显下降($P<0.01$),且与对照组相比较优势显著($P<0.01$),见图4-4-4。故可得结论,对2型糖尿病患者在糖尿病基础治疗上加用参芪复方序贯治疗的中西医结合治疗方法,可以明显改善患者的各类血液流变学指标,降低糖尿病患者的颈动脉内膜中层厚度。综上,说明参芪复方序贯疗法具有防止2型糖尿病患者大血管损伤的作用。

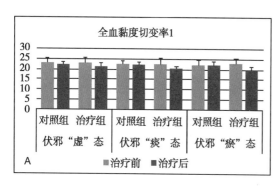

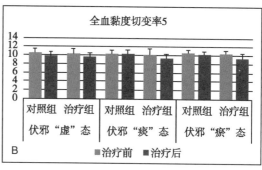

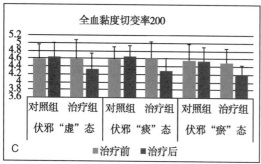

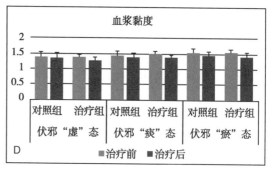

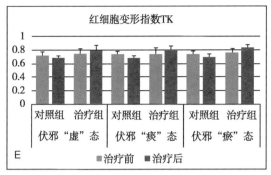 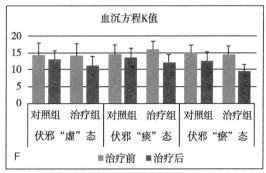

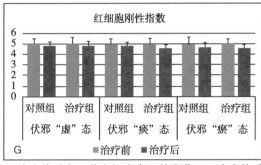 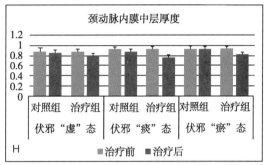

A. 治疗前后全血黏度切变率 1 的变化；B. 治疗前后全血黏度切变率 5 的变化；C. 治疗前后全血黏度切变率 200 的变化；D. 治疗前后血浆黏度的变化；E. 治疗前后红细胞变形指数的变化；F. 治疗前后血沉方程 K 值的变化；G. 治疗前后红细胞刚性指数的变化；H. 治疗前后 CIMT 的变化。

图 4-4-4　参芪复方序贯疗法对于 2 型糖尿病大血管病患者血液流变学、CIMT 的影响[1]

（九）参芪复方调节 AGEs、MDA 防治糖尿病大血管病变的临床研究[2]

2018 年，团队以益气养阴法为指导，使用参芪复方，对 2 型糖尿病不伴有糖尿病并发症且中医辨证为气阴两虚证的患者进行干预治疗，观察该治法对 2 型糖尿病患者的中医证候积分、空腹血糖、糖化血红蛋白、血脂、CRP、TNF-α、MDA、AGEs 的影响。本研究纳入 2 型糖尿病中医辨证为气阴两虚证且无糖尿病并发症患者病例 44 例，按 1∶1 随机分为治疗组与对照组，除去脱落的 4 例，最终完成观察 40 例。对照组采用生活方式干预（糖尿病饮食及运动指导）及基础治疗，治疗组在生活方式干预及基础治疗上加用参芪复方加味治疗，每日 1 剂，每日 3 次，两组疗程 12 周，观察治疗前后中医证候积分、空腹血糖、糖化血红蛋白、血脂（TC、TG、LDL-C）、炎症指标（CRP、TNF-α）、氧化应激指标（MDA、AGEs）及安全性等指标的变化，最后评估综合疗效。

结果显示，经参芪复方治疗后，2 型糖尿病气阴两虚证患者中医证候积分、空腹血糖、糖化血红蛋白、总胆固醇、甘油三酯、低密度脂蛋白、TNF-α、MDA、AGEs 均有显著改善（$P<0.05$），见图 4-4-5。说明参芪复方能改善患者糖脂代谢、炎症反应及氧化应激水平，从而起到调节代谢记忆、防治糖尿病大血管病变的作用。

1　李玲玲. 从血液流变学及 CIMT 角度评价参芪复方序贯疗法防止 2 型糖尿病大血管损伤的研究［D］. 成都：成都中医药大学，2020.

2　陈明秀. 基于"治未病"思想以参芪复方干预 AGEs、MDA、CRP、TNF-α 防治糖尿病大血管病变的临床研究［D］. 成都：成都中医药大学，2019.

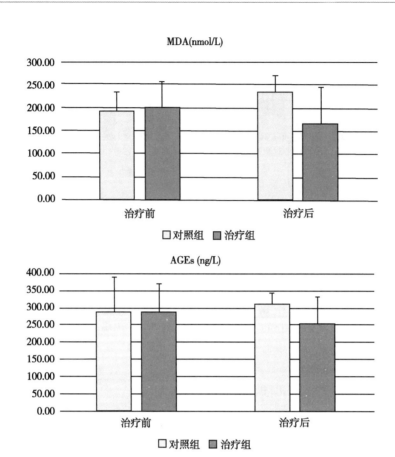

图 4-4-5　两组受试者治疗前后 MDA、AGEs 水平比较 [1]

（十）参芪序贯阶段疗法对糖尿病下肢血管病变患者 ABI、下肢血管超声的影响

2019 年,我们采用多中心、随机、双盲、安慰剂对照的临床试验方法,共纳入成都中医药大学附属医院、眉山市中医医院、双流区中医医院、重庆市中医医院、西南医科大学附属中医医院门诊及住院的 104 例符合条件的受试者,剔除 8 例,纳入统计分析为 96 例,其中治疗组 44 例,对照组 52 例。治疗组在基础治疗［研究者根据《中国 2 型糖尿病防治指南》及受试者情况制定降糖、降压、调脂、抗血小板聚集等基础治疗方案,调整基础治疗方案需详细记录原因、药物种类和剂量。除罗格列酮等噻唑烷二酮类药物(明确心血管损害)之外,其余药物不做限制］外加用参芪化瘀方颗粒制剂(人参、生黄芪、山茱萸、生地黄、烫水蛭、地龙、鸡血藤、桃仁、红花、怀牛膝,规格 15g/ 袋)。服法:1 次 1 袋,1 日 3 次,饭前冲服,将颗粒溶于 100ml 热水中,冲化、搅拌、加盖密闭,30~37℃之间口服);对照组在基础治疗外加用中药安慰剂(安慰剂规格:15g/ 袋,服法同试验药物);两组疗程 12 周。观察治疗前后 ABI、下肢动脉彩超检查及安全性等指标的变化,最后评估综合疗效。

本研究发现治疗组在治疗前后左侧 ABI 证实有统计学差异($P < 0.05$),说明治疗组在治疗前后左侧 ABI 有明显差异,治疗后左侧 ABI 高于治疗前,见表 4-4-45;但治疗组与对照组

1　陈明秀 . 基于 "治未病" 思想以参芪复方干预 AGEs、MDA、CRP、TNF-α 防治糖尿病大血管病变的临床研究［D］. 成都:成都中医药大学,2019.

患者右侧 ABI 值变化以及其余各组间无统计学差异（*P*>0.05）。分析可能原因在于：在静息状态下，远端组织血流供应尚充足，可以表现为测值正常，部分患者在运动负荷情况下，血流需求增加，血流速度增加，动脉粥样硬化病变导致血管周围阻力增加，而且病变血管的舒张功能下降或阻塞病变处的侧支循环因肌肉收缩致血管压缩而不能有效供应远端组织血供，导致下肢血流灌注降低，表现为运动后 ABI 值下降。ABI 是诊断糖尿病下肢血管病变的精确指标，但因本病形成时间较长，短期内的干预可能对 ABI 的影响较为局限，后续有待进一步的长周期试验加以探究。

表 4-4-45　两组受试者治疗前后左侧 ABI 变化

	治疗组	对照组	组间比较统计量	P
基线 M（IQR）	0.88（0.21）	0.90（0.17）	z=0.16	0.874 3
治疗后 M（IQR）	1.03（0.23）	0.96（23）	z=1.67	0.095 7
治疗后 - 基线 M（IQR）	0.01（0.21）	0.01（0.22）	z=0.67	0.500 8
组内比较统计量	S=142	S=124		
P	0.045 9	0.206 6		

本研究还发现治疗后，治疗组与对照组比较，左胫前动脉搏动指数（见表 4-4-46）、左胫前动脉阻力指数（见表 4-4-47）、左足背动脉内径（见表 4-4-48）、左足背动脉峰值血流速度（见表 4-4-49）证实有统计学差异，组间比较有统计学意义（*P*<0.05），且治疗组在治疗前后左胫后动脉阻力指数证实有统计学差异（*P*<0.05）。说明在试验中，在患者依从性较好，基础治疗及参芪化瘀方服药率得到监督，患者糖脂代谢控制良好等情况下，对于患者血管彩超多个指标均有不同程度的改善，尤其是对胫前动脉搏动指数、胫前动脉阻力指数、足背动脉内径、足背动脉峰值血流速度等指标改善较为显著。但在超声成像中糖尿病下肢血管病变常常出现多个节段的血管壁斑块、狭窄，可能存在某些指标有暂未观察到的有统计学意义的差异，在以后的研究中，可以通过增加检测部位、加大样本量或者延长干预周期，以便进一步评估参芪化瘀方对糖尿病下肢血管的治疗效果。

表 4-4-46　两组受试者治疗前后左胫前动脉搏动指数 PI 变化

	治疗组	对照组	组间比较统计量	P
基线 M（IQR）	5.54（5.32）	7.11（11.56）	z=−1.97	0.048 7
治疗后 M（IQR）	6.67（4.66）	9.70（10.82）	z=−2.26	0.023 7
治疗后 - 基线 M（IQR）	0.00（6.71）	−0.26（9.28）	z=0.04	0.971 9
组内比较统计量	S=14.5	S=22		
P	0.830 3	0.824 2		

表 4-4-47　两组受试者治疗前后左胫前动脉阻力指数 RI 变化

	治疗组	对照组	组间比较统计量	P
基线 M（IQR）	1.00（0.04）	1.00（0.05）	$z=-1.30$	0.194 1
治疗后 M（IQR）	1.00（0.05）	1.00（0.00）	$z=-1.99$	0.046 2
治疗后 - 基线 M（IQR）	0.00（0.10）	0.00（0.10）	$z=-0.00$	0.996 8
组内比较统计量	$S=-43.5$	$S=-83$		
P	0.379 8	0.140 4		

表 4-4-48　两组受试者治疗前后左足背动脉内径变化

	治疗组	对照组	组间比较统计量	P
基线 M（IQR）	2.00（0.90）	1.80（0.59）	$z=2.16$	0.031 1
治疗后 M（IQR）	1.90（0.70）	1.80（0.60）	$z=0.55$	0.579 3
治疗后 - 基线 M（IQR）	−0.10（0.40）	0.10（0.54）	$z=-2.35$	0.018 9
组内比较统计量	$S=-114.5$	$S=180$		
P	0.071 2	0.082 0		

表 4-4-49　两组受试者治疗前后左足背动脉峰值血流速度变化

	治疗组	对照组	组间比较统计量	P
基线 M（IQR）	60.29（47.41）	39.35（28.70）	$z=3.10$	0.001 9
治疗后 M（IQR）	48.00（39.70）	46.20（34.90）	$z=0.40$	0.689 1
治疗后 - 线 M（IQR）	−11.00（48.92）	1.28（29.05）	$z=-2.08$	0.035 9
组内比较统计量	$S=-98.5$	$S=142$		
P	0.155 8	0.172 9		

　　参芪复方经化裁后正式确立了其为糖尿病大血管病变期的代表方剂,从诊断、治疗、机制三方面搭建系统的糖尿病大血管病变中医认识体系,为参芪复方的推广应用打下扎实基础。研究(四川省中医药管理局重大疾病中医药、中西医结合临床循证评价项目,2020ZD001)以糖尿病大血管病变为切入点,在前期确立的以参芪复方为核心的防治糖尿病大血管病临床方案基础上,建立糖尿病大血管病变临床研究数据库,对参芪复方治疗糖尿病大血管病变的方案进行循证疗效评价,为中医药防治糖尿病大血管病变提供高质量的临床证据,为参芪复方的推广应用打下扎实基础。同时为了系统地提供参芪复方对糖尿病大血管病变"邪毒伏匿"的临床基础证据,该研究(四川省科技厅重大科技专项项目,2022ZDZX0022)采用循证医学研究方法,进行糖尿病心血管病变的证候诊断量表研制;采用多中心、随机、多盲、安慰剂平行对照方法研究参芪复方对糖尿病的心血管高风险人群早期干预保护作用的有效性和安全性循证评价;采用长疗程、大样本、多中心的随机、多盲、安慰剂平行对照方法研究参芪复方化裁方改善糖尿病心血管病变患者预后,降低致死、致残事件的有效性、安全性、经济性作用,以提供参芪复方系列对糖尿病患者心血管获益的疗效与安全性的高质量证据,明确中医药防治重大慢病的优势特色,最终形成可供基层推广应用的临床诊疗方案。

第二节　基础研究证据

项目组从多个角度对伏邪理论指导下的参芪复方防治糖尿病及大血管并发症的疗效机制进行大量基础实验的验证,发现参芪复方能够改善"代谢记忆"模型鼠糖脂代谢紊乱、胰岛微循环障碍、氧化应激状态及主动脉病理损伤,有效抑制糖尿病"代谢记忆",从相关发病机制研究着手探索多种"代谢记忆"损伤因子,如低度炎症、内质网应激、表观遗传、区域免疫炎症微环境等,从而延缓动脉粥样硬化的发生发展;同时还以转录组研究为基础,从血糖波动的稳定、神经递质的调节、细胞功能与结构的恢复等多层面的后续研究形成参芪复方作用机制构架的初步轮廓。

一、参芪复方网络药理学研究

项目组通过网络药理学方法构建了参芪复方治疗糖尿病的机制网络,经数据库搜索,GO、PPI 和 KEGG 分析,共筛选出包括 282 个活性成分和 195 个目标,提示参芪复方通过多途径、多靶点治疗糖尿病及糖尿病大血管病变等并发症[1](见图 4-4-6)。

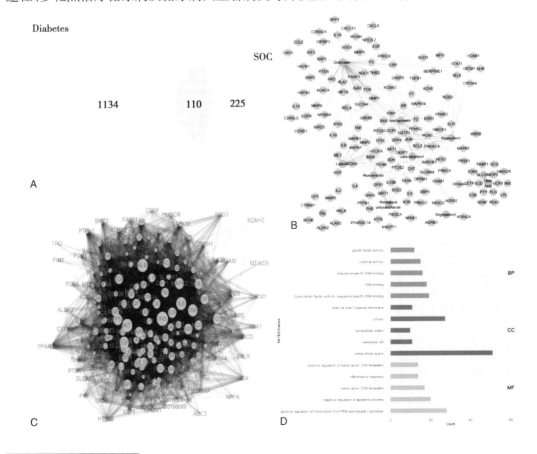

1　HU ZP, YANG MY, YANG LJ, et al. Network pharmacology-based identification of the mechanisms of Shen-Qi Compound Formula in treating diabetes mellitus [J]. Evid Based Complement Alternat Med, 2020, 2020(7): 1015.

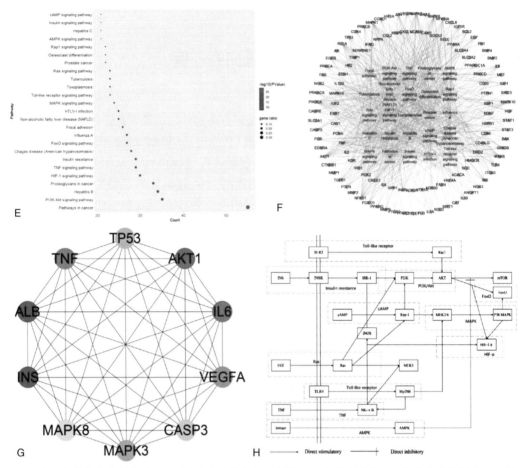

A. 糖尿病和参芪复方相关靶点 Veen 图及参芪复方靶点网络；B. 参芪复方前 10 位成分及其靶点；C. 靶点基因 PPI 网络；D. 糖尿病治疗中参芪复方相关靶基因的 GO 富集分析；E. 糖尿病治疗中参芪复方相关靶基因的 KEGG 富集分析气泡图；F. 参芪复方通路网络；G. PPI 网络前 10 位枢纽基因；H. 参芪复方在糖尿病治疗中的整合途径及潜在机制。

图 4-4-6 参芪复方治疗糖尿病及其并发症的机制及靶点分析[1]

二、动物实验

（一）参芪复方对糖脂代谢的调节

前期研究提示，糖尿病大血管病变以气阴两虚、浊瘀伏匿为病变之源，参芪复方组方契合疾病根本病机，具有卓越的临床疗效，且作为工艺稳定的院内制剂，应用广泛。我们在大量临床研究的基础上，进一步进行动物实验，以探究参芪复方的相关体内调节机制。参芪复方可以调节糖脂代谢[2]，改善胰岛素抵抗，具有一定的降糖作用[3]，可促进胰岛素、GLP-1 分泌，

1 HU ZP，YANG MY，YANG LJ，et al. Network pharmacology-based identification of the mechanisms of Shen-Qi Compound Formula in treating diabetes mellitus［J］. Evid Based Complement Alternat Med，2020，2020（7）：1-15.

2 杨东东. 参芪复方降血糖机理研究——对糖脂代谢的影响［D］. 成都：成都中医药大学，2003.

3 王芬，何华亮，张红敏，等. 参芪复方对 GK 大鼠脂代谢异常的实验研究［J］. 天津中医药，2007，24（6）：507-508.

保护胰岛细胞[1],可降低胰岛素抵抗(IR)、增加胰岛素敏感性[2](见图 4-4-7)。

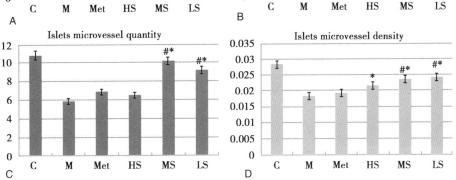

图 4-4-7　参芪复方改善胰岛微循环、修复胰岛损伤、维持胰岛功能[3]

参芪复方能够有效改善"代谢记忆"模型大鼠胰岛素抵抗及敏感性,通过激活胰岛局部 RAS 相关信号通路,促进 IRS-1 的表达,上调 PI3K/AKT 信号通路,能够明显增加糖尿病大鼠胰岛微血管数量和密度,从而改善胰岛功能,抑制胰岛 β 细胞凋亡、修复胰岛 β 细胞、改善胰岛素抵抗,减轻胰岛病理损伤,促进 GLP-1 分泌,上调葡萄糖转运蛋白 4(GLUT4)水平等,降低氧化修饰低密度脂蛋白(Ox-LDL)水平,从而改善糖脂代谢紊乱。同时,参芪复方也可能通过调节内质网应激从而改善糖脂代谢来防治糖尿病大血管病变的发生、发展[4]。"脾胰同源",应用养阴益气活血法观察参芪复方对糖尿病血糖波动的影响发现,参芪复方可以改善糖尿病大血管病变 GK 大鼠的一般状态,提高 GLP-1 的浓度,控制血糖的波动幅度[5]。在前期的项目(国家自然科学基金 81102589、81703953)中发现,参芪复方在稳定血糖波动方面具有明显的优势,可以调节血清胰岛素与胰高血糖素水平、抑制 β 细胞凋亡,并在一定程度上恢复胰岛 β 细胞数量,明显减轻模型大鼠的异常血糖波动。项目(四川省中医药管理局科学技术研究专项,2021ZD013)从胰腺微循环入手,继续对参芪复方助脾散精的作用进行探讨,对其健脾土,运水谷,化精微的作用进行了展示。通过测量食物和水摄入量以及检查胰

1　马晖,谢春光.参芪复方降血糖实验研究[J].四川省卫生管理干部学院学报,2006,25(2):87-89.

2　罗茂林.参芪复方对 GK 大鼠炎症标志物及胰岛素抵抗的作用的实验研究[D].成都:成都中医药大学,2005.

3　Fu X,Zhou X,Liu Y,et al. Exploration of SQC Formula Effect on Type 2 Diabetes Mellitus by Whole Transcriptome Profile in Rats[J]. Endocr Metab Immune Disord Drug Targets,2021,21(7):1261-1269.

4　高泓,何力,谢春光,等.参芪复方中活血组分早期应用调控 KKAy 小鼠糖尿病大血管病变内质网应激相关基因的实验研究[J].时珍国医国药,2019,30(7):1547-1551.

5　刘晓瑞,刘桠,张翕宇,等.基于"脾胰同源"应用养阴益气活血法减少血糖波动干预糖尿病大血管病变的研究[J].中华中医药学刊,2020,38(1):160-164,280.

岛微循环指数,证明参芪复方能有效改善糖尿病引起的多饮、多食和体重减轻,并能修复糖尿病引起的胰岛微血管数量和密度、胰岛大小、胰岛微管壁厚度改变等胰岛的损伤,提示参芪复方对由饮食引起的糖尿病大鼠胰岛损伤有治疗作用(见图4-4-8、图4-4-9)。

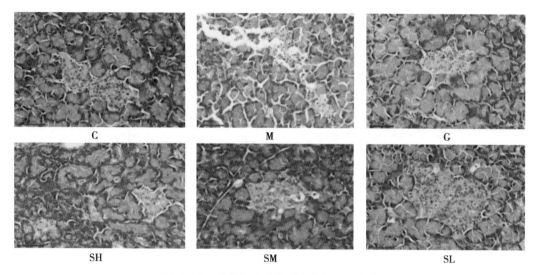

图 4-4-8　参芪复方改善胰岛的组织形态 [1]

我们又从肠道菌群角度阐释参芪复方防治糖尿病的作用机理:在临床研究中,观察组拟杆菌属和克雷伯氏杆菌属丰度均高于对照组,放线菌属丰度明显低于对照组($P<0.05$);参芪复方对改善2型糖尿病(气阴两虚兼血瘀证)患者肠道微生态失衡状态,减轻非特异性炎症反应,有着较好的临床疗效 [2]。并且在动物模型中,通过宏基因组学测序显示糖尿病 GK 大鼠较空白 Wistar 大鼠的肠道菌群更为丰富,但主要优势菌群组成基本一致;模型组大鼠中 Usp 2、CRY1 mRNA 表达及丁酸菌属水平均降低($P<0.05$ 或 $P<0.01$);而参芪复方组和西格列汀组大鼠 Id 2 mRNA 表达降低,Usp2、CRY1 mRNA 表达升高,拟杆菌属、丁酸菌属水平亦升高($P<0.05$ 或 $P<0.01$);与模型组比较,参芪复方能显著增加门水平拟杆菌门 / 厚壁菌门比值,增加梭杆菌门丰度($P<0.01$),同时 KEGG 分析发现差异肠道菌群的基因功能主要与物质代谢中的碳水化合物代谢相关,并且增加参芪复方能通过影响脂质代谢通路、次级代谢产物的合成、异生物素的降解和代谢这三条通路功能基因的表达来发挥治疗2型糖尿病的作用 [3-5]。

1　周秀娟 . 参芪复方的靶点网络构建及改善胰岛微循环障碍的实验研究 [D]. 成都中医药大学,2019.

2　张新霞,刘万富,熊冉,等 . 参芪复方对初诊2型糖尿病气阴两虚兼血瘀证患者肠道微生态的影响 [J]. 中国实验方剂学杂志,2019,25(22):72-77.

3　张愿,李韦韦,龚光明,等 . 参芪复方对糖尿病 GK 大鼠肠道菌群及代谢影响的实验研究 [J]. 辽宁中医杂志,2023,50(2):185-190,226.

4　张翕宇,晁俊,王鹤亭,等 . 参芪复方对糖尿病 GK 大鼠肠道菌群及血糖波动的影响 [J]. 中华中医药学刊,2019,37(8):1855-1858,2051.

5　刘桠,张翕宇,康健,等 . 参芪复方对糖尿病血糖波动模型大鼠胰腺组织生物钟相关基因与肠道菌群的影响 [J]. 中医杂志,2020,61(2):152-156.

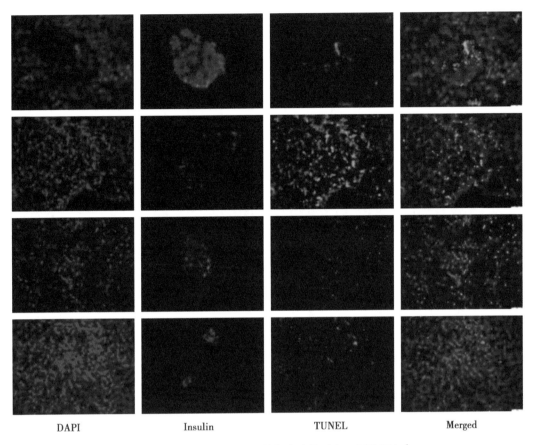

DAPI　　　　　　　Insulin　　　　　　　TUNEL　　　　　　　Merged

图 4-4-9　Tunel. 染色,参芪复方改善胰岛 β 细胞凋亡[1]

　　有趣的是,基因微阵列实验表明,参芪复方可能通过影响与嗅觉、G 蛋白偶联受体信号通路、细胞质翻译相关的化学刺激检测相关的生物学功能来改善 2 型糖尿病[2]。在对其差异基因功能富集分析后发现,参芪复方在胰腺组织发育、α-β 细胞间对话传递(GABA 和谷氨酸盐受体通路)以及细胞命运方面具有明显的优势。将中医气精固散认识映射于现代医学胰岛 α-β 细胞环路的交互作用中,认为生理状态下,气精固散保障血糖稳态;病理状态下,血糖异常波动本质是气化障碍导致的气精固散失常;胰岛 α-β 细胞环路体现气精"固摄"与"布散"的平衡统一。

　　(二) 参芪复方对糖尿病大血管病变血管病理的影响

　　在参芪复方干预糖尿病的临床试验中发现,参芪复方的降糖效果平稳缓和,对糖尿病炎症反应具有良好的抑制作用。我们相关研究证明,参芪复方具有抗氧化和抗炎作用,能有效改善实验动物的血糖、血脂、胰岛素和细胞凋亡状况,修复受损血管内皮细胞[3]。且可以改善

　　1　刘桠,张翕宇,晁俊,等.参芪复方对 2 型糖尿病 GK 大鼠胰岛 β 细胞功能的影响[J].中国实验方剂学杂志,2020,26(22): 6.

　　2　Fu X,Zhou X,Liu Y,et al. Exploration of SQC Formula Effect on Type 2 Diabetes Mellitus by Whole Transcriptome Profile in Rats [J]. Endocr Metab Immune Disord Drug Targets,2021,21(7): 1261-1269.

　　3　罗茂林.参芪复方对 GK 大鼠炎症标志物及胰岛素抵抗的作用的实验研究[D].成都:成都中医药大学,2005.

脂代谢紊乱,降低 CRP,减轻模型 GK 大鼠血管内皮损伤,延缓糖尿病大血管病变的进展[1]。

前期研究通过高脂饲养灌胃方法成功造成糖尿病大血管(胸主动脉)病变模型,以胸主动脉内膜破裂,内皮细胞肿胀脱落,弹性膜减少,细胞排列紊乱,血管壁变薄为特点。经过参芪复方各剂量组治疗后,参芪复方组大鼠胸主动脉血管壁损伤及其厚度均有明显改善趋势,其中在恢复大鼠胸主动脉内皮损伤方面以高剂量组最为明显,在恢复血管厚度方面,以中低剂量组最为明显[2]。

采用 HE 染色从整体观察血管(内膜、中膜、外膜),其中以内、中两层为主;内容包含内皮细胞、中膜弹力纤维。其中正常组大鼠胸主动脉内膜完整,内皮细胞未见肿胀等改变。中膜约 8~10 层弹性膜,弹力纤维及细胞排列整齐,未见结缔组织增生等,外膜未见明显异常。模型组大鼠胸主动脉内膜破裂,内皮细胞肿胀脱落;中膜为 4~5 层弹性膜,并且中性膜收缩不均导致血管壁厚薄不均,细胞排列紊乱;血管壁明显变薄,外膜未见明显异常。二甲双胍组大鼠胸主动脉内膜较完整,多数未见内皮细胞异常改变,偶可见少量内皮细胞脱落,中膜弹性膜 5~7 层,细胞排列较乱,厚薄不均,外膜未见明显异常。参芪复方低剂量组大鼠胸主动脉内膜部分破裂,内皮细胞脱落;中膜弹性膜约为 6~9 层,细胞排列整齐,余未见异常。参芪复方中剂量组大鼠胸主动脉内膜基本未见异常,细胞未见差异。中膜弹性仅一组为 5 层,其余弹力层为 8~10 层,弹力纤维及细胞排列整齐,未见结缔组织增生等,外膜未见明显异常,几乎恢复正常。参芪复方高剂量组大鼠胸主动脉内皮细胞未见异常,内膜正常,中膜弹力层为 8~10 层,弹力纤维及细胞排列整齐,未见结缔组织增生等,外膜未见明显异常,恢复至正常水平[2]。(见图 4-4-10)

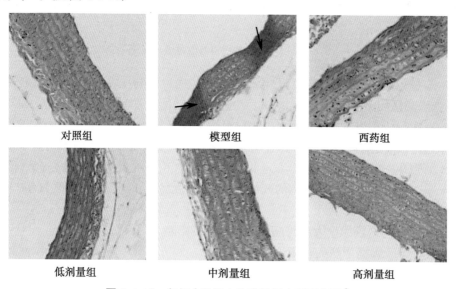

| 对照组 | 模型组 | 西药组 |

| 低剂量组 | 中剂量组 | 高剂量组 |

图 4-4-10　各组大鼠胸主动脉组织病理形态图[3]

1　刘晓瑞,刘桠,张翕宇,等.基于"脾胰同源"应用养阴益气活血法减少血糖波动干预糖尿病大血管病变的研究[J].中华中医药学刊,2020,38(1):160-164,280.

2　周飞.参芪复方治疗 KKAy 小鼠糖尿病大血管病变的拆方研究[D].成都:成都中医药大学,2013.

3　杨婵.基于 mRNA/lncRNA 表达谱差异探讨参芪复方调控 GK 大鼠胸主动脉病变的机制研究[D].成都:成都中医药大学,2019.

此外,采用参芪复方中剂量[1.44g/(kg·d)]干预高脂饲养灌胃方法成功造成KKAy小鼠糖尿病大血管(腹主动脉)病变模型。结果显示参芪复方组内皮细胞点状脱落,轻度水肿,偶见内膜增厚病灶及泡沫细胞,病变程度较模型组轻[1]。

大鼠主动脉 Tunel 凋亡染色镜下观察及凋亡率的结果提示成功造成大鼠胸主动异常凋亡,造成糖尿病胸主动脉病变模型;参芪复方可在一定程度上降低主动脉异常凋亡,防治糖尿病胸主动脉病变。实验结果表明,模型组大鼠胸主动脉凋亡率明显增高,差异具有统计学意义。各治疗组大鼠胸主动脉凋亡率均可见降低趋势,其减少凋亡率从高到低依次为:参芪复方高剂量组、参芪复方中剂量组、西药组、参芪复方低剂量组(各组大鼠 Tunel 凋亡染色情况图见图 4-4-11)。其中参芪复方高剂量组大鼠胸主动脉凋亡率明显降低,$P \leqslant 0.05$,差异具有统计学意义,提示参芪复方在改善大鼠胸主动脉凋亡方面效果[2]。

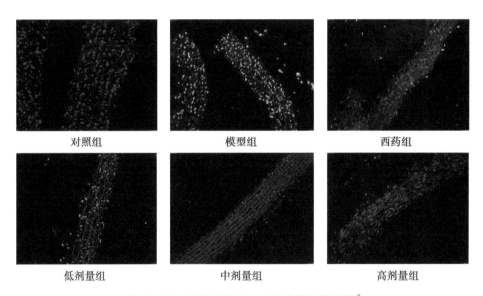

| 对照组 | 模型组 | 西药组 |
| 低剂量组 | 中剂量组 | 高剂量组 |

图 4-4-11　各组大鼠 Tunel 凋亡染色情况图[2]

(三) 参芪复方对糖尿病大血管区域免疫微环境的影响

由于氧化应激和硝化应激相互交叉,共同促进糖尿病大血管并发症的发生,并维持"代谢记忆"效应[3],因此,改善氧化应激和硝化应激是治疗糖尿病大血管并发症的靶点,同时也是阻断"代谢记忆"的关键。参芪复方可减轻模型大鼠动脉粥样硬化的病理改变程度,可以显著降低 GK 大鼠早期动脉粥样硬化形成模型血循环中 CRP 血清含量及炎性介质大动脉血管中的 COX-2mRNA 含量[4]。参芪复方还可以改善脂代谢紊乱,降低 CRP,减轻模型

1　周飞.参芪复方治疗 KKAy 小鼠糖尿病大血管病变的拆方研究[D].成都:成都中医药大学,2013.

2　杨婵.基于 mRNA/lncRNA 表达谱差异探讨参芪复方调控 GK 大鼠胸主动脉病变的机制研究[D].成都:成都中医药大学,2019.

3　刘娟,李延兵.高血糖"代谢记忆"和早期胰岛素强化治疗[J].药品评价,2014,11(17):18-23.

4　邓西方.参芪复方改善自发性糖尿病大鼠胰岛素抵抗及抗炎机理研究[D].成都:成都中医药大学,2007.

GK 大鼠血管内皮损伤,延缓糖尿病大血管病变的进展[1]。参芪复方通过抑制主动脉 MCP-1 mRNA 及蛋白表达,上调主动脉 PPARγ 表达,减轻血管炎症;减轻 KKAy 小鼠腹主动脉内皮损伤[2],并减少糖尿病大鼠主动脉内皮细胞凋亡;调节 p47phox 与 p22phox 的 mRNA 表达,从而减少 NADPH 氧化酶的活化,降低血清 H_2O_2、丙二醛(MDA)、过氧化氢酶(CAT)、超氧化物歧化酶(SOD)水平;下调 IFN-γ/IL-4 比值,从而减轻氧化应激损伤(见图 4-4-12)[3]。通过大鼠体内实验发现参芪复方能明显降低 IL-6、TNF-α、CRP 水平,降低血清 ICAM-1 的含量[4],其可能机制是通过抑制主动脉 NF-κB 表达及活化[5]。我们通过研究发现,具有养阴益气活血法功效的参芪复方可有效而平稳地降低空腹血糖,降低血清 Ox-LDL、3-NT 及胸主动脉匀浆 MDA 水平,升高胸主动脉匀浆 GSH-PX、SOD 水平,故推测参芪复方可有效改善"代谢记忆"对糖尿病大血管并发症的病理损伤,达到防治糖尿病大血管并发症的作用[6]。

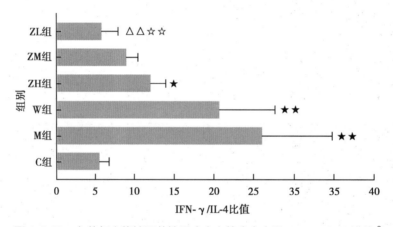

图 4-4-12　参芪复方能够调节糖尿病大血管病变大鼠 IFN-γ/IL-4 比值[3]

在 2017 年进行的项目(国家自然科学基金 81774302)中,我们从血管免疫炎症微环境入手,继续深入探索参芪复方在干预血管损伤因子方面的作用特点,对其抑制区域免疫炎症微环境紊乱从而保护大血管的机制进行了论述。我们研究认为慢性炎症免疫反应是构成代谢记忆的重要因素,大血管区域免疫炎症微环境紊乱可直接导致血管损伤。本项

1　刘晓瑞,刘桠,张翕宇,等.基于"脾胰同源"应用养阴益气活血法减少血糖波动干预糖尿病大血管病变的研究[J].中华中医药学刊,2020,38(1):160-164,280.

2　GAO H,DUAN Y H,FU X X,et al. Comparison of efficacy of SHENQI compound and rosiglitazone in the treatment of diabetic vasculopathy analyzing multi-factor mediated disease-causing modules[J].PLoS One,2018 Dec 6;13(12):e0207683.

3　杨婵.基于 mRNA/lncRNA 表达谱差异探讨参芪复方调控 GK 大鼠胸主动脉病变的机制研究[D].成都中医药大学,2019.

4　陈滟.参芪复方对 GK 大鼠大血管病变炎症反应及胰岛素抵抗影响的实验研究[D].成都:成都中医药大学,2009.

5　邓西方.参芪复方改善自发性糖尿病大鼠胰岛素抵抗及抗炎机理研究[D].成都:成都中医药大学,2007.

6　张翕宇,王鹤亭,富晓旭,等.养阴益气活血法对糖尿病 GK 大鼠氧化应激和硝化应激损伤的影响[J].中华中医药学刊,2017,35(8):2066-2069.

目通过参芪复方对大血管区域免疫炎症微环境的影响,从固有免疫到适应性免疫,从甲基化上游 lncRNA 调控,到下游细胞免疫因子改变,进行系统的微观机制探讨。本研究从炎症因子及固有免疫巨噬细胞等角度阐释了糖尿病大血管病变的免疫微环境特点。在这次研究中,我们发现了参芪复方"充精促化"功能发挥的可能介质。同时发现糖尿病大血管病变模型组大鼠体内促炎和抗炎因子的动态平衡受到破坏,表现为模型组大鼠血清抗炎因子及促炎因子的分泌均受到抑制。参芪复方能调节 GK 糖尿病大鼠血管区域的固有免疫及适应性免疫反应,减轻血管损伤因子作用,部分恢复血管内皮功能,延缓糖尿病大血管病变的发生发展。参芪复方亦能够有效调控 M1/M2 型巨噬细胞、CD4+T 细胞、树突状细胞等免疫细胞在大血管内膜下积聚,有效阻断糖尿病"代谢记忆",减缓大血管动脉粥样硬化的病理改变,并可广泛调控差异 mRNA 与差异 lncRNA 异常表达,包括 Rgs2、Tp53inp1、Best3、Gprin3 及 Aplnr 等靶基因表达,抑制炎症及凋亡,从而防治糖尿病大血管病变。

(四) 参芪复方对糖尿病大血管病变分子机制的研究

参芪复方能够调整整体代谢,改善糖尿病大血管病变的血管病理改变,调节血管区域免疫炎症微环境,防治糖尿病大血管病变的发生发展。在这基础上,我们为探索参芪复方的相关机制,开展了一系列研究。

我们从单一信号通路(PI3-K/Akt 通路)研究参芪复方防治糖尿病大血管病变的可能作用机制,发现参芪复方能显著改善 GK 大鼠一般状态、糖脂代谢及腹主动脉形态学变化[1]。与模型组比较,参芪复方组能明显降低腹主动脉血管壁 AktmRNA 表达水平($P<0.01$),初步证明了参芪复方可有效防治糖尿病大血管病变的发生发展,其机制可能与抑制糖尿病 GK 大鼠主动脉血管壁 AktmRNA 表达量,抑制 PI3-K/Akt 信号通路有关[2]。中药参芪复方组大鼠主动脉 PTEN mRNA 表达较 GK 组与模型组均显著升高(均 $P<0.01$);中药组大鼠主动脉 PI3Kp85mRNA 表达较 GK 组降低($P<0.01$),较模型组有降低趋势。可见上调主动脉 PTEN 表达,抑制 PI3-K/Akt 通路表达,防止病理性血管新生是参芪复方抗 AS、防治 2 型糖尿病大血管病变的部分作用机制[1](见图 4-4-13)。在 2012 年国家自然科学基金(81273749)中,我们观察不同剂量参芪复方对大血管损伤因子的干预作用,明确了动物实验中参芪复方抑制不良代谢记忆损伤因子的量效关系。

参芪复方通过抑制糖尿病 GK 大鼠主动脉血管壁上的 VEGF 信号通路,减少 Akt 及 eNOS 的分子表达,在一定程度上抑制血管内皮细胞的凋亡,减少血管壁新生血管的再生,从而防治糖尿病大血管病变的发生发展[3]。参芪复方可下调血管内皮细胞生长因子(VEGF)、细胞黏附分子 -1(ICAM-1)和 ICAM-1 mRNA 表达,并能广泛而精准地恢复"代谢记忆"大鼠 mRNA 的表达水平[4];抑制内皮细胞损伤的 CD36 mRNA 的表达,阻断 CD36 对 Ox-LDL 的

---

1 刘桠,谢春光,陈敏,等.参芪复方调控 GK 大鼠大血管病变 PTEN/PI3K 通路的实验研究[J].中国中西医结合杂志,2010,30(6):640-644.

2 高泓,谢春光,刘桠,等.参芪复方对糖尿病大血管病变 GK 大鼠 PI3-K/Akt 信号通路的影响[J].中医杂志,2011,52(1):49-53.

3 段玉红,高泓,张效科.中药参芪复方对自发性糖尿病 GK 大鼠大血管 Akt 与内皮一氧化氮合酶的影响[J].四川中医,2018,36(10):37-41.

4 富晓旭,高泓,刘桠,等.基于表达谱芯片研究参芪复方对糖尿病大血管病变大鼠血管内皮生长的双向调节作用[J].辽宁中医杂志,2019,46(3):463-466.

摄取,防止其对血管的损伤;抑制主动脉 caspase-3 表达;降低 TGF-β1 及其蛋白表达,抑制心肌纤维间质纤维化等。

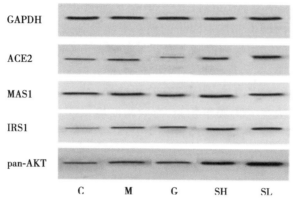

图 4-4-13　参芪复方能够激活 RAS 旁路途径,促进 IRS-1 的表达,
上调 PI3K/AKT 信号通路[1]

　　另外还发现,参芪复方具有调控平滑肌细胞表型转化的作用,同模型组相比,参芪复方能够调节大鼠胸主动脉平滑肌细胞表型转化的关键转录因子 SRF,此外还可调节 Rhox4g、Rho/Rhobtb3、KLF6、KLF16 等与平滑肌表型转化相关的调控因子,并能抑制 PDGF、IGF 等靶基因,维持平滑肌细胞正常收缩功能,防治其失分化向合成表型转化,从而延缓糖尿病大血管病变的发生。通过探讨参芪复方防治糖尿病大血管病变的可能分子机制,发现其防治糖尿病大血管病变作用机理可能与下调胸主动脉 Elavl1、Lama4 基因表达,从而抑制血管新生,减少胶原纤维产生有关[2]。

　　用高通量测序技术从分子层面解释参芪复方对 GK 大鼠胸主动脉病变的可能机制,筛选出组间差异 lncRNA/mRNA 表达谱,预测差异 lncRNA 靶基因,取差异 lncRNA 与 mRNA 共集,并从 GO 富集及 KEGG 富集对共集基因进行生物学功能分析。与对照组比较,模型组胸主动脉内皮损伤严重,参芪复方治疗后改善明显。模型组大鼠与对照组比共集基因存在明显差异,参芪复方治疗后差异共集基因异常表达得到一定程度的调控,其中对 Best3 及 Aplnr 的调控最为明显;GO 分析发现,参芪复方调控的差异共集基因与细胞凋亡过程密切相关;涉及脂肪酸代谢、脂肪酸降解与 cGMP-PKG 信号通路等。结论提示,参芪复方可能通过影响脂肪酸代谢、脂肪酸降解与 cGMP-PKG 信号通路,调控共集基因 Best3 及 Aplnr 的异常表达,抑制炎症反应与细胞凋亡,从而防治糖尿病胸主动脉病变[3]。参芪复方也会对 2DM GK 大鼠肾 PPARγ 的表达产生一定影响,参芪复方高剂量组 GK 大鼠血糖降低($P<0.05$)、血脂水平降低($P<0.01$),采用免疫组织化学染色(SABC)法检测过氧化物酶体增殖物激活受体 γ(PPARγ)平均积分光密度值,发现 PPARγ 表达增强($P<0.05$)。PPARγ

1　周秀娟.参芪复方的靶点网络构建及改善胰岛微循环障碍的实验研究[D].成都:成都中医药大学,2019.
2　富晓旭.养阴益气活血法阻断糖尿病 GK 大鼠"代谢记忆"的分子机制探索[D].成都:成都中医药大学,2016.
3　杨婵,谢子妍,鄢然,等.基于 lncRNA/mRNA 表达谱探讨参芪复方调控 GK 大鼠胸主动脉病变机制[J].中华中医药杂志,2020,35(10):6.

能调节糖、脂代谢紊乱,增强受体对胰岛素的敏感性,影响细胞的增殖、凋亡,调控细胞因子的生成。PPARγ通过与NF-κβ蛋白间相互作用,阻止NF-κβ与炎症因子基因启动子区的同源顺式组件结合;活化的PPARγ抑制单核细胞炎症因子TNF-α、IL-2的生成,产生抗炎作用,减轻肾小管内皮细胞损伤。而PPARγ激动剂能够下调MIP-3α、ME-1表达,从而延缓肾脏病理改变。参芪复方高剂量能够增强PPARγ活性,可能是其改善糖脂代谢紊乱,预防糖尿病肾病(DN)的作用机制之一[1]。参芪复方能改善GK大鼠肾功能、减轻肾脏病理损害、降低肾脏NF-κβ积分光密度值,从而防治糖尿病大鼠肾损害。相关实验研究结果显示,模型对照组血肌酐和尿素氮水平明显增高($P<0.05$),参芪复方治疗3个月后GK糖尿病大鼠肾功能明显减轻,血肌酐和尿素氮水平均显著下降($P<0.05$)。通过检测光密度值,模型对照组大鼠肾组织NF-κβ表达明显增强($P<0.01$),PPARγ表达明显降低($P<0.01$),模型组大鼠肾组织NF-κβ活性异常和PPARγ表达下降,经参芪复方治疗后,GK糖尿病大鼠肾组织NF-κβ表达明显减弱($P<0.05$),PPARγ表达明显增强($P<0.05$),说明参芪复方在对糖尿病大鼠肾组织NF-κβ活性发挥明显抑制作用的同时,可明显促进PPARγ的活性增强,在分子调节方面具有双向协同作用,提示其可能通过该细胞通路调控肾小管的病理损害[2]。

我们进一步检测糖尿病大鼠的全基因组表达谱,研究发现模型组(M)与空白组(C)比较,mRNA表达量普遍减低;格华止组(G)、参芪复方高剂量组(SH)、参芪复方中剂量组(SM)组mRNA表达较模型组(M)显著升高,其中参芪复方高剂量组(SH)>格华止组(G)。各组间差异基因KEGG富集所涉及的信号通路主要与激素分泌、心血管疾病、免疫调节、细胞迁移、黏附、增殖、分化等分子功能相关,通过KEGG富集筛选出2个关键基因:Map2k1、Rac1,并进行了验证:与M组比较,SH、G组主动脉组织内Map2k1基因的表达水平均显著降低;SH、SM组Rac1的表达水平较M组升高;G组Rac1的表达水平与M组无显著性差异。由此可知,参芪复方能够广泛而精准地恢复糖尿病大血管病变大鼠主动脉组织mRNA的表达水平,能够促进Rac1的表达,抑制Map2k1的表达,对细胞增殖、黏附功能发挥调节作用,进而对血管内皮细胞的生长进行了良性的双向调节[3]。与此同时,我们利用生物信息学方法从分子水平探讨参芪复方对雄性KKAy小鼠血管内皮细胞的保护机制,通过检测胸主动脉基因表达谱,筛选出差异基因VEGFR2、Met两个基因,并进行GO注释及pathway分析,得出参芪复方能够调控通路包括胰岛素信号通路、脂肪细胞因子信号通路半胱氨酸和蛋氨酸代谢通路($P<0.05$),其差异基因与细胞命运确定、细胞定位以及大分子代谢过程有关($P<0.05$)。并且能够调节膜偶联蛋白在膜泡运输中的相互作用、不饱和脂肪酸的合成、MAPK信号通路和花生四烯酸的代谢等信号通路,参与糖脂代谢、细胞凋亡、分化增殖及

1 孙凤平,钞建峰,郑君,等.参芪复方对GK大鼠肾PPARγ表达的影响[J].西部中医药,2011,24(11):3.
2 呼永河.参芪复方治疗糖尿病微血管病变效应机制研究[D].成都:成都中医药大学,2013.
3 富晓旭,高泓,刘桠,等.基于表达谱芯片研究参芪复方对糖尿病大血管病变大鼠血管内皮生长的双向调节作用[J].辽宁中医杂志,2019,46(3):463-466.

炎症反应等,从而改善糖尿病大血管病变[1-2]。并进一步观察到糖尿病大血管病变动物血管 Epb4.1 基因的超甲基化程度与血管病变的严重程度呈正相关,其中参芪复方能够降低甲基化修饰的基因片段发生于更为关键的区域(CGI、CGI shore、TTR),而二甲双胍组则发生于内含子区域($P \leqslant 0.001$),参芪复方对血管的保护作用在基因水平上更优于二甲双胍,主要通过降低 Epb4.1 基因关键位点超甲基化修饰来实现[3]。

通过基因芯片观察参芪复方中活血组分早期应用对 KKAy 小鼠主动脉内质网应激的调控发现,参芪复方活血组分可能通过直接缓解 ERS,调控主动脉内质网 UPR 通路及细胞凋亡通路,影响炎症因子及 ERS 相关基因的表达,促进细胞生存保护大血管[4]。通过全基因组表达谱芯片研究参芪复方及其拆方组分中药对糖尿病大血管病变 KKAy 小鼠主动脉的作用,发现参芪复方可能通过调节膜偶联蛋白在膜泡运输中的相互作用、不饱和脂肪酸的合成、MAPK 信号通路和花生四烯酸的代谢等信号通路,调节糖脂代谢、细胞凋亡、分化、增殖及炎症反应,从而改善糖尿病大血管病变,对糖尿病大血管病变 KKAy 小鼠主动脉的基因表达有着广泛的正面调节作用,其疗效依靠药物之间的合理配伍、协同增效,共同达到改善糖尿病大血病变的作用[2]。拆方是研究中药复方组方原理的重要手段,主要用于阐明中药复方的配伍组成原理研究。近年来,为深化对疾病病因病机理论认识,扩展对复方的了解,广大学者在复方的研究基础上,进行了大量的拆方研究,从不同层面探索中药复方的作用规律。参芪复方益气养阴组分包括人参 15g、黄芪 15g、生地黄 10g、天花粉 10g、山茱萸 10g、怀山药 10g,活血组分包括丹参 10g、制大黄 6g,共同起到了扶正祛邪之功。实验选用 8 周龄 SPF 级雄性自发性 2 型糖尿病 KKAy 小鼠,采用高脂饲料及添加 L-NAME 的纯净水连续饲养 8 周建立糖尿病大血管病变模型。结果显示益气养阴组分、活血组分均可延缓糖尿病大血管病理改变,改善小鼠一般状态,具有一定的降低血糖、改善胰岛素抵抗($P<0.05$)作用,参芪复方在稳定血糖波动方面更具有优势。从整体基因表达与相关信号通路验证,益气养阴组分通过上调 FFARs、Tf 下调 Igfbp2、PdelNpy6 等差异基因的表达及不同信号转导通路抑制食欲,改善焦虑,调控葡萄糖稳衡,促进胰岛素分泌,抑制细胞凋亡,促进血管细胞的修复,减少细胞黏附,但同时引起嘌呤代谢的增加。活血组分通过 Grin2b、Apol、En、Hmga2 等差异基因的表达及不同信号转导通路调节血脂,抑制血管内皮细胞增殖、迁移,减少细胞的黏附,抑制炎症,但同时可能会引起小鼠情绪变化[5]。通过差异基因分析显示,参芪复方可能通过调节膜偶联蛋白在膜泡运输中的相互作用、不饱和脂肪酸的合成、MAPK 信号通路和花生四烯酸的代谢等信号通路,调节糖脂代

1 覃海知,郭保根,富晓旭,等.参芪复方调控差异基因对血管内皮保护作用的实验研究[J].中华中医药杂志,2017,32(2):750-753.

2 富晓旭,周飞,高泓,等.参芪复方对糖尿病大血管病变 KKAy 小鼠主动脉基因表达影响的拆方研究[J].四川中医,2016,34(10):28-31.

3 富晓旭,谢春光.养阴益气活血法对糖尿病大血管病变 KKAy 小鼠 Epb 4.1 基因超甲基化的抑制作用[J].时珍国医国药,2015,26(11):2605-2609.

4 高泓,何力,谢春光,等.参芪复方中活血组分早期应用调控 KKAy 小鼠糖尿病大血管病变内质网应激相关基因的实验研究[J].时珍国医国药,2019,30(7):1547-1551.

5 周飞.参芪复方治疗 KKAy 小鼠糖尿病大血管病变的拆方研究[D].成都:成都中医药大学,2013.

谢、细胞凋亡、分化、增殖及炎症反应,从而改善糖尿病大血管病变,对整体的调节作用优于益气养阴组及活血组作用之和[1]。此外,参芪复方活血组分可能直接通过缓解 ERS,调控主动脉内质网 UPR 通路及细胞凋亡通路,影响炎症因子及 ERS 相关基因的表达,促进细胞生存保护大血管(见图 4-4-14)。同时,也可能通过调节内质网应激从而改善糖脂代谢来防治糖尿病大血管病变的发生、发展[2]。参芪复方在保护糖尿病大血管过程中一方面养阴益气匡扶机体正气,恢复机体正常生理功能,另一方面活血化浊祛除伏邪,抑制机体异常损伤因素的发生及异常产物的聚集,共同达到防治糖尿病大血管病变的作用。其综合效果是单一的某一组分或干预措施难以达到的。

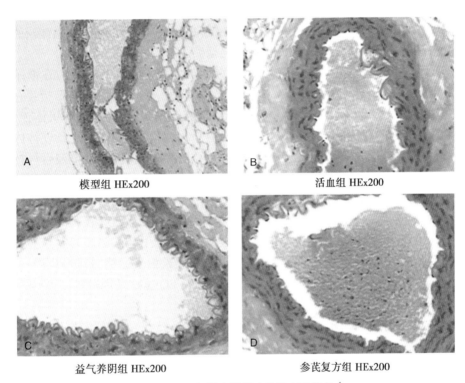

模型组 HEx200　　　　　活血组 HEx200

益气养阴组 HEx200　　　　　参芪复方组 HEx200

图 4-4-14　各组小鼠腹主动脉 HE 染色[1]

通过分析各组大鼠高通量基因芯片测序数据,分别筛选出模型组与对照组,各治疗组与模型组组间差异 mRNA/lncRNA 表达谱,预测差异 lncRNA 靶基因,进一步筛查出差异 mRNA 与差异 lncRNA 靶基因共集,并从 GO 富集及 KEGG 富集对差异基因进行生物学功能分析,证明参芪复方可广泛调控 mRNA、lncRNA 异常表达。除此之外,参芪复方还可调控脂肪酸代谢、脂肪酸降解相关的信号通路,抑制炎症反应与细胞凋亡,从而防治糖尿病胸主动脉病变。本研究从早期对糖尿病代谢记忆进行干预,采用现代生物信息学手段初步建立养阴益气活血法,抑制代谢记忆的调控网络示意,并从大血管区域免疫炎症微环境的调控

　　1　富晓旭,周飞,高泓,等.参芪复方对糖尿病大血管病变 KKAy 小鼠主动脉基因表达影响的拆方研究[J].四川中医,2016,34(10):28-31.
　　2　高泓,何力,谢春光.参芪复方中活血组分早期应用调控 KKAy 小鼠糖尿病大血管病变内质网应激相关基因的实验研究[J].时珍国医国药,2019,30(7):1547-1551.

方式阐释其机制,为临床应用养阴益气活血法阻止代谢记忆、防治糖尿病大血管病变提供实验证据。团队发现应用高通量测序技术从分子层面解释参芪复方对 GK 大鼠胸主动脉病变的可能机制,模型组大鼠与正常组大鼠比较,mRNA、lncRNA 表达谱存在明显差异,参芪复方治疗后差异 mRNA、lncRNA 异常表达得到一定程度的调控;发现参芪复方可广泛调控糖尿病胸主动脉病变大鼠 mRNA、lncRNA 异常表达,差异 lncRNA 与差异 mRNA 共表达分析显示:糖尿病胸主动脉病变大鼠核心调控 lncRNA 有 Nrep. bSep08、Col5a1. aSep08、soygee. aSep08-unspliced、NONRATT013247.2、votar. aS ep08-unsplice。故得出结论,参芪复方对糖尿病胸主动脉病变可能机制为通过广泛调控与炎症反应及细胞凋亡过程密切相关的差异 mRNA 与差异 lncRNA 异常表达,其中以对共集基因 Rgs2,Tp53inp1,Best3,Gprin3,Aplnr 及差异 lncRNA:Gtf3c1. gSep08,Stat3. eSep08,Etfb. cSep08 的调控最为明显,涉及的信号通路有脂肪酸代谢、脂肪酸降解与 cGMP-PKG 信号通路[1]。

在表观遗传学、免疫炎症微环境方面进行的初步探索,提供了参芪复方在糖尿病大血管病变早期防治中抑制代谢记忆的基础实验证据,认识到"伏邪 - 代谢记忆"持续存在于机体内或者细胞环境中,阻止机体自我修复、诱导细胞产生非正常产物、破坏机体正常功能,最终导致各种并发症的发生[1-4],参芪复方则可以遏制"伏邪"的持续积累,促使体内微环境稳态的重建。并从血糖波动的角度(四川省科技厅国际科技创新合作 / 港澳台科技创新合作项目,2020YFH0165),对参芪复方干预糖尿病内环境稳态的作用及机制进行探索,对参芪复方助脾散精,运化水谷后天之精的作用进行现代生物学描绘。利用生物信息学方法,从分子水平探讨参芪复方对血管内皮细胞的保护作用和机制,发现参芪复方能够调节血糖及血脂水平,改善糖尿病 KKAy 小鼠的血管内皮状态,该作用与其调控的差异基因所涉及的细胞命运确定、细胞定位、大分子代谢过程,以及胰岛素信号通路、脂肪细胞因子信号通路、半胱氨酸和甲硫氨酸代谢通路有关,其中涉及的 VEGFR-2 基因可能是其调控的重要基因[5]。

为了探索中医剔除伏邪的作用是否通过"扶正"或"祛邪"单一治法达成,项目组通过转录组技术对参芪复方中"补"(益气养阴)与"行"(活血化浊)两组分药物进行拆方研究。发现益气养阴组分通过对机体神经递质受体的激活,补充机体损耗的阴津,对糖尿病气阴两虚病理状态进行修复,但难以消除已形成的血管损伤;活血组分通过促进血红素生物合成、棕色脂肪细胞转化等作用,改善糖尿病大血管病变中痰瘀互结的病理状态,能够有效保护大血管,但可能存在染色体断裂等不良影响。而参芪复方全方恰能弥补两拆方组分的不足,同时兼得两组分药物保护大血管损伤的作用,反映了参芪复方补益不腻滞、行血不伤血的科学

1　杨婵. 基于 mRNA/lncRNA 表达谱差异探讨参芪复方调控 GK 大鼠胸主动脉病变的机制研究[D]. 成都:成都中医药大学,2019.

2　晃俊,谢春光,方传明,等. 从"伏邪"理论探讨糖尿病大血管病变的防治[J]. 吉林中医药,2016,36(11):1084-1087.

3　高泓,谢春光,郭宝根,等. 从伏邪理论对糖尿病大血管病变代谢记忆的理论探讨[J]. 时珍国医国药,2013,24(9):2203-2204.

4　李俊贤,谢春光. 基于伏毒理论研究糖尿病代谢记忆效应的中医机制[J]. 时珍国医国药,2014,25(5):1177-1179.

5　覃海知,郭保根,富晓旭,等. 参芪复方调控差异基因对血管内皮保护作用的实验研究[J]. 中华中医药杂志,2017,32(2):750-753.

内涵。

三、细胞实验

前期大量临床实践及动物实验研究证实,参芪复方具有抑制机体"代谢记忆"效应保护血管的作用,但是以往的相关研究大多是在临床及动物体内实行的,并未涉及体外实验,故我们在项目组前期临床实践及动物实验研究的基础上,通过体外细胞实验明确参芪复方是否可以直接作用于血管内皮细胞,发挥血管保护效用,防治糖尿病血管病变。

本研究在体外实验中使用参芪复方含药血清干预高糖"代谢记忆"介导的人脐静脉内皮细胞(Human Umbilical Vein Endothelial Cell,HUVEC),通过参芪复方对高糖"代谢记忆"内皮细胞的影响观察,从细胞增殖情况、细胞凋亡情况、HIF-1、IL-6、HMOX-1、TIMP-1 及 Bcl-2 表达变化情况探讨参芪复方抑制高糖内皮细胞代谢记忆的作用机制。本研究结果表明,细胞增殖、细胞凋亡、HIF-1、IL-6、HMOX-1、TIMP-1 及 Bcl-2 参与了血管内皮细胞的高糖"代谢记忆"效应,HUVEC 在高糖状态下会受到损伤,并且能"记忆"高糖下的损伤状态,形成"代谢记忆"效应,介入了血管内皮损伤机制[1-2]。

当用参芪复方干预后,细胞损伤得到一定改善,并呈现一定的浓度依赖,以高剂量实验组的效果最为显著。由此说明,参芪复方对高糖"代谢记忆"介导的 HUVEC 有一定的保护作用,其保护作用可能与提高 HUVEC 的细胞增殖活性、下调 HIF-1 及 IL-6 表达、上调 Bcl-2 抑制内皮细胞凋亡及上调 HMOX-1mRNA 水平表达有关,进而改善细胞受损,抑制"代谢记忆"的发生发展(见图 4-4-15、图 4-4-16、图 4-4-17)[1]。实验中还发现参芪复方有成血管能力,其机制可能是通过调节血管内皮细胞凋亡和增殖平衡,进而促进其成血管能力。这为参芪复方减轻血管内皮损伤,防治糖尿病血管并发症的作用提供实验室证据。

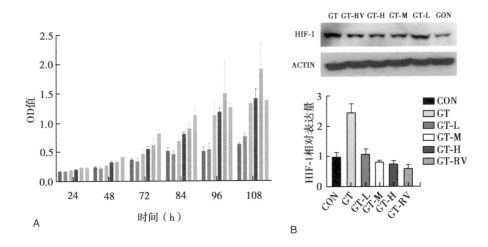

1　郎瑞娟.参芪复方对高糖"代谢记忆"介导的人脐静脉内皮细胞增殖、凋亡、血管形成表达的影响[D].成都:成都中医药大学,2022.

2　赵佳迪.参芪复方对高糖"代谢记忆"介导的人脐静脉内皮细胞增殖、HIF-1、IL-6 表达的影响[D].成都:成都中医药大学,2021.

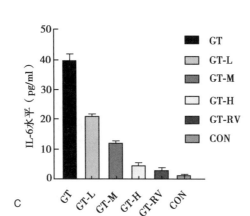

A. 各组 HUVEC 不同时间点的 OD 值。CON 对照组；GT 高糖组；GT-H 高浓度含药血清组；GT-M 中浓度含药血清组；GT-L 低浓度含药血清组；GT-RV 阳性对照。与 GT 组相比，GT-M、GT-H 对 HUVEC 增殖抑制的扭转效果显著（$P<0.05$），呈剂量依赖形式改善高糖 HUVEC 增殖抑制，提高活性（$P<0.05$）；B. 各组 HUVEC 的 HIF-1 表达情况。伴随含药血清的介入，HIF-1 表达逐渐下调并被显著抑制（$P<0.05$），以高浓度含药血清效果显著（$P<0.05$）；C. 各组 HUVEC 的 IL-6 水平情况。高糖刺激 IL-6 表达，并随中药介入量逐渐恢复至正常水平（$P<0.05$），以高浓度含药血清效果明显（$P<0.05$）。

图 4-4-15　参芪复方对高糖"代谢记忆"介导的人脐静脉内皮细胞增殖、HIF-1、
IL-6 表达的影响[1]

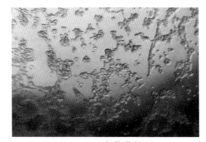

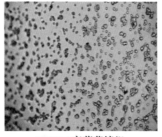

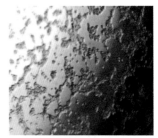

HUVEC正常葡萄糖组	HUVEC高葡萄糖组	HUVEC高糖模型+高浓度含药血清组

注：高糖条件下的血管网络稀疏且孔径较大。加入高浓度的参芪复方含药血清后，将血管网变得更密集。高糖模型明显抑制 HUVEC 成血管能力，高浓度参芪复方含药血清显著恢复高糖模型成血管能力。

图 4-4-16　高浓度参芪复方含药血清显著恢复高糖模型成血管能力[2]

1　赵佳迪. 参芪复方对高糖"代谢记忆"介导的人脐静脉内皮细胞增殖、HIF-1、IL-6 表达的影响［D］. 成都：成都中医药大学，2020.

2　郎瑞娟. 参芪复方对高糖"代谢记忆"介导的人脐静脉内皮细胞增殖、凋亡、血管形成表达的影响［D］. 成都：成都中医药大学，2021.

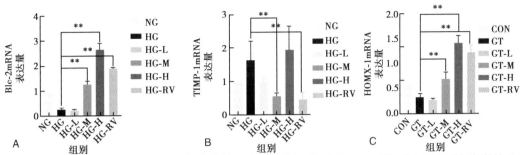

A.在加入参芪复方含药血清后,与高葡萄糖组(HG组)相比,中(HG-M组)、高(HG-H组)浓度的Bcl-2mRNA表达显著增加($P<0.05$);B.与HG组相比,加入含药血清后,中(HG-M组)浓度组的TIMP-1MRNA表达下调,高(HG-H组)浓度组的TIMP-1MRNA表达有显著差异($P<0.05$);C.与HG组相比,在加入参芪复方含药血清后,中(HG-M组)、高(HG-H组)浓度组的HOMX-1MRNA表达显著增强($P<0.05$),呈剂量依赖性。

图4-4-17　参芪复方对Bcl-2、TIMP-1、HMOX-1在HUVEC高糖介导的"代谢记忆"条件下的mRNA表达影响[1]

1　郎瑞娟.参芪复方对高糖"代谢记忆"介导的人脐静脉内皮细胞增殖、凋亡、血管形成表达的影响[D].成都:成都中医药大学,2021.

第五章
伏邪理论指导下糖尿病大血管病变中医防治的成果转化

团队从证候、治法、组方、药物、疗效、机制等多角度开展了多方位的一体化研究,初步搭建起伏邪理论指导下的糖尿病大血管病变中医药防治体系构架,以开拓临床糖尿病大血管病变的防控思路;并以此为示范,探索传统中医"伏邪"理论对现代慢性重大疑难疾病干预指导的途径与方法。伏邪理论指导下糖尿病大血管病变中医药防治研究形成了丰富的转化成果,如研发院内制剂、形成诊疗方案并推广应用等,现总结如下。

第一节 参芪复方制剂工艺相关研究

项目组根据 Box-Behnken 中心组合设计原理,在单因素试验基础上,采用 3 因素 3 水平的响应曲面分析法,考察了料液比、提取时间及提取次数对参芪复方颗粒水提效果的影响,发现在料液比(m/V)1:10,提取 3 次,每次 60min 的条件下,综合评分可达 98.90,为最佳提取工艺。在此基础上,进一步考察了不同因素下提取液中皂苷类成分含量的变化,以及制剂的热稳定性,发现参芪复方颗粒制剂工艺过程中受热温度和时间是影响其皂苷类成分含量变化的主要因素,因此在参芪复方颗粒制剂生产时避免其长时间受热,在浓缩中采用了减压浓缩法,以降低人参皂苷类成分的降解,优选出的水提工艺合理可行、重复性好(见图 4-5-1)。(见本篇第五章第二节)

在参芪复方颗粒的质量控制方面,项目组采用 HPLC-ELSD 建立了同时测定人参皂苷 Rg1、Re、Rb1 和黄芪甲苷含量的方法,该法精密度高、重复性好,成为参芪复方颗粒制剂的质量控制方法之一(见表 4-5-1)[1]。

表 4-5-1 参芪复方颗粒中指标成分的含量测定

批号	人参皂苷 Rg1	人参皂苷 Rc	人参皂苷 Rb$_1$	黄芪甲苷
20150508	1.573 1	1.741 1	1.790 1	0.485 4
20150509	1.368 2	1.703 2	1.782 4	0.423 7
20150510	1.543 1	1.680 4	1.541 9	0.465 2

---

1 单丽芳,曹蕾,杨红梅,等. Box-Behnken 响应面法优选参芪复方颗粒的水提工艺[J]. 天然产物研究与开发,2016,28(4): 568-574.

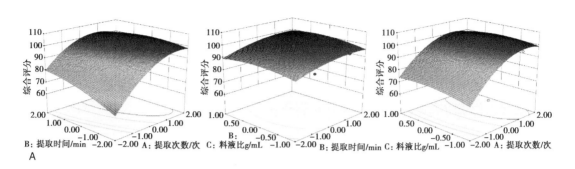

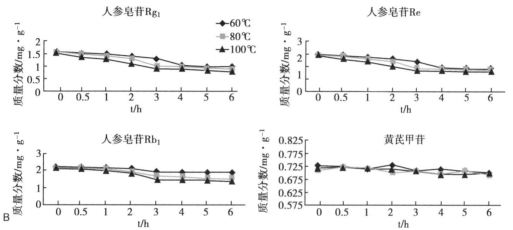

A：因素交互作用对综合评分影响的 3D 响应面图；B：水浴温度对参芪复方颗粒中皂苷类成分含量的影响

图 4-5-1　参芪复方制剂工艺 [1-2]

此外,我们基于液相色谱 - 质谱 - 质谱联用技术(LC-MS-MS)对参芪复方建立了指纹图谱,并鉴定出图谱中各组分的结构和类别以及追溯其演变来源,以此更好监控影响质量的关键环节,确保每次实验用药的可控性和一致性,从源头提高实验的可重复性和成功率。(详见本章第二节)

第二节　参芪复方院内制剂及成果转化

一、参芪复方医院院内制剂及诊疗方案

在"伏邪 - 代谢记忆 - 大血管损伤"理论体系指导下,团队带头人谢春光教授创立了以参芪复方为核心的参芪系列经验方。20 余年的临床实践证实参芪复方具有益气养阴、活血

1　单丽芳,曹蕾,杨红梅,等 . Box-Behnken 响应面法优选参芪复方颗粒的水提工艺［J］. 天然产物研究与开发,2016,28(4): 568-574.

2　单丽芳,杨红梅,曹蕾,等 . 多指标综合评分法优选参芪复方颗粒提取工艺及其热稳定性考察［J］. 中国实验方剂学杂志,2016,22(7): 24-27.

化浊之功,对糖尿病及其并发症疗效确切,尤其对改善糖尿病大血管病变效果显著。

2016 年参芪复方被纳入成都中医药大学附属医院院内制剂,名为"参芪通脉颗粒",批量生产(批准文号:川药制字 Z20130010)。现已在成都及周边辐射范围内的 19 个区(市)县各级医疗机构中使用,并被纳入国家中医临床研究(糖尿病)基地《2 型糖尿病(消渴病)中医诊疗方案》,用于防治糖尿病及糖尿病大血管病变。

二、参芪复方制剂工艺成熟稳定

中药成分繁杂,质量控制方法更为苛刻。同时中药质量受到药材产地、品系、季节、炮制工艺等多种因素的影响,质量标准的不完善成为中药亟待解决的瓶颈,严重制约着中医药研究和临床应用的发展。为进一步分析参芪复方的活性成分,本课题组与多位中药学领域专家合作,通过多种方法进行分析,以期为建立全面、可靠的参芪复方质量控制体系提供依据。

2016 年本课题组与高天教授及宋英教授合作,制定了参芪复方颗粒的制备工艺及质量标准[1]。制备工艺为人参加 8 倍量 70% 乙醇,提取 2 次,每次 1h,合并 2 次滤液,滤液回收乙醇,并继续浓缩(温度 50~60℃,真空度:-0.08~0.088MPa)至相对密度为 1.10~1.15(60℃)的清膏;药渣与其余黄芪等七味,加 10 倍水,煎煮 3 次,每次 1h,滤过,合并滤液,滤液浓缩至药液浓度为 0.5g 生药·ml^{-1},离心(4 000r·min^{-1}),离心浓缩液至相对密度为 1.20~1.30(60℃)的稠膏,加入上述人参浓缩液及适量糊精,减压干燥(温度 50~70℃,真空度:-0.06~0.1MPa),粉碎成细粉,混合均匀,制成颗粒,干燥,制成 1 000g,即得(工艺流程如图 4-5-2 所示)。

在制定质量标准时,本项目组采用了 HPLC-ELSD 法测定皂苷含量,对蒸发光参数(漂移管温度、气体流量)进行筛选,最终确定漂移管温度为 102℃,气体流量为 2.6L·min^{-1}。试验过程中,分别采用 HPLC 法和 HPLC-ELSD 法对人参饮片含量进行测定,比较二者测定结果的差异,结果差异在 5% 以内,表明此法可行,可用于本制剂的质量控制。为后续参芪复方的制备标准提供了参考。

在 2021 年,本课题组与四川大学华西药学院合作共同完成了参芪复方浸膏 UHPLC 指纹图谱研究[2]。将参芪复方的中药成分通过综合、可量化的特征图展现,并利用中药相似度评价软件获得中药所含成分的相近性,充分表达中药整体信息,实现参芪复方的整体质量控制与评价。为此,本研究拟采用超高效液相色谱对参芪复方浸膏进行分离分析,获得其指纹图谱,并通过中药相似度评价软件完成不同药材产地对质量影响的考察,为建立全面、可靠的参芪复方浸膏质量控制体系提供依据。

在该研究中,我们针对参芪复方浸膏的制备工艺,考察了 UHPLC 的柱温、检测波长、洗脱梯度、洗脱溶剂、提取方法等对样品复杂组分分离的影响,建立了 UHPLC 指纹图谱分析方法,利用本品的指纹图谱对其本品浸膏及其药材进行质量综合评价控制。所建方法高效、灵敏,较好地展现了本品浸膏及其药材的组分分布和溯源,指纹图谱中的相关峰峰面积精密度、重复性、稳定性的 RSD 均小于 2.45%,相对保留时间的精密度、重复性、稳定性试验的 RSD 均小于 0.24%,反映出本法具有较好的稳定性和可控性。

1　单丽芳. 参芪复方颗粒的药学研究 [D]. 成都:成都中医药大学,2016.

2　张传维,毕禄莎,高泓,等. 参芪复方浸膏 UHPLC 指纹图谱研究 [J]. 中国测试,2021,47(1):54-61.

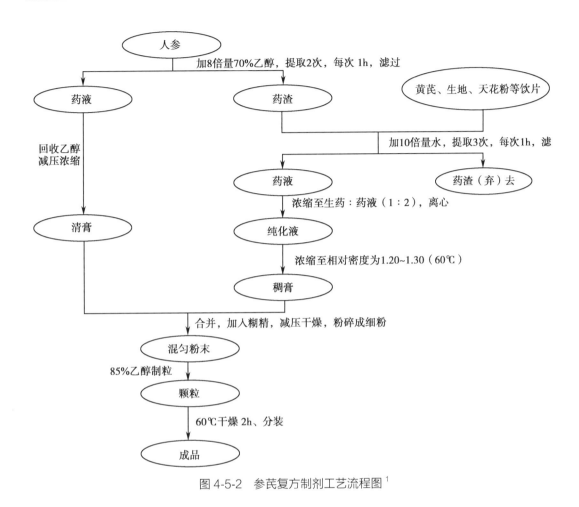

图 4-5-2　参芪复方制剂工艺流程图[1]

　　该研究为进一步确定参芪复方浸膏质量控制的定量标志物,探寻外部因素对药材有效成分质量的影响提供了研究基础,通过全面的测定方法对药材的生产加工过程进行监控,从而保证中药复方的质量稳定可靠。

三、相关成果奖励

　　2021 年,"糖尿病慢性并发症中医药防治创新技术体系与示范性实践"获四川省科学技术进步奖一等奖,获奖人:谢春光、李明权、叶河江、陈秋、王钧冬、钟森、郑燕林、高泓、杨东东、常德贵。

　　2013 年,"糖尿病微血管病变病证结合靶点治疗方案的建立与应用"获中国中西医结合学会科学技术奖,获奖人:呼永河、谢春光、叶河江、沈毅、李静、刘爱琴、杨彦、杜联、周龙甫、马双陶、由凤鸣、侯君、郝新忠、戎健、何次、孙薏、刘德芳、冯怀志、罗勇、王文春、王魁英、匡红、杨敏。

　　2013 年,"糖尿病微血管病变中医证效基础与临床循证研究"获四川省科学技术进步奖特等奖,获奖人:段俊国、廖品正、叶河江、路雪婧、张富文、吴烈、王育良、罗向霞、张艺、周

1　单丽芳.参芪复方颗粒的药学研究[D].成都:成都中医药大学,2016.

华祥、谢春光、何若虚。

2012 年,"基于太少合病的糖尿病微血管病变基础与应用研究"获四川省科学技术进步奖二等奖,获奖人:呼永河、谢春光、叶河江、沈毅、李静、刘爱琴、杨彦。

2006 年,"参芪复方改善自发性糖尿病大鼠胰岛素抵抗及预防糖尿病大血管病变的抗炎机理"获四川省科学技术进步奖三等奖,获奖人:谢春光、张红敏、杜联、陈世伟、邓西方。

第三节　通络糖泰方院内制剂及成果转化

一、通络糖泰方医院院内制剂及诊疗方案

通络糖泰方为谢春光教授多年科研及临床试验研究成果,针对糖尿病周围神经病变(DPN)基本病机和临床常见证型设立的经典方剂。本方三组药物相伍,分别针对糖尿病周围神经病变气虚、阴虚、瘀血、痰浊之病机,寒温同用,使辛散温通而不伤阴,养阴清热而不碍阳,补泻兼施,标本并治,配伍精当,共奏益气养阴清热、活血化痰通络之功,在临床运用多年,均收到良好疗效。

DPN 一直是国内外研究的热点课题,近年围绕 DPN 开展了大量研究工作,氧化应激、低度炎症反应、MAPK 信号传导通路及神经营养因子缺乏、维生素缺乏等方面的研究均取得了一定进展。依据 DPN 的临床表现,其相当于中医的"痹证""痛证""痿证"范畴,系糖尿病日久不愈,久病伤正引起气血不足、脉络空虚,进而发展为气滞血瘀、痰浊阻络之证。谢春光教授总结前人经验并经过长期临床工作反复实践调整,研制出了具有益气活血、养阴润燥、开玄通络、祛瘀止痛和标本兼治的通络糖泰方,作为临床制剂使用近 30 年,前期临床研究显示出稳定的疗效。既往研究[1]证实,通络糖泰方可以降低患者血糖,调节血脂异常,改善感觉、运动神经传导速度和改善糖尿病患者感觉障碍和痛觉过敏等症状,能够改善DPN 炎症状态。同时,还可以改善 DPN 大鼠糖脂代谢、神经传导速度和降低血清炎症因子水平,能一定程度下调 c-Jun 氨基末端激酶(c-Jun N-terminalkinase,JNK)和磷酸化 JNK(phosphorylated-JNK,p-JNK)mRNA,抑制 JNK 信号通路的激活,改善高糖诱导的雪旺细胞凋亡从而治疗 DPN[2-4]。

二、通络糖泰方制剂工艺成熟稳定

通络糖泰方(成人 1 日剂量)组成:生黄芪 15g,当归 15g,水蛭 5g,川牛膝 15g,玄参

1　衡先培. 通络糖泰治疗非胰岛素依赖性糖尿病性周围神经病变的临床研究:附:129 例病例报告[J]. 成都中医药大学学报,1999,22(2):11-13.

2　张海生. 通络糖泰方对糖尿病周围神经病变大鼠血清 C 反应蛋白水平及神经功能的影响[D]. 成都:成都中医药大学,2006.

3　王凡雅. 通络糖泰方对实验性糖尿病周围神经病变大鼠神经功能的影响及作用机理的探讨[D]. 成都:成都中医药大学,2009.

4　段金娜. 通络糖泰方对实验性糖尿病周围神经病变大鼠 JNK 信号转导通路的影响及机制研究[D]. 成都:成都中医药大学,2015.

15g,赤芍 15g,地骨皮 15g,白芥子 15g,蚕沙 20g,冰片 0.3g。通络糖泰方浸膏由成都中医药大学附属医院药剂科生产。将以上药物(除冰片外)加水煎煮两次,合并滤液浓缩为稠膏,每毫升浸膏含 10g 生药。使用时混入冰片粉末,并用生理盐水稀释。

在提取工艺方面,醇提工艺,以丹参酮ⅡA 为评价指标,用正交分析法确定制法,丹参加 8 倍 80% 乙醇提取 2 次,每次 40 分钟;水提工艺,以干膏收率和盐酸小檗碱为评价指标,用正交分析法,处方剩余药物与丹参药渣煎煮 3 次,每次加入 15 倍量水,每次煎煮 1 小时,滤过,合并上述所有滤液,浓缩滤液至相对密度为 1.10~1.15(60~70℃)的清膏。

在成型工艺方面,以糊精为赋形剂,甜菊素为矫味剂。制粒工艺以颗粒成型率为评价指标,采用正交分析法,确定以药粉与糊精按比例(1∶1.5)混合加入 20% 量的 75% 乙醇及 0.5% 的甜菊素制粒,干燥,整粒。

在质量标准及加速稳定性研究方面,建立了黄连、丹参、玄参、芥子四味饮片薄层鉴别方法以及盐酸小檗碱的含量测定方法。对本品按照制定的相关标准进行 6 个月加速稳定性试验。结果可以说明该制剂工艺科学、合理、质量可控、稳定。

第五篇

糖尿病大血管病变中医药防治的研究展望

第一章
伏邪理论指导下的糖尿病大血管病变防治体系的研究展望

中医伏邪理论对糖尿病-代谢记忆-大血管病变的发病过程进行了清晰阐释，扶正清源、祛邪除害的中医治疗思想较现有的西医治疗方法更为全面且独具特色，临床疗效也有明显优势。伏邪理论指导下的糖尿病大血管病变防治体系能更好地体现中医药在保护糖尿病大血管方面所具有的早期干预、阻止进展的优势，有助于体现使用现代科学语言诠释伏邪理论指导下的糖尿病大血管病变防治体系的科学内涵，推进中医药防治糖尿病大血管病变的临床推广与有效应用，但未来还有多项工作需深入研究开展。

一、深入探究和完善"伏邪-代谢记忆-大血管损伤"病机体系

中医"伏邪理论"将糖尿病大血管病变的发病过程进行了清晰的诠释，该理论不仅关注糖尿病大血管病变期的已成之邪，同时诠释了其早期发病基础及全程病机演变。但是糖尿病的发生、发展至糖尿病大血管病变结局是一个完整的时空过程，未来的研究应明确此过程中"伏"与"邪"之间是如何相互作用，在怎样的时空条件下由"伏匿"发展至"显现"，从而形成独特且系统的病机体系，最大程度地展现"伏邪-代谢记忆-大血管损伤"的动态发展。

首先，应完整诠释糖尿病大血管病变中伏邪的动态变化。《灵枢·五变》云"五脏皆柔弱者，善病消瘅"，指出消渴患者脏腑虚损的特点。仝小林院士将糖尿病分为郁、热、虚、损四个阶段，同时也指出消渴属于"虚"的阶段[1]，认为正气亏虚是邪气伏匿的根本原因，消渴患者开始虽并无肢体疼痛、麻木、心胸闷痛、眩晕头痛等由于血脉不畅所导致的病理症状，然此时正气亏虚，浊邪已伏于脉壁之中，暗耗正气，阻遏气血，痼瘵潜藏，伺机而发，致气血津液升降失常，血败脉损。随着诊疗水平的提高和诊断的前移，我们认识到现代医学中的糖尿病不能简单地等同于消渴，消渴是糖尿病发生发展过程中一个阶段，无法概括其全程。古代所论消渴即为虚的阶段，此时期的糖尿病已是发展至中后期，然而在糖尿病的早期及早中期，此阶段机体正气尚充实，证型多以实证或者虚实夹杂居多，此时邪气是否已经存在于脉管，"伏匿"的机理还待进一步诠释。完整诠释糖尿病发展至糖尿病大血管病变中邪气伏匿的动态变化，有助于在糖尿病早期根据邪气的性质和伏匿的基础采取相应的预防和治疗策略，使疾病终止于糖尿病阶段，阻止代谢记忆的产生而导致糖尿病大血管病变的结局。

其次，邪气由伏匿发展为显现是一个从量变到质变的动态过程，当邪气乘虚伏匿，此时邪气隐微，机体正气虽虚，尚且能与之保持平衡，机体未显示出邪气的性质和特征，故邪气潜藏，暗中破坏，未表现出任何征象而难以察觉，除此之外，随着机体内外环境和时间的变化，伏邪不断聚集，其性质、毒性及其隐匿的部位也不断变化，以至于邪气久稽、毒根深藏，从而

1　仝小林,刘文科,王佳,等.糖尿病郁热虚损不同阶段辨治要点及实践应用[J].吉林中医药,2012,32(5):442-444.

使征象显露出来,导致疾病发展变化。在此质量变化的动态过程中,我们始终在探寻引起变化的"临界点",即立足于中医理论,结合现代医学手段,寻找邪气由"伏匿"发展至"显现"的时空条件以及病理基础。"临界点"的探寻与发现将有助于中医药更好地对糖尿病大血管病变进行早期干预,彰显中医药的优势。

最后,"代谢记忆"学说总结了当糖尿病患者维持正常血糖水平却仍可能持续发生大血管并发症的现象。虽学术界普遍认为其与炎症、氧化应激和表观遗传调节关系密切,但是其发病机制复杂且至今确切的发病机制仍不清晰。基于对"伏邪"理论的认识和已经构建的"伏邪 - 代谢记忆 - 大血管损伤"发病观,我们能从中医层面阐明代谢记忆的发病机制,即代谢记忆的本质为浊瘀之邪伏藏体内,在消渴发病之初浊邪已伏于脉壁之中,暗耗正气,使人体脏腑功能失调而导致高血糖,出现代谢记忆现象,所以代谢记忆过程中,除高糖外尚有大量邪毒伏藏隐匿,临床上单纯的降糖治疗和生活方式干预并不能阻止代谢记忆引发的一系列血管损伤[1]。这是中医层面对代谢记忆和糖尿病大血管病变的宏观解释,我们仍需进一步解决如何借助现代医学中的相关检验检查手段,深化"伏邪"与代谢记忆的微观辨证,探索客观化微观世界中"伏邪"与"代谢记忆"的相关性,可以使我们在糖尿病早期及时察觉伏邪的蛛丝马迹,采取相应的治疗措施,从而真正实现未病先防。

二、建立伏邪理论指导下的糖尿病大血管病变防治体系的客观化、标准化的诊断体系

伏邪是由机体脏腑功能失调、正气亏"虚"导致"痰""瘀"伏邪在体内隐匿滋生,表现为机体抵抗力下降,少量致病因子在体内产生,这种损伤因素在早期并不会具有明确的诊断指征,但会随着致病因子累积最终造成器质性病变。临床指标如血糖异常升高,其实质是机体失衡最终表现的结果之一,在此之前各种致病因子持续存在,并对机体造成持续损伤,最终导致糖尿病大血管病变。因此我们认为在糖尿病大血管病变发生发展过程中,存在正虚 - 邪伏、邪长 - 正损、邪盛 - 正衰三个阶段的划分,简要归纳为"虚 - 痰 - 瘀"三态。"虚 - 痰 - 瘀"三态是在伏邪理论指导下基于中医四诊对糖尿病大血管病变不同临床阶段症状和体征的高度概括。随着科技和医学的发展,在实际临床中论治糖尿病大血管病变时,传统的中医四诊已经难以满足现代临床的诊疗需求,缺乏客观化、标准化的指标和体系。因此未来我们需要在中医诊断学基础上,通过血管生物力学、血管超声影像、血液流体力学等方面对糖尿病大血管病变"虚""痰""瘀"伏邪三态进行具象化研究展示,扩充中医诊断内容与依据,另一方面,通过蛋白组学、代谢组学等技术对伏邪三态的特征生物标志物进行研究,确定其物质基础范围,辅助中医客观诊断依据,从整体 - 组织 - 分子多层面进行综合观察分析,从而建立伏邪理论指导下客观化、标准化的糖尿病大血管病变"虚 - 痰 - 瘀"三态诊断体系。

三、探索以参芪序贯疗法为代表的中医药全程抑制代谢记忆保护大血管病变的特色优势及作用机制

我们针对"虚 - 痰 - 瘀"各个时期伏邪致病特点,提出了参芪序贯阶段疗法,同时根据临床实际情况确定了相应证候诊断标准,分别采用益气养阴活血、祛浊通络 - 益气养阴、化瘀通络 - 益气养阴的大法,以参芪复方为核心方剂,分别以虚态 - 参芪复方、痰态 - 参芪消痰

方、瘀态 - 参芪化瘀方的序贯疗法,对糖尿病大血管损伤病变的各阶段进行了全程干预。该方案精简辨证、临床可行性较高,患者依从性明显提高,具有明显的糖尿病大血管保护优势。但目前尚缺乏参芪序贯疗法抑制代谢记忆保护大血管病变的特色优势及作用机制的研究,基于临床有效性,我们将在糖尿病代谢记忆模型动物及细胞层面,探索参芪系列复方在扶正祛邪干预过程中物质基础的时序性变化,明确参芪系列复方全程抑制代谢记忆,实现大血管保护的作用机制,通过多组学生物信息学联合分析,构建参芪复方防治糖尿病大血管病变机制的信号网络,挖掘参芪复发保护大血管的作用优势。

此外明确“伏邪 - 代谢记忆”的生物学本质及动态规律发展,我们认为机体正气亏虚,邪气在体内隐匿滋生,此时虽未产生相关表象,但是少量致病因子在体内产生,机体抵抗力下降。随着伏邪暗耗正气,致病因子累积,伤及脏腑,表现出一系列功能性和器质性病变,如高血糖及代谢记忆等,因此我们需要借助现代医学的手段,深入挖掘“伏邪 - 代谢记忆”的生物学本质及动态规律发展,从浊毒伏匿之所——血管微环境进行稳态调节的相关研究,以时间序列轴为主线,引入时间顺序的连续性观测,并对时间顺序数据集进行联合分析,对代谢记忆发生、发展过程中各个时间点及参芪复方全程干预的多个时间点进行血管微环境的全程监测,以血管平滑肌收缩障碍、血流动力学的多维指标反映浊瘀伏邪对脉管中气血运行的影响,并以多组学数据的联合分析为伏邪的物质基础及其演变规律提供科学、客观、立体的分子生物学证据。

目前,关于中药复方防治疾病的作用机制的研究越来越多,且证实中药复方能够通过不同信号通路调控疾病,但其主要是通过哪些成分发挥何种作用,仍需要进一步研究。随着组学技术的迅猛发展,基于多组学联合分析的糖尿病大血管病变精准诊疗已成为关注热点,所以我们在选择信号通路前,可利用生物信息学对多组学数据进行综合分析,获取糖尿病血管病变的易感基因、机制通路、疾病分期标志物等综合信息,从这些信息中分析得出不同阶段糖尿病大血管病变的相关信号通路,然后加以体内外实验验证。一方面保证了信号通路的准确性,另外一方面也节省了科研成本。因此,关于以参芪序贯疗法为代表的中医药全程抑制代谢记忆保护大血管病变的特色优势及作用机制研究的未来发展必将与现代科学技术相结合,通过充分借鉴系统生物学研究模式,揭示参芪系列复方多靶点、多层次治疗糖尿病大血管病变的机制,有效提高中药治疗的靶向性、精准性。

四、完善伏邪理论指导下的糖尿病大血管病变临床循证评价研究

参芪复方能对糖尿病大血管病变进行干预,该方临床应用 20 余年,既往 15 个国家及省部级课题均证实该方具有抑制代谢记忆保护大血管的作用,现已纳入国家中医临床研究(糖尿病)基地《2 型糖尿病(消渴病)中医诊疗方案》,并在西南地区推广应用。本防治体系在临床中显示出良好作用,但亟需展开大样本、多中心随机对照试验。我们将完善以参芪复方为核心的糖尿病大血管防治方案抑制代谢记忆保护大血管的循证评价研究,展示伏邪理论指导下的糖尿病大血管病变防治体系抑制代谢记忆、保护大血管以及提升糖尿病心血管结局的有效性和优势特色,优化糖尿病大血管病变中西医结合防治方案,获得高质量循证证据,为其推广应用提供严谨的科学证据。

首先,开展伏邪“虚态”下,参芪复方对糖尿病心血管高风险人群早期干预保护的有效性、安全性循证评价研究。具体研究内容为采用多中心、随机、多盲、安慰剂平行对照方法,

以具有心血管高风险的糖尿病为研究对象,以颈动脉内 - 中膜厚度、内皮依赖性血管舒张功能、糖脂代谢指标、胰岛功能、血液流变学、中医证候积分、生活质量评价为结局指标,评价参芪复方对糖尿病的心血管高风险人群早期干预保护作用的有效性和安全性。尽早保护糖尿病大血管,最大可能使心血管获益,是临床防控糖尿病恶化、减少致死率的重点所在,研究聚焦心血管高风险,以糖尿病心血管高风险人群为切入点,通过 RCT 整体评价参芪复方对糖尿病下心血管高风险人群早期干预保护作用的有效性和安全性,为其进入中 / 西医临床指南提供循证证据,对中医药"未病先防""既病防变"保护糖尿病心血管的优势作用进行全面评价。

其次,开展参芪消痰方防治糖尿病下肢血管病变的临床疗效循证评价研究。糖尿病下肢血管病变是糖尿病大血管病变之一,是糖尿病患者发生足部溃疡、坏疽甚至截肢的最直接因素,严重影响糖尿病患者的生活质量,那么在糖尿病大血管病变早期如何采取有效的干预措施阻止大血管的损伤是临床亟待解决的关键环节。基于此我们将开展参芪消痰方防治糖尿病下肢血管病变的临床疗效循证评价研究,研究以糖尿病下肢血管病变 I、IIa、IIb 期为研究切入点,采用随机、双盲、安慰剂对照研究设计方法,对大血管损伤早期指标、下肢血管保护疗效指标、中医证候疗效、终点事件、生活质量评分和安全性等角度进行综合评价,证实具有益气养阴、祛浊通络功效的参芪化痰方,在防治气虚痰浊证糖尿病下肢血管病变的临床有效性及安全性,探索参芪化痰方防治糖尿病下肢血管病的作用机制。

最后,开展伏邪"瘀态"下,参芪化瘀方改善糖尿病患者心血管结局的循证评价研究。我国糖尿病治疗策略的重心由"控制血糖"转向了"改善心肾结局",中医药具有减轻患者症状、提高生活质量、改善预后的优势作用,目前尚缺乏以终点事件为切入点的糖尿病心血管结局研究,参芪化瘀方治疗伏邪"瘀"态下糖尿病大血管病变疗效确切,我们将契合国际对糖尿病治疗药物的原则要求,采用国际公认终点结局指标,开展伏邪"瘀"态下,参芪化瘀方改善糖尿病患者心血管结局的循证评价研究。以糖尿病心血管病变患者为研究对象,采用长疗程、大样本、多中心的随机、多盲、安慰剂平行对照方法,以主要不良心血管事件、心肾复合终点、心室收缩功能、颈动脉与外周动脉结构评估、糖脂代谢指标、中医证候积分、生活质量评价等国际公认的心血管结局指标差异,评价参芪化瘀方对糖尿病大血管病变患者的心血管安全性及心血管获益情况,并从卫生经济学方面对其减轻疾病负担的作用进行评价,全面展示中医药改善预后、降低致死致残事件的有效性、安全性、经济性,填补了中医药对糖尿病患者心血管结局影响的循证证据空白。

综上,未来将明确"伏"与"邪"之间如何相互作用,在怎样的时空条件下由"伏匿"发展至"显现",从而形成独特且系统的病机体系,最大程度地展现"伏邪 - 代谢记忆 - 大血管损伤"的动态发展,以及中医药早期干预祛除伏邪的动态变化规律。并以此为基础,探索以参芪序贯疗法为代表的中医药全程抑制代谢记忆保护大血管病变的特色优势及作用机制,开拓临床干预代谢记忆保护大血管的防控思路,深化传统中医伏邪理论的科学内涵。

第二章

糖尿病大血管病变中医药防治的研究展望

糖尿病大血管病变作为中医药干预慢性重大疾病的优势病种,在中医药传承创新发展大背景下,结合现代系统生物等技术体系,基于临床流行病学和循证医学证据探索糖尿病大血管病变中医药防治的证候标准体系、临床高质量循证证据、临床诊疗体系。中医药辨证论治和整体调节对防治糖尿病大血管并发症发生发展具有明显的优势。在平稳调节血糖,改善糖脂代谢,纠正胰岛素抵抗,调节血流动力学等方面都能产生积极影响,同时可针对炎症、氧化应激、AGEs、表观遗传层面等对于糖尿病早期血管内皮损伤具有良好的修复作用,在改善血管内皮功能障碍等方面具有明显的效果,从而达到防治糖尿病大血管病变发生发展的作用。基于此进一步对未来糖尿病大血管病变中医药防治做出思考与展望,以期为糖尿病大血管病变中医药防治指明新的启发和方向。

一、构建具有中医药特色理论指导下病 - 证结合糖尿病大血管病变动物模型评价体系

动物实验作为评价药物疗效和机制的载体,基于完整实验方案和实施过程能够为临床研究提供可靠的实验数据,其高质量且准确的结论是代表干预措施的有效性和进一步开展临床试验的关键措施。近年来中医药领域不断的探索以病证结合的动物模型,逐渐成为当前中医药动物模型的发展趋势。对中药药效验证,方药筛选,拆组方研究下不同机制的探索,成为中医药研究和创新药物研发的必要环节。现代医学所建立的疾病模型大多以目标疾病的关键性诊断为造模目的,是现代医学较为公认的造模方法,但其发病机制与中医病因病机大相径庭,检测指标也仅仅集中在西医学理论框架下,无法体现以中医药为指导的治疗理念。而中医证候模型的成模标准较为模糊,无法用客观的指标依据去证明动物造模的状态。因此,基于中医药理论体系去构建现代医学 - 中医学结合框架下的病 - 证结合动物模型研究,较单一的西医或者中医模型更为规范和认可,这也为不断探索糖尿病大血管病变病症结合的模型创造条件。

糖尿病大血管病变病证结合模型评价需要建立完整的动物模型评价体系,通过中西医临床评价指标对照,最后经由系统评分选取最佳模型标准。糖尿病大血管病病变病程表现一般为虚 - 痰 - 瘀的证候演变过程,发展到一定阶段可互为兼夹。通过对糖尿病大血管病变不同状态下大鼠模型的主要证候表现进行记录,结合糖尿病血管病变主要指标和次要指标(四诊信息)和现代生物技术手段(基因、蛋白、代谢组学等)评判糖尿病大血管病变不同状态下证候和疾病的相关指标;西医标准则可以根据西医诊断标准如临床表现、生化与影像学、病理检查等,两者共同权重对糖尿病大血管病变最佳模型进行标准评判。同时也要考虑动物本身的特性,环境影响等问题。

基于此,糖尿病大血管病变模型的合理构建还需要进一步去探索,需要多学科的参与,倘若能以此为范例对糖尿病大血管病变中医药体系的模型做出标准构建,抑或是对其他疾

病提供思路,不仅为糖尿病大血管病变模型制定统一规范标准和行业认可的国际标准,同时还能为糖尿病大血管病变甚至其他重大疾病起到引导作用[1-2]。

二、基于中医证据的糖尿病大血管病变临床疗效评价方法,不断优化糖尿病大血管病变中医诊疗体系

疗效是中医发展的根本,而证据是关键基础,科学的研究方法则是支撑。当下随着循证医学和临床流行病学方法逐渐融入中医药临床研究以来,关于中医药干预重大疾病的中医临床试验过程的质量控制得到了明显提升,也取得了许多有突破性、代表性且被高度认可的高质量证据,为其他疾病的研究起到示范性引领作用,为推动中医药临床研究的国际化和规范化发挥了不可替代的作用。但同时我们也应该意识到,对于中医药临床研究的有效性和安全性证据尚不足以去支撑中医临床决策,糖尿病大血管病变临床研究设计方面的方法学研究仍旧薄弱。比如在糖尿病大血管病变基于证候的临床结局指标方面依旧存在异质性大,存在偏倚以及实用性和规范性欠佳,导致研究结果脱离临床实际需求,同类研究往往缺乏合理的比较或合并分析性,导致临床运用价值降低以及资源浪费。

因此,提供国际认可的中医证据刻不容缓,创新中医药临床评价方法,提供高质量的循证证据仍是中医药行业传承创新发展的关键问题。目前对于中医学科诊疗特点认识不深刻,研究目标不清晰,研究方法选择不合适,研究过程管理不规范,数据分析方法运用不准确等问题是中医临床疗效评价方法未构建的主要原因。因此,新方法、新理念的涌现为产生高质量中医证据提供新思路。

大数据时代下,结合高通量芯片、深度测序技术可进行不同层面的基因组学研究,进而发现疾病进程中不同的分子标志物及调控机制。将涉及糖尿病大血管病变相关的中医经典和临床诊疗经验转换为大量的中医大数据形式,为中医客观化、标准化、规范化诊疗提供技术支撑,如能结合真实世界的研究方法,可以有效提升中医临床决策水平。历代名家及现代临床医家对于糖尿病大血管病变的认识,是我们进行糖尿病大血管病变研究的可靠基础。通过利用大数据技术建立总结糖尿病大血管病变中医数据库,基于中医四诊合参观念中病因、病机、证候分型、症状、舌脉象等进行不同层次、不同标段的挖掘分析,从而全面探寻糖尿病大血管病变从症 - 证 - 方药的诊治规律,从不同角度阐释中医药防治糖尿病大血管病变的临床辨证与诊疗体系。大数据研究的思维与方法能够建立符合中医特点的中医临床试验系统,中医诊疗信息的数据化会进一步增加研究的临床真实性,全面揭示糖尿病大血管病变的发生发展规律,有效指导临床防治糖尿病大血管病变,为中医药防治慢性重大疾病推向国际做出中医方案。大数据分析时代下,中医研究首先从糖尿病大血管病变的大量临床数据发掘其客观规律,对于分散的古今文献、名医名家及现代医家医案、经验等进行科学化、规范化、标准化处理,通过对现有糖尿病大血管病变中医资料建立中医药大数据平台,完成实验

1　王靖怡,高嘉良,王阶.病证结合动物模型研究概述[J].世界科学技术 - 中医药现代化,2020,22(7): 2160-2164.
2　高振,刘莹莹,朱玉龙.中医证候模型:从定位基础到模拟临床[J].中华中医药杂志,2020,35(3): 1045-1050.

数据的共享与推广,是实现糖尿病大血管病变中医药防治体系推广与运用的重要途径。[1-3]

三、诠释糖尿病大血管病变关键问题的创新研究方法

中医学对糖尿病大血管病变全程防治有着从根本上对于疾病在宏观层面的把握,对糖尿病大血管表现作用呈现出全程化的干预保护作用。目前中医药正值传承创新发展之际,通过借助现代科学规范体系去阐述中医药发挥作用的科学内涵,是中医药更好适应于现代医学而走向国际的必经之路。近年来,随着组学技术及生物信息学的发展,糖尿病大血管病变的多组学研究逐渐深入,未来基于多组学联合分析的糖尿病大血管病变精准诊疗成为必然趋势。多组学技术可实现从“群体 - 个体 - 靶器官 - 细胞”多个维度诠释机体生理及病理情况。如代谢组学可以结合基因、蛋白组学技术用于肠道菌群的检测,可用于糖尿病大血管病变患者或模型综合分析检测其潜在的内源性代谢物,可用于 2 型糖尿病大血管病变不同证候下关联代谢物的变化来发现 2 型糖尿病大血管病的潜在致病因素,可借助肠道菌群实现治疗糖尿病大血管病变新的靶点,有助于更早地筛查和诊断疾病,既可以揭示整体层面的中医理论现代内涵,又可以使得证候规律的诊断也更加科学、定量化和标准化,发现糖尿病大血管病变早期生物标志物,为疾病诊疗提供新的预测靶点。当然也可以通过微观层面完整地揭示血管损伤的关键分子。未来可基于人群的高质量研究数据,进行糖尿病大血管病变的前瞻性研究,进一步探明中医药对于糖尿病大血管病变患者整体代谢的影响。

因此,围绕糖尿病大血管创新机制既要符合中医证候的本质规律,也要考虑到中药药效物质的复杂性及作用机制,同时将检测技术用于基于证候的关键分子揭示中医药糖尿病防治机制研究,从而有利于系统阐释中医药防治糖尿病大血管病变的科学内涵。[3-4]

四、建立中西医协同的诊疗规范

由于糖尿病辨治经验总结存在中医药临床运用方法尚不统一、临床疗效尚未广泛认可、临床治法无法普适推广运用的现实问题。在《糖尿病中医防治指南》以及《中国 2 型糖尿病防治指南》中明确且肯定了以建立分型标准、诊疗方案、疗效评定标准为主的中医药临床使用指南,明确阐述了中医药在现代医学背景下可在协同降糖,改善症状体征,防治相关慢性并发症以及三级预防中发挥的重要作用。但需要关注的是,常用中药及复方大都是以个人实践经验为主而缺乏严格的循证证据,以至于在糖尿病防治指南中缺乏高质量依据,中医药防治糖尿病的推广运用陷入极大的困境。目前传统中医药学尚缺乏在现代方法学层面收集临床证据以及从微观机制探索药物内在作用机制的过程,导致缺乏药物疗效和安全性的证据,这约束了中医药与现代医学体系的交融。

我国现阶段仍缺乏有效的糖尿病及其并发症多种危险因素的中西医结合综合干预体系,缺乏能用于大规模临床推广应用的证据。中西医结合糖尿病及其并发症防治的精准医学研究必将在中医学和现代医学理论的指导下,结合现代生物技术,总结出中西医结合临床

1　冯兴中 . 中医药防治糖尿病临床应用及科学研究述评[J]. 北京中医药,2022,41(3):224-229.

2　赵大可,胡大勇 . 糖尿病大血管病变多组学研究进展[J]. 医学综述,2021,27(1):146-152.

3　张倩,宋玮,梁晓春 . 代谢组学在糖尿病及其中医药干预研究中的应用[J]. 中国中西医结合杂志,2021,41(1):116-121.

4　石白,倪青 . 糖尿病证候研究思路与方法的现状及展望[J]. 环球中医药,2019,12(8):1281-1286.

诊疗糖尿病大血管病变的疗效手段与方法,为中西医结合防治糖尿病提供临床证据。[1]

五、聚焦"代谢记忆"影响下糖尿病大血管病变防控痛点与难点

尽管多项循证临床研究数据表明,代谢记忆影响下早期控糖和干预大血管危险因素是防治糖尿病大血管病变的关键措施,但近年来糖尿病慢性病程患者发生心血管不良事件的概率依旧居高不下,导致卒中、心肌梗死等终点事件的发生,尤其是年龄大,病程长,管理不良的糖尿病患者几乎都有不同程度的死亡风险。因此,如何有效预防心血管不良结局事件的发生,早期保护血管,改善血管内皮细胞功能,达到提高患者生活质量、综合降低心脑血管发生风险是临床亟待解决的痛点、难点问题。

代谢记忆损伤是现代医学无法阐明大血管持续损伤原因而提出的学说,基于现代医学对"代谢记忆"的认识,团队从基础试验去探索养阴益气活血法之参芪复方抑制糖尿病代谢记忆从而保护大血管的分子机制,分别从氧化应激,免疫炎症微环境,表观遗传修饰,miRNA调节,lcRNA/mRNA 调控等方面做出探讨。但笔者认为代谢记忆学说的机制是无限放大的,不仅仅是高糖,所有和代谢有关的因素都可能是其潜在的发病原因。因此,代谢记忆的损伤机制将会有新的发病机制参与进来,如何探究代谢记忆不同时空效应下的特点,对代谢记忆的机制也可进行进一步的大胆猜想并做出验证。

中医药对于糖尿病大血管病的发生,在未病先防、既病防变以及综合调理等方面具有显著疗效。笔者团队基于大样本、随机、双盲、多中心临床试验开展了以参芪复方系列方为主的 RCT 研究,探讨其干预糖尿病大血管病变的疗效机制,从不同病程阶段全方位揭示参芪系列方对心血管的保护作用。中医从宏观调控,可提高患者生活质量,降低致死致残率。因此,未来针对糖尿病大血管病变代谢记忆损伤,通过聚焦临床难题,为中医药防治糖尿病大血管病变体系提供科学、标准、符合中医独特疗效的治疗方案。

六、建立糖尿病大血管病变基层和社区防控体系

糖尿病大血管病变是一个相对漫长的慢性病程,因此越早进行规范化筛查和综合管理就越会降低糖尿病大血管并发症风险。社区和基层医疗是面向服务群体最广,也是最早接触到患者的第一道防线。所以基层医疗系统需要做到:第一,通过及时预防筛查,为糖尿病风险人群在早期提供合理治疗建议;第二,对于已发生糖尿病合并大血管病变,要通过高质量的中西医循证证据,通过中西医结合诊疗早期干预延缓其发生发展;第三,通过中医非药物治疗如太极、八段锦等,或者现代运动体系相结合,面向最基础的社区体系进行科普推广,有效提升患者生活质量;第四,通过社区体系数据做出管理方案的优化,提升社区防控体系的精细化和动态化。[2]

综上,糖尿病大血管病变目前仍然是糖尿病最主要、致死率最高的慢性并发症,目前西医在全方位干预疾病的预防和治疗手段仍然不完善。中医在不断与现代医学融合的基础上,在糖尿病大血管病变理论、证据、机制研究、临床 RCT 等方面已经在逐渐迈向中医药现

1　魏军平.中西医结合防治糖尿病临床研究现状及发展趋势［J］.中国中西医结合杂志,2021,41(1): 13-15.

2　仝小林,黄一册.糖尿病肾脏疾病中医药防治研究现状及发展对策［J］.北京中医药大学学报,2022,45(12): 1189-1195.

代化。然而,糖尿病大血管并发症的病证结合模型尚不完善,基于中医证据的糖尿病大血管临床疗效方法仍需不断尝试,为中医药循证研究解决瓶颈问题。同时思考在现代生物学技术体系下的中医药防治糖尿病大血管病变创新机制如何在内皮功能紊乱、免疫炎症、氧化应激、表观遗传学等开展更多的靶向机制研究,以便于准确开展糖尿病大血管并发症的风险评估和预测模型,亦将是当前一个亟待解决的问题。在糖尿病大血管病变中医药领域,糖尿病大血管并发症患者的早期预防、精准辨证施治以及不良事件综合管理,完善以糖尿病大血管病变代谢记忆损伤为核心的糖尿病大血管病变中医药防治体系构建,是未来我们工作的重点。